Daniela Armstrong

Augen-Heileurythmie

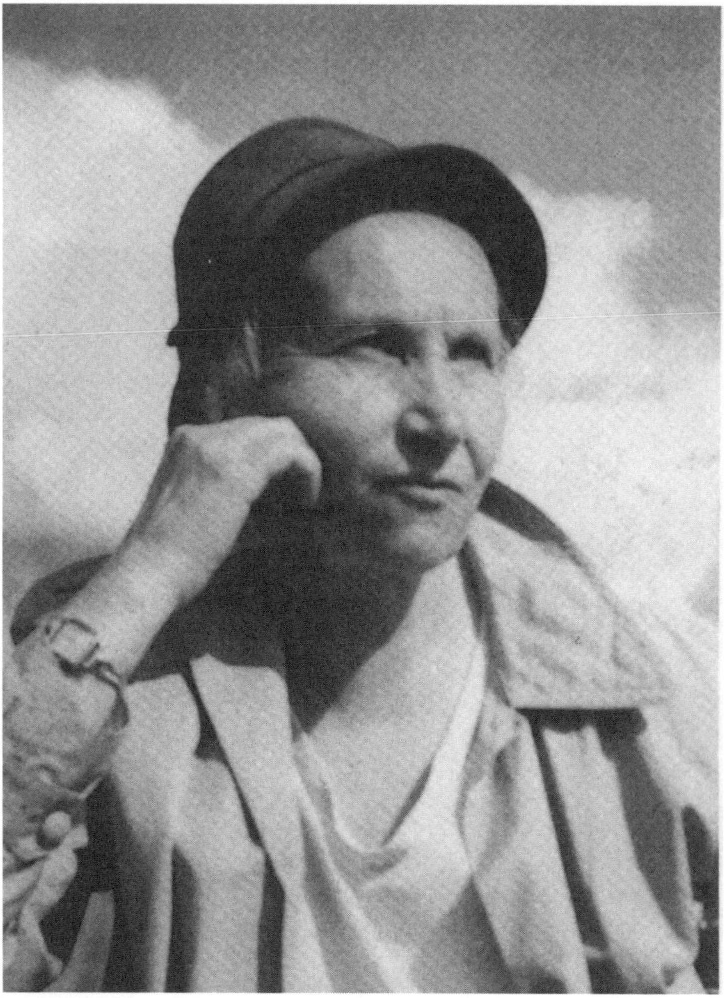

Ilse Knauer

* 7. Januar 1893 in Kiew † 3. August 1981 in Dornach

Daniela Armstrong

Augen-Heileurythmie

nach *Dr. med. Ilse Knauer*

Ein Erfahrungsbericht
Mit erläuternden ophthalmologischen und pathologischen Beiträgen von Dr. med. Paul Blok und Dr. med. Susanne Vogel

Verlag am Goetheanum

www.vamg.ch

Einbandgestaltung von Wolfram Schildt, Berlin, unter Verwendung einer Zeichnung von Rudolf Steiner © Rudolf Steiner Archiv, Dornach

2., überarbeitete und ergänzte Auflage 2016
(von Margret und Thorwald Thiersch)

Satz: Höpcke, Hamburg
Druck und Bindung: Druckhaus Nomos, Sinzheim

ISBN 978-3-7235-1513-6

Inhalt

Veröffentlichungen von Frau Dr. med. Ilse Knauer

Biographien

Des Geistes Sphäre ist der Seele Heimat;
Und der Mensch gelangt dahin,
Geht er den Weg des wahren Denkens,
Wählt er des Herzens Liebekraft
Zum starken Führer sich,
Und öffnet er den inneren Seelensinn
Der Schrift, die überall
Im Weltensein sich offenbaret,
Die er stets finden kann
Als Geistverkündigung
In allem, was da lebt und lebend wirkt,
In allen Dingen auch,
Die leblos sich im Raume breiten,
In allem, was geschieht,
Im Werdestrom der Zeit.

RUDOLF STEINER
für Alice Kinkel, 1922[1]

Vorwort

Entstehung und Entwicklung der Augen-Heileurythmie

Rudolf Steiner bat 1924 die junge Ärztin Ilse Knauer, eine Augenheilkunde auf anthroposophischer Grundlage zu entwickeln. Er kannte ihre tiefe Beziehung zur Eurythmie und nannte sie einem anderen Arzt gegenüber «eine hochbegabte Ärztin».

Sie sammelte Ratschläge, die Rudolf Steiner Augenpatienten gegeben hatte. In einem solchen findet sich für eine Patientin mit Myopie: «Heileurythmie mit den Augen machen!» Es wurden die Laute U M, A F, N I T L in einer besonderen Form für diese Myopie angegeben. – L M F U, I haben sich bis heute als Grundlage der Behandlung bei Myopie bewährt; sie werden nun allerdings mit den Gliedmaßen bewegt.

Die Augen-Heileurythmie entwickelte sich in der Zusammenarbeit von Ilse Knauer mit ihren Heileurythmisten auf der Grundlage des Heileurythmiekurses von Rudolf Steiner. Nach einigen Jahren gründlicher Erfahrung begann Ilse Knauer selbst Kurse in Augen-Heileurythmie innerhalb der allgemeinen Heileurythmieausbildung durch Trude Thetter am Goetheanum zu geben. 1959 bat sie Daniela Armstrong um Mitarbeit bei ihren Patienten, 1961 dann auch in den Augen-Heileurythmiekursen. Dank dieser intensiven Zusammenarbeit bei vielen Patienten konnte die Augen-Heileurythmie immer tiefer erforscht und weiterentwickelt werden. Im Anhang befinden sich die Skizzen zu den Lebensläufen von Dr. med. Ilse Knauer und Daniela Armstrong.

Neben den jährlich stattfindenden Ausbildungskursen in Dornach fanden inzwischen in verschiedenen Städten Europas, in den USA und in Südafrika Kurse statt. Die aktuellen Kurse können bei der Medizinischen Sektion der Freien Hochschule für Geisteswissenschaft am Goetheanum erfragt werden.

Daniela Armstrong war es sehr wichtig, dass die Augen-Heileurythmie nicht anhand ihres Buches praktiziert werde, sondern in Kursen gründlich erlernt und geübt wird. Nach einer Kursteilnahme kann das Buch als Erinnerungsstütze und der Vertiefung dienen.

Zur erweiterten Neuauflage

Die Änderungen der vorliegenden Neuauflage beruhen auf den Notizen, die Daniela Armstrong selber noch für Korrekturen gemacht hat. Die medizinischen Kapitel wurde gemäß dem heutigen Stand der Ophthalmologie aktualisiert und erweitert mit den gegenwärtig neu gehäuft auftretenden Augenstörungen (z.B. bei Maculopathie, Schielamblyopie, Trockenheit der Augen). Dafür entwickelte Heileurythmieübungen beruhen auf Dr. Knauers Grundlagen.

Für die Zustimmung zur Überarbeitung ihrer Kapitel danken wir sehr herzlich Dr. med. Paul Blok und Dr. med. Susanne Vogel sowie Dr. med. Ralf Burkart für die Durchsicht und Bearbeitung der medizinischen Texte. Die Darstellung der Heileurythmieübungen wurde von Margret Thiersch durchgesehen. Sie konnte in Daniela Armstrongs letzten zehn Lebensjahren noch intensiv mit ihr gemeinsam die Kurse vorbereiten und in ihrem Auftrag weiterführen. Dabei wurde schon über nötige Korrekturen für eine Neuauflage gesprochen.

Neu dargestellt ist die embryologische Entwicklung des Auges im Zusammenhang mit der Evolutionsreihe von Rudolf Steiner. Darin wird sichtbar, wie dieselben Laute in der Bildung des Auges wirken, die für ein erkranktes Auge heileurythmisch geübt werden.

Von Herzen wollen wir Angelika Jaschke als internationale Koordinatorin des Fachbereichs Heileurythmie in der Medizinischen Sektion für ihre intensive Förderung dieser Neuauflage danken.

Dornach, Herbst 2015 *Margret Thiersch*

Zum Geleit

Dieses Buch, «Augen-Heileurythmie nach Dr. med. Ilse Knauer, ein Erfahrungsbericht» von Daniela Armstrong, Dornach 1993, war nun fast zehn Jahre vergriffen.

Es ist eine große Freude, dass es in gründlich überarbeiteter und erweiterter und nach dem heutigen Stand der Ophthalmologie aktualisierter Form wieder erscheinen kann.

Ganz neu beigefügt sind die Aufsätze von Dr. med. Ilse Knauer aus ihrer Forschungsarbeit und Angaben Rudolf Steiners für Patienten in Dr. Knauers Handschrift.

Für die Augen-Heileurythmie wünschen wir den Kolleginnen und Kollegen zu dem «aktualisierten Erfahrungsbericht» Freude und Vertiefung in die subtilen heileurythmischen Fähigkeiten im Umgang mit Augenkrankheiten – zum Wohle unserer Patienten.

Angelika Jaschke
Internationale Koordination
Fachbereichsleitung Heileurythmie
in der Medizinischen Sektion
der Freien Hochschule für Geisteswissenschaft
am Goetheanum, Dornach

Zur Einführung

Daniela Armstrong

Diese Schrift wendet sich an Ärzte und tätige Heileurythmisten, die an Kursen für Augen-Heileurythmie teilgenommen haben. Es versteht sich von selbst, dass Augen-Heileurythmie nur in Zusammenarbeit mit einem Augenarzt und aufgrund seiner Diagnose erteilt werden darf; alles andere wäre unverantwortlicher Dilettantismus und würde der von Ilse Knauer ausgearbeiteten heileurythmischen Therapie nicht entsprechen.

Die Einbeziehung der Farbtherapie in die Augen-Heileurythmie hatte ihren Ursprung darin, dass Ilse Knauer, angeregt durch Ausführungen Rudolf Steiners, mit Rot und Blau gearbeitet hat. Sie ließ die Patienten auf eine blaue oder rote Farbfläche schauen, ohne dass dabei heileurythmische Lautbewegungen gemacht wurden. Sie war aber für alle weiterführenden Versuche und Vorschläge auf diesem Gebiet aufgeschlossen und unterstützte sie lebhaft interessiert. Es dürfen deshalb in diesem Erfahrungsbericht heileurythmischer Behandlung von Anomalien und Krankheiten des Auges nicht nur die von Ilse Knauer inaugurierten Lautbewegungen angegeben werden, sondern auch die jeweilige Farbtherapie, die sich aus der weiteren therapeutischen Arbeit entwickelt hat.

Vorausgesetzt wird bei dieser Schrift, dass man die Grundlagen der anthroposophischen Menschenkunde beherrscht und sowohl mit Margarete Kirchner-Bockholts Buch «Grundelemente der Heileurythmie» vertraut ist als auch ein Buch wie zum Beispiel «Das Bild des Menschen als Grundlage der Heilkunst» von Friedrich Husemann und Otto Wolff zu Rate zieht. Bei allen Augenerkrankungen ist die Beziehung zu den inneren Organen zu berücksichtigen. Es gab bei Ilse Knauer kaum eine Heileurythmieverordnung für Augenpatienten ohne Erwähnung dieser Organe.

Die Deutschrussin Ilse Knauer, die schon als junge Medizinerin den Weg in die Anthroposophie fand und Rudolf Steiner 1924 noch persönlich kennenlernen durfte, wandte sich nach jahrelanger Tätigkeit in der Ita Wegman Klinik in Arlesheim (1925–1934) immer mehr einer ausschließlich augenärztlichen Tätigkeit zu.* Rudolf Steiner hatte sie darum gebeten, eine anthroposophische Augenheilkunde auszuarbeiten. Sie wurde die Begründerin der Augen-Heileurythmie. Schon in Arlesheim hatte sie in Zusammenarbeit mit Dr. Bockholt und Dr. Bott Erfahrungen in der heileurythmischen Behandlung von Krankheiten sammeln können. Als fachlich ausgebildete Augenärztin begann sie dann in Berlin und Günterstal bei Freiburg (Breisgau), diese Erfahrungen zusammen mit der Heileurythmistin Else Barthold für eine spezielle Augenheilkunde zu vertiefen. Ihre Tätigkeit in Freiburg fand bald großen Zuspruch. Selber für die neue Bewegungskunst der Eurythmie begeistert, nahm sie Kontakt zu Else Klink (Stuttgart) auf, arbeitete sich immer tiefer in die Eurythmie ein und vermochte ihre persönlichen künstlerischen Erlebnisse mit ihren wissenschaftlich-medizinischen Kenntnissen zu vereinen. Ihre Untersuchungen für die Augen umfassten aber immer den ganzen Menschen; in ihrer Praxis hatte sie einen gynäkologischen Stuhl und wies sich am Eingang als «Praktische Ärztin» aus.

Die große Zahl ihrer Patienten wird ihrer stets in Dankbarkeit gedenken. Dankbar erinnern sich auch viele Heileurythmisten an ihre Kurse. Alljährlich fanden diese am Goetheanum statt, wobei die Verfasserin dieser Schrift als Heileurythmistin mitwirkte, da sie schon seit 1958 mit Ilse Knauer in Günterstal zusammenarbeitete. 1961 wurde ihr die Weiterführung der Augen-Heileurythmiekurse am Goetheanum übertragen. Ilse Knauer hielt dabei die Vorträge wie ehedem bis 1980.

Bedauerlicherweise ist von ihr in ihren letzten Lebensjahren nichts zur Augen-Heileurythmie veröffentlicht worden. Es existieren Angaben – oft in vereinfachter Form (Laut- und Bewegungsabläufe betreffend) – als Mitschriften oder Hektographien von Teilnehmern ihrer Kurse. Über viele Jahre hin hat sie ihre Kurse erteilt. Man konnte dabei erleben, dass sie nie bei einmal Erreichtem und Erkanntem stehen blieb. So ist verständlich, dass manche Angaben sich änderten, dass sie auch – je nach der speziellen Situation des Patienten – manchmal anders ausgeführt wurden.

* Vergleiche den Gedenkaufsatz von Ida Behre in «Das Goetheanum», Dornach 1981, Nr. 47.

Das Vorhaben, ihren reichen Erfahrungsschatz schriftlich zusammenzufassen und in Druck zu geben, damit er den heileurythmisch tätigen Menschen zugänglich wäre, gelang ihr nicht, weil sie bis zuletzt ihre augenärztliche Praxis versorgen wollte. So hat sie erst auf ihrem Krankenlager (von Dezember 1980 bis August 1981) in der Ita Wegman Klinik eine Reihe unzusammenhängender Texte fast aphoristischer Art geschrieben. Aus diesen mit gleichmäßig schöner Handschrift geschriebenen hinterlassenen Texten ist leider nicht einmal der Aufriss für das geplante Buch erkennbar.

Diese Aufzeichnungen waren mir bekannt und vertraut, als ich mich entschloss, die Erfahrungen aus der Arbeit und Zusammenarbeit mit Ilse Knauer zu Papier zu bringen. Inzwischen hat Ilse Knauers Schwester Nanda kurz vor ihrem eigenen Schwellenübergang (1989) diese Texte zusammen mit den augenheileurythmischen Notizen abschreiben und vervielfältigen lassen und sie der Medizinischen Sektion am Goetheanum als Vermächtnis übergeben. Man kann daran erkennen, wie stark Ilse Knauers letzte Bemühungen der von ihr begründeten Augen-Heileurythmie gegolten haben.

Seit ihrem Erdenabschied hat sich vieles weiterentwickelt. Die Folgen der Computertechnik für das menschliche Auge, die erschreckenden Ergebnisse der Gentechnologie und die Weiterentwicklung der Laserbehandlung hat sie nicht mehr miterlebt. Ganz neue Probleme für die Augen-Heileurythmie haben sich daraus ergeben. Sie verlangen ein neues Denken und neue Ideen für die heileurythmische Arbeit, soweit diese von den genannten Entwicklungen betroffen ist.

Der Berner Augenarzt Dr. Paul Blok, dem Ilse Knauer noch während ihres Krankseins die Fortführung ihrer Kursarbeit am Goetheanum anvertraut hatte, und die Münchner Augenärztin Dr. Susanne Vogel übernahmen freundlicherweise die medizinisch-anatomischen (ophthalmologischen) Ausführungen in diesem Buch. Dafür sei ihnen herzlich gedankt. Vor allem aber gilt mein Dank dem Menschen und der ärztlichen Persönlichkeit Ilse Knauer, durch die ich zur Augen-Heileurythmie geführt worden bin. Ihr Bemühen um die geistigen Hintergründe des Sehvorganges und des Ineinanderwirkens der menschlichen Wesensglieder möge auch in der vorliegenden Arbeit weiterwirken.

Es war mir ein Bedürfnis, meinen Darlegungen die Gedanken der unvergessenen Augenärztin voranzustellen, die sie über «das menschliche Auge und die Heileurythmie» auf dem Krankenlager niederschrieb. Dabei muss man sich bewusst sein, dass es Aphorismen sind.

ILSE KNAUER

Das menschliche Auge und die Heileurythmie

Das menschliche Auge ist ein wunderbares Organ sowohl in seiner Beziehung zum ganzen Kosmos als auch in seinem anatomischen Aufbau und seiner physiologischen Tätigkeit im gesunden wie im kranken Zustand. Es ist nicht zu erfassen mit einem gewöhnlichen Denken, einem abstrakten Denken. Man muss eine erweiterte (projektive) Geometrie zu Hilfe nehmen, die an das Unendliche herangeht, die Bildgestaltung aus dem Unendlichen herausholen und das Imaginative erfassen kann.

Wenn wir Jahrtausende in der Zeit zurückgehen, finden wir statt des Auges ein Organ für Wärmeempfindung. Es ist als Epiphyse rudimentär zurückgeblieben und übt heute eine innersekretorische Tätigkeit aus. Sie sondert ein Sekret ab, das Melatonin, welches bei Belichtung der Epiphyse abgeschieden wird und auf die Keimdrüsen anregend wirkt. Die Beziehung der Epiphyse zum Licht deutet auf ihren früheren Zusammenhang mit dem Auge hin. Das heutige Menschenauge ist in *der* Zeit entstanden, als der Quarz sich auf der Erde bildete. Die sechseckigen Formen des Quarzes haben wir deshalb heute verstreut in einzelnen Gewebeteilen des Auges, zum Beispiel an der Basis der Linsenfasern, in der Pigmentschicht der Retina und so weiter. Auch der Chrysolith ist auf der Erde entstanden, als das menschliche Auge sich gebildet hat, und hat deshalb eine therapeutische Wirkung sowohl als Medikament als auch im Anschauen und Tragen. Den Quarz kann man «das Auge der Erde» nennen.

Der anatomische Aufbau des Auges hat eine sphärische Gestalt und zeigt seinen kosmischen Ursprung in den Beziehungen des Mittelpunktes zum Umkreis, wo innen eine Aufsplitterung von Gefäßen und Nervenfasern stattfindet und außen sich dieselben sammeln und verdichten. Sklera, Aderhaut und Netzhaut sind sphärisch ineinandergefügt von außen nach innen und werden durchbrochen vom Sehnerv, der in seinem Innern Arterie und Vene führt. An der Sehnervpapille in der Netzhaut tritt die Arterie aus, teilt sich, splittert sich auf und kehrt als Vene in den Sehnerv zurück an der Papille.

Die Venen der Aderhaut treten als Venae vorticosae aus der Sklera aus und haben dort ein sternartiges Aussehen.

Die Regenbogenhaut hat kreisförmige und strahlenförmige Muskeln. Sie bildet die Pupille und ist der farbige Teil des Auges. Ziehen sich die ringförmigen Muskeln zusammen, so wird die Pupille kleiner. Ziehen sich die strahlenförmigen Muskeln zusammen, so wird die Pupille größer. Dieses alles geschieht durch das Licht. Das Licht verengt die Pupille, Dunkelheit erweitert sie. Das Auge ist ein Lichtorgan.

Aber auch Seelisches offenbart sich durch das Auge und seine Pupille, zum Beispiel Angst, Freude, Schmerz.

In einem Vortrag am 13. Dezember 1922 sagt Rudolf Steiner über das Innere des Auges: «Wenn Sie sich das ganze Firmament vorstellen mit den Sternen, die das Licht auf die Erde hereinstrahlen, also einen, wie man sagt, lichtausgefüllten Raum denken, und das dann ganz klein denken, dann haben Sie eigentlich das Innere des Menschenauges.»[2] Das Licht geht ins Auge hinein und wird überall zurückgespiegelt, so dass wir drinnen im Glaskörper das ganze zurückgeworfene Licht haben.

Man achte auch auf folgende Worte Rudolf Steiners aus demselben Arbeitervortrag: «Das Auge ist innerlich wie ein erleuchteter Sternenraum. Das Licht bleibt im Auge drinnen, geht gar nicht unmittelbar ins Gehirn hinein, wie es als Licht ist ... Sehen können wir nur dadurch, dass das Licht nicht ins Gehirn hineinkommt ... Ich muss erst das Licht fühlen. Und das tut man mit der Seele.»[3]

Das Auge ist wie der übrige menschliche Organismus von Wesensgliedern durchzogen, von Ätherleib, Astralleib, Ich. Dadurch steht es im Zusammenhang mit dem übrigen Körper und ist therapeutisch beeinflussbar durch die Eurythmie. Doch sind die Wesensglieder im Auge anders eingegliedert als im Stoffwechsel. Sie sind viel weniger mit dem Stofflichen verbunden, viel loser. Im Stoffwechsel dienen die Wesensglieder der Verwandlung der Nahrung, der Ausscheidung. Im Auge dienen sie dem Sehprozess, verbinden sich also wenig mit dem Physischen. Im mittleren Organismus, dem Brustorganismus, leben die Wesensglieder im Atem und der Blutzirkulation. Sie lösen und verbinden sich.

Indem man an die Wesensglieder Ätherleib, Astralleib und Ich appelliert, wird ein Zusammenhang geschaffen mit dem übrigen

Organismus. So besteht eine Verbindung nicht nur durch Blutgefäße und Nerven, wie es von der üblichen Medizin angesehen wird, sondern auch durch die Wesensglieder.

Da sich diese im Auge viel freier betätigen als in den rhythmischen und Stoffwechselfunktionen, ist diese Kenntnis von Wichtigkeit für die Ausführung der Heileurythmie durch das vokalische und konsonantische Element der Sprache. Die Bewegungen müssen ganz besonders frei, durchlässig, durchseelt und ätherisch durchströmt sein und im Erleben die Beziehung zum ganzen Kosmos zum Ausdruck bringen.

Die Vokale und Konsonanten, die in ihrer Bewegung den ganzen Organismus in Tätigkeit bringen, haben eine viel größere Weite, als wenn sie gesprochen werden. Was in der Sprache im Kehlkopf und seinen Nachbarorganen sich vollzieht, wird in der Eurythmie durch die Bewegungen des ganzen Menschen ausgeführt. Er wird gewissermaßen ein großer Kehlkopf und erlebt in den Bewegungen der Vokale und Konsonanten, insbesondere durch Arme und Beine, sein Darinnenstehen im Weltall und sein Verhältnis zum ganzen Kosmos.

Um dieses mehr und mehr zu erreichen, ließ Rudolf Steiner während des Lauteurythmiekurses 1924 sechs Stellungen ausführen, die grundlegend sind für alles Eurythmisieren. Folgende Sätze werden dazu gesprochen:

«Ich denke die Rede.
Ich rede.
Ich habe geredet.
Ich suche mich im Geiste.
Ich fühle mich in mir.
Ich bin auf dem Wege zum Geiste, zu mir.»[4]

Eine andere Hilfe zum Studium sind die Laut- und Seelengebärden, die nach den Zeichnungen von Rudolf Steiner in Holz ausgeführt wurden. Sie entsprechen in ihren Formen und Farben einer übersinnlich erlebten Gesetzmäßigkeit, die eine Schulungsgrundlage für den Übenden ist.

Wir können uns nun fragen, was für eine Beziehung das Auge als einzelnes Organ zum Kosmos hat, zu den Planeten, besonders zur Sonne. Manches im anatomischen Aufbau des Auges weist darauf hin. So spricht Rudolf Steiner in einem Vortrag über die Macula lutea im Auge, wo wir am hellsten wahrnehmen: «Sehen Sie, wenn das Licht in unsere Augen eindringt, so gibt es da, wo der Sehnerv vom Gehirn ins Auge hineinkommt, den sogenannten *blinden Fleck*. Dieselbe Neigung, die die Sonne zu der Erde hat in ihrer Bahn, dieselbe Neigung hat hier dieser Punkt, wo wir am hellsten wahrnehmen in unserm Innern, zum blinden Fleck. Wenn Sie das Herz nehmen, so ist das etwas geneigt, hat die gleiche Neigung wie die Sonne zur Erde. Die Sonnenneigung tragen wir in der Neigung unserer Augen und in der Neigung unseres Herzens. Wir sind ganz aus der Vernunft des Weltenalls heraus gebildet.»[5] Es hat das Auge eine Beziehung zur Sonne. Schon Goethe sagte:

«Wär' nicht das Auge sonnenhaft,
Die Sonne könnt' es nie erblicken.»

Eine andere Beziehung besteht zwischen dem Auge und den inneren Organen des Menschen, zum Beispiel der Niere. Es heißt bei Rudolf Steiner in seinem Vortrag vom 13. November 1921: «Während des Schlafeslebens wirkt das Auge mit seiner Umgebung, namentlich mit seiner Nerven- und Blutumgebung zurück auf den physischen Organismus, insofern dieser der Stoffwechsel-Gliedmaßenorganismus ist, und es wirken zum Beispiel während des Schlafes die Kräfte des geschlossenen Auges auf das Nierensystem des Menschen und prägen dem Nierensystem das kosmische Bild ein.»[6] Daraus geht hervor, wie wichtig es ist, einen gesunden Schlaf zu haben ohne künstliche Schlafmittel.

Für das Auge, dessen Sehstrahlen horizontal zum Gegenstand hinstreben, ist es wichtig, dass die vertikale Richtung der Erde in den Beinen und auch im Harnleiter der Niere in den Menschen hineingebaut ist. Durch die Heileurythmieübungen, in denen die Vertikalrichtung betont ist, wie zum Beispiel beim Üben der Vokale mit den Beinen, kann dadurch eine korrigierende und aktivierende Wirkung für das horizontal gerichtete Sehen des Auges erzielt werden. Über die Beziehung des Sehens zu den Beinen äußerte sich Rudolf Steiner in Stuttgart am 24. Juni 1920:

«Unsere zwei Beine sind nur fleischgewordene Richtungen des Wahrnehmens, die wir in einer geistigeren Weise auch haben, indem sie sich vom Gehirn durch die Augen ausstrecken und da Farben wahrnehmen ... während wir sonst die Schwere wahrnehmen und alles, was damit zusammenhängt ...

... die Beine sind so fein geworden, dass sie sich als Sehfühlfäden aus den Augen heraus erstrecken, um da höchst beweglich auf die Farben zu treten.»[7]

Es ist so, dass die gesehenen Dinge nicht in meinem Auge sind, sondern ich bin in den Dingen drin und muss aktiv in sie hineindringen. Das Licht kommt passiv in meine Augen hinein, kreuzt sich aber mit meinem Sehstrahl, der aktiv ist und zu den Dingen hinstrebt.

Dass die Seele den Gegenstand bewusst sieht, hängt damit zusammen, dass durch das Licht das Auge in Verbindung mit dem Gehirnapparat den Gegenstand der Seele zurückspiegelt, mit ihm lebt dann die Seele zusammen. Ist das Auge deformiert, so ergibt die Spiegelung ein falsches Bild des Gegenstandes. Bei Dunkelheit ist eine Spiegelung nicht möglich. Ich sehe dann den Gegenstand nicht.

Ist das Auge kurzsichtig oder weitsichtig oder astigmatisch, so kann die Spiegelung kein genaues Bild ergeben. Es muss korrigiert werden durch eine Brille, die aus konvexen, konkaven oder zylindrischen Gläsern besteht und die Strahlen, die vom Auge ausgehen, beschleunigt oder verlangsamt, da der Mensch selbst eine Korrektur nicht herstellen kann. Dieser Vorgang kann jedoch durch Heileurythmie beeinflusst werden.

Im Leitsatz 171 heißt es bei Rudolf Steiner: «Die menschliche Sinnesorganisation gehört nicht der Menschen-Wesenheit an, sondern ist von der Umwelt während des Erdenlebens in diese hineingebaut. Das wahrnehmende Auge ist räumlich im Menschen, wesenhaft ist es *in der Welt*. Und der Mensch streckt sein geistig-seelisches Wesen in dasjenige hinein, was die Welt durch seine Sinne in ihm erlebt. Der Mensch nimmt die physische Umgebung während seines Erdenlebens nicht in sich auf, sondern er wächst mit seinem geistig-seelischen Wesen in diese Umgebung hinein.»[8]

Vorgänge in den Augen und zwischen beiden Augen beim Sehen:

Akkommodation: Die Linse wird rund für das Sehen in der Nähe und flach für die Ferne.

Adaption: Die Pupille verengt sich bei Helligkeit und weitet sich bei Dunkelheit durch die Irisbewegung.

Konvergenz: Beide Augen wenden sich etwas zueinander beim Sehen in der Nähe; sie werden parallel für die Ferne.

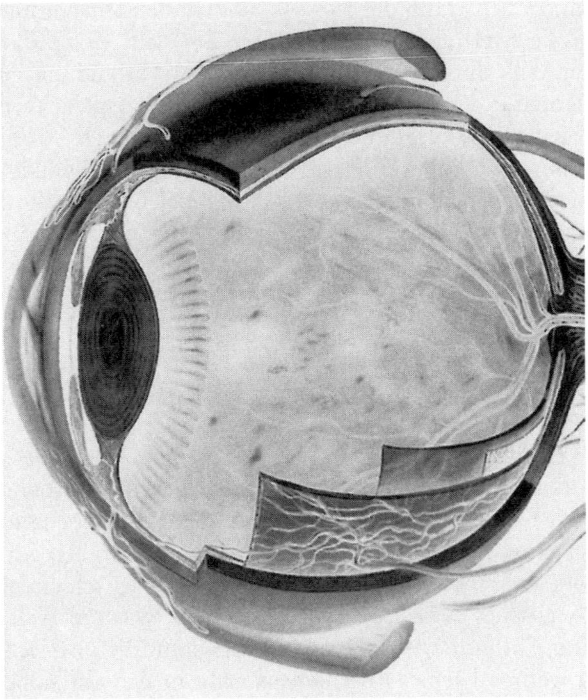

Abb. 1: Die Anatomie des Auges.

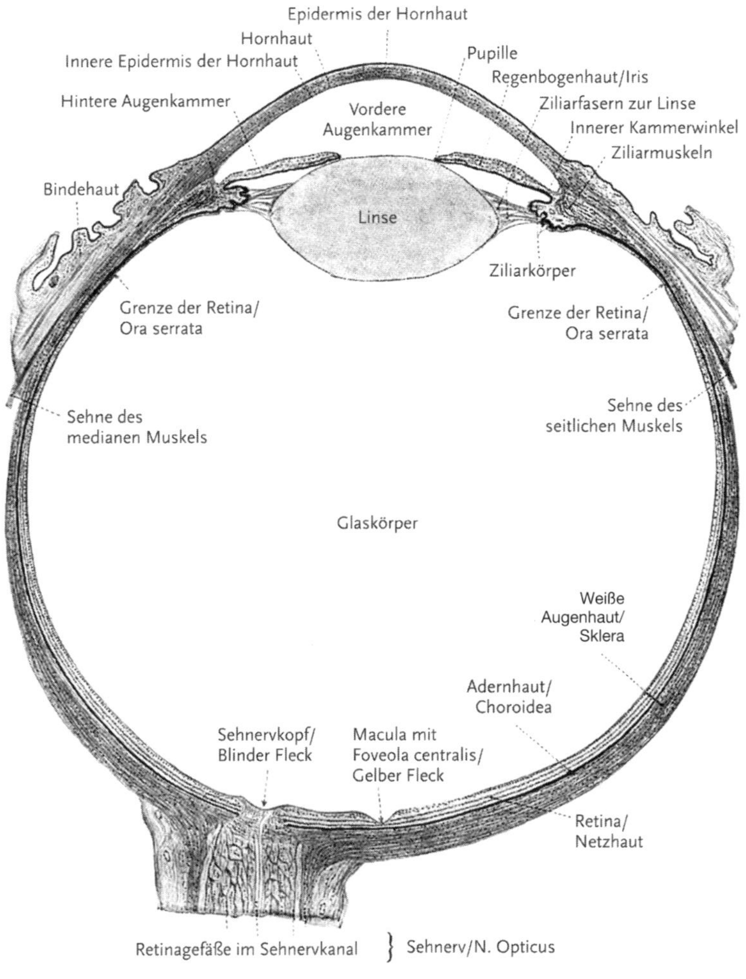

Abb. 2: Die Anatomie des Auges.

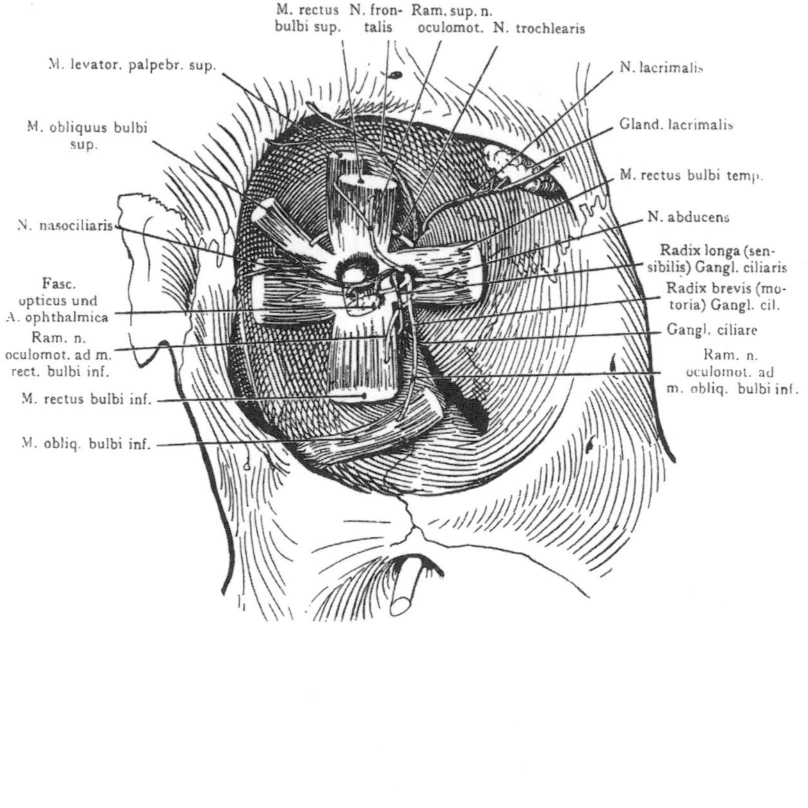

Abb. 3: Ursprung der Augenmuskeln und Eintritt der Augenmuskelnerven und der Trigeminusäste in die Orbita.

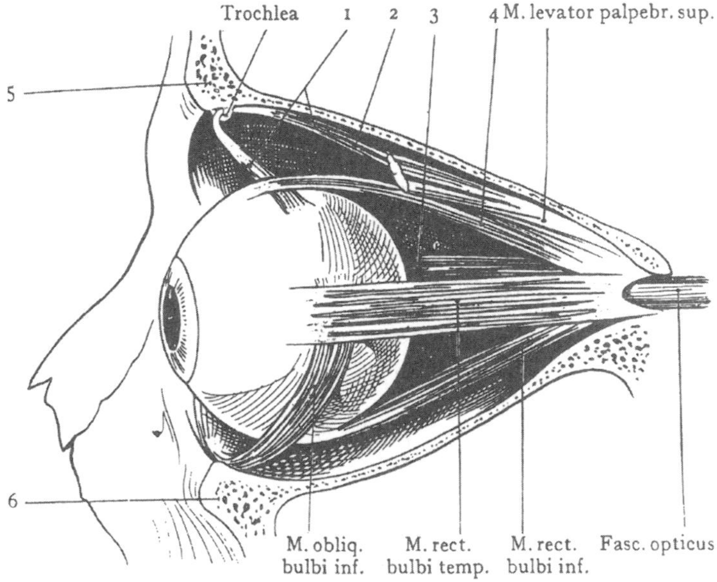

1, 2 M. obliq. bulbi sup. 3. M. rectus bulbi nasalis. 4 M. rectus bulbi sup.
5 Margo orbitalis. 6 Margo orbitalis.

Abb. 4: Augenmuskeln und Bulbus, von der lateralen Seite gesehen.

MARGRET THIERSCH

Die Embryonalentwicklung des Auges im Zusammenhang mit der Evolutionsreihe

Aller Entwicklung liegen Prozesse zugrunde, die Rudolf Steiner durch die 12 Konsonanten der «Evolutionsreihe» charakterisiert:

B M D N – R L – G – CH F S H – T

Die eurythmischen Bewegungen dieser Konsonanten machen die Bildevorgänge sichtbar. Hier wird versucht darzustellen, wie diese 12 Entwicklungsschritte in der Embryonalentwicklung des Auges sich zeigen.

Das 1. Bild (9. Tag) des werdenden Embryos mit seinen Hüllen erscheint wie ein Auge hingegeben an den Kosmos, dessen Bildekräfte in ihn einstrahlen. Genau so lebt das Auge hingegeben an das Licht und den Kosmos auch nach der Vollendung seiner fein differenzierten Embryonalentwicklung das ganze Leben über. Es wird wie der Embryo als Ganzes von seiner Wärmehülle in der Leichte getragen und ernährt. In seinem Innern hat sich das Leben weitgehend zurückgezogen um der Durchsichtigkeit willen. Dadurch kann das menschliche Ich sehend seinem Umkreis begegnen. Des Kosmos Bildekräfte strömen – wie durch alle Sinne – durch das Auge ein und beleben den Organismus. Geheimnisvoll wie hinter allem Werden wirkt das W, Ausstülpung und Einstülpung «bewegend».

«Das Wort wallt durch die Welt, und die Weltenbildung hält das Wort fest» (Rudolf Steiner, 29.8.1915, GA 40).

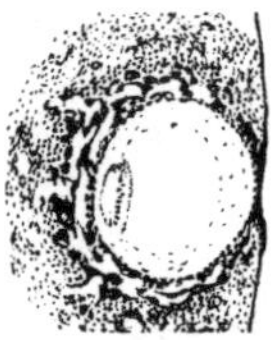

9. Tag
der Embryonalentwicklung des Menschen.

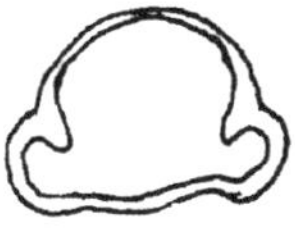

Erdenlaut B

25. Tag
Ausstülpung der beiden Augenbläschen seitlich am Vorderhirn.

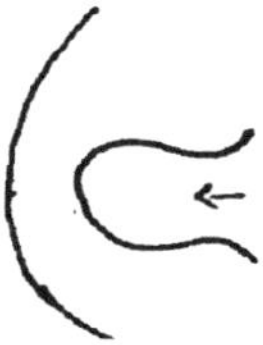

Erdenlaut M

26. Tag
Hinwachsen des Augenbläschens zur Außenhaut des Embryos.

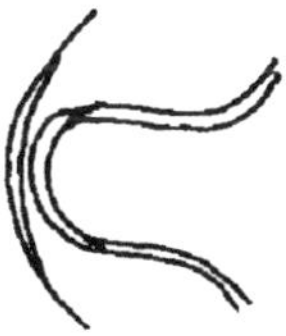

Erdenlaut D

28. Tag
Das Annähern des Augenbläschens an die Epidermis ruft in dieser eine starke Zellvermehrung hervor, wodurch die Linsenanlage entsteht.

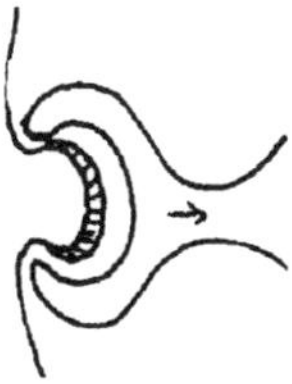

Erdenlaut N

32. Tag
Die Linsenanlage wird aus der embryonalen Außenhaut in den sich einstülpenden Augenbecher hereingenommen. Als ein Fremdkörper im Augeninnern verursacht sie Entzündung, die das Leben über andauert und in der besonders hohen Wärme des Auges sich zeigt.

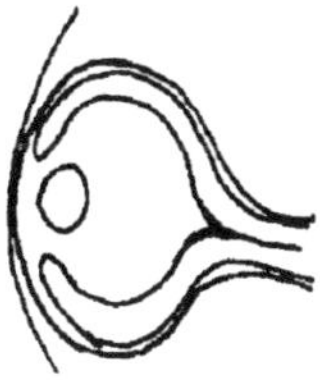

Luftlaut R

33. Tag
Die Linse rundet sich in dem sich schließenden Auge. Sie bewegt sich während des Lebens immer zwischen Runden und Abflachen und ermöglicht so den Atem im Sehen zwischen Nähe und Ferne. Auch in Iris und Pupille wirkt das atmende Weiten und Zusammenziehen und offenbart so das Wirken des Luftlautes R.

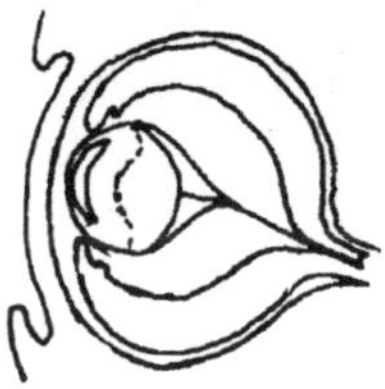

Wasserlaut L

49. Tag / 7. Woche
Das Auge füllt sich mit Flüssigkeit. Die Arteria hyaloidea wächst vom Sehnerven aus durch die Augenmitte hin zur Linse, verzweigt sich um sie herum und versorgt sie für ihre Entwicklung. Retinagefäße entstehen und weitere Differenzierungen. Dies Wirken des L findet seinen Abschluss in der Mitte der Evolutionsreihe.

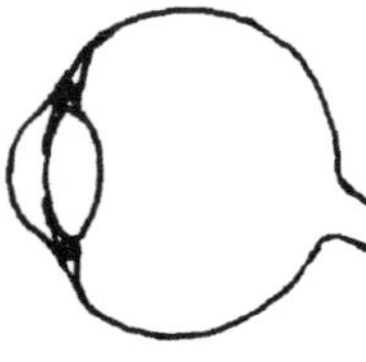

Erdenlaut B

Vom 4. bis 7. Monat
Rückbildung der Arteria hyaloidea und anderer lebendiger Gewebe, damit die Durchsichtigkeit im Auge entstehen kann.
Das G beginnt wie ein neuer Entschluss die 2. Hälfte der Evolutionsreihe.
Das G führt auch zur Geburt. Von jetzt an wirken die Schwere auf das Kind und das Licht auf das Auge.

Nun schaffen die Blaselaute:

CH Licht strömt ins Auge.
F Ichtätigkeit ergreift beide Augen. Es beginnt das Sehenlernen in der Zusammenarbeit beider Augen.
S Sehen in die Ferne (überstark wirkend: Weitsichtigkeit)
H Sehen in der Nähe (überstark wirkend: Kurzsichtigkeit)
Normales Sehen atmet zwischen nah und fern.

T Ein Stoßlaut vollendet das Entwicklungsgeschehen und führt es auf eine neue Stufe.
Einstrahlend vom Himmel auf die Erde, vom Kopf bis in die Füße schafft das T den Zusammenhang des Auges mit dem ganzen Menschen in seiner Mitte, dem Herzen.

Zusammenfassend:

Die sich bildenden Formen entstehen durch Stoßlaute bis zur Einstülpung durch das N.

Das R rundet und bringt in atmende Bewegung, L Wachstum und Durchgestaltung.

G führt zur Rückbildung und Durchsichtigkeit, zuletzt zur Geburt.

Die Blaselaute wirken in der Tätigkeit im Sehen.

Das Auge nach Abschluss seiner Bildung im Zusammenhang mit dem ganzen Menschen und die Ichtätigkeit im Sehen

T tönt im Kosmos – TAO. Im Menschenherzen klingt es I A O. Dem aus der Höhe einstrahlenden T antwortet von unten das I in der Aufrichtekraft.

Durch diese in der Leichte getragen werden die Augen von Ichtätigkeit durchstrahlt.

Im Kreuzen der Sehstrahlen beider Augen umfasst das Ich im Sehen die Dinge im Umkreis liebevoll wie mit Händen und nimmt sie empfindend mit Herzkräften wahr.

Dr. Knauer: «Wenn die Augen nicht mit Liebe blicken, werden sie krank.»

Das aus der Höhe einstrahlende T und das aus der Tiefe aufrichtende I durchkreuzen den waagrechten Blick:

Dreifache Ichtätigkeit aus der Höhe, aus der Tiefe und aus dem Umkreis durchdringen sich.

Durch die Füße, die mit jedem Schritt in die Schwere eintauchen und sich aus ihr immer wieder befreien, nimmt das Ich die Schwere wahr, wie es durch die Augen die Farben und Formen im Umkreis ertastet.

Die Füße sind ebenso nach vorn gerichtet wie der Blick. Mit den Fußsohlen «schauen» sie ins Dunkel wie die Augen ins Licht. Gerade durch diese Gegensätzlichkeit wirkt die Ichtätigkeit in Augen und Füßen in engem Zusammenhang.

In aufrechter Haltung (I) schauen die Augen waagerecht nach vorn. Der Ich-Wille im Sehen strömt in waagerechter Richtung. Blicken wir in die Ferne, so neigt sich die Aufrichte leise zurück, wie A. Sehen wir aufrecht in der Nähe, neigt sie sich leis nach vorn, wie O. Man kann erinnert sein an das I A O als Säule.

Aus dem Dunkel hinter uns, wo wir nichts sehen, «tritt» das Ich durch die winzige Macula in der Netzhautmitte hinten im Auge nach vorn durch die kleine von außen schwarz glänzende Pupille in die Weite des Lichts.

Dem Umkreis im Sehen begegnend und die Bilder und Bildekräfte in sich aufnehmend, erlebt das Ich im Herzen: Alles, was mir im Umkreis begegnet, das bin ich selbst.

«Ich erkennet sich.»
(Rudolf Steiner, Siegelwort des 4. Mysteriendramas)

Zur Ergänzung der Vokale I A O seien noch E und U eingefügt, weil sie in der Heileurythmie eine starke Rolle spielen:

E ist wirksam in der Sehkreuzung, wodurch Ich mir des Sehens bewusst werde. Das U wirkt im Willensstrom, der das Augenpaar trägt, wie die geschlossenen, stehenden Füße. An der Art, wie der Fuß sich mit der Schwere verbindet, wird die Art jeder Krankheit sichtbar – so auch die der Augen. Als etwas Besonderes zeigt sich im Wirken der Laute in der Evolutionsreihe: Es sind dieselben Lautkräfte, durch die das Auge gebildet wurde, die für das kranke Organ heileurythmisch geübt werden.

PAUL BLOK

Emmetropie – Hyperopie – Myopie

Schon im Vorgeburtlichen veranlagt der Mensch seinem Karma gemäß die Bildung des Auges. In der Polarität von Aufbau und Abbau (Entzündung und Sklerose) verwirklicht sich der Menschenbildungsprozess, und jede Organbildung ist eine spezialisierte Variante mit eigener angestrebter Gleichgewichtslage in dieser Polarität und mit eigener Zielsetzung.

Der Augenbildungsprozess ist ein «aufgehaltener, ineinandergeschobener und verlangsamter Entzündungsprozess» (Vortrag vom 3. 4. 1920)[9]. Das für dieses Organ ideale Gleichgewicht wird in der normalen sphärischen Augenform gehalten. Diese kosmische Form gestattet die exakte Wahrnehmung im Raum. Wir nennen sie das *emmetrope* Auge. Ohne optische Korrektur erfasst es die Gegenstände in jeder Distanz, scharf abgebildet. Es erlaubt die Wechselwirkung Welt-Mensch aus der idealen Gleichgewichtslage, in der Mitte zwischen Hyperopie und Myopie, ohne die Betonung und damit die Bindung an die hyperopen oder myopen polaren Seh- und Erlebensqualitäten.

Beim *hyperopen* Auge haben die Abbaukräfte (Kopfpol) zu früh das Übergewicht erlangt. Der hyperope Mensch hat im Inkarnationsprozess sein *Interesse* zu fest in die Materialität verlagert und damit das Gleichgewicht in Richtung zu starker und zu früher Verfestigung verschoben. Der Augenbildungsprozess wurde durch das Überwiegen der Abbaukräfte zu früh zum Abschluss und in die Verfestigung (Form) gebracht. Die oberen Wesensglieder sind im Kopf zu frei und stürmen gleichsam im weitsehenden Blick aus dem Auge heraus, ohne genügenden Halt am Selbst, bis ins Entfernteste und *darüber hinaus sich verlierend*. Das hyperope Auge hat im Verhältnis zur Gesamtbrechkraft seines optischen Systems eine zu kurze Augen-(vorne-hinten-)Achse. Der wahrnehmende, sensitive Pol des Auges ist gleichsam nach vorne – peripher – gerückt (das vom Ichgerüst nach peripher abrückende Sehgerüst, wie Rudolf Steiner es beschreibt[10]).

Dagegen lesen wir am *myopen* Auge die Geste der Zurückhaltung ab. Der sensitive Pol zieht sich nach innen zurück (das

Sehgerüst nähert sich dem Ichgerüst: siehe GA 312, a.a.O.). Das myope Auge hat eine im Verhältnis zur Gesamtbrechkraft seines optischen Systems zu lange Augenachse. Die Scharfeinstellung des in Ruhe befindlichen myopen Auges ist auf den allernächsten Umkreis beschränkt. Die weite Welt außerhalb dieses Bereiches ist nahezu «uninteressant», weil nie scharf abzubilden. Sie lenkt den myopen Menschen nicht ab, absorbiert ihn nicht wie den hyperopen. Der Myope soll die Akkommodation, die ihn nur näher zu sich selber bringt, vermeiden, wohingegen der Hyperope dieses Heranholen dauernd üben muss, will er sich nicht verlieren. Die Konzentration und Beschäftigung im Nahkreis wird veranlagt, wenn das «Geistig-Seelische nicht eingreifen möchte in das Leiblich-Physische» (Vortrag vom 25. 3. 1920)[11]. Es ist dies die charakteristische Grundseelenhaltung, wie sie Rudolf Steiner für den kurzsichtigen Menschen angibt.

Um das neunte, zehnte Lebensjahr muss sich das Ich in den *Stoffwechsel* einkoppeln. Geschieht das nicht in der richtigen Weise, werden die Kinder blass, mager, hoch aufgeschossen, und auch das Auge wächst zu weit «durch». Eine Überbeanspruchung in diesem Alter durch rein intellektuelle Aufgaben verstärkt diesen Prozess ganz wesentlich. Der im Auge ungenügend vom Astralleib impulsierte Ätherleib bedingt ein Wachstum ohne genügende Durchgestaltung. Die degenerativen Veränderungen bei der Myopie und das frühe Altern des myopen Auges werden dadurch ebenso verständlich wie das seelisch-geistige Verhaftetsein an ein von der physischen «Unterlage» diktiertes Denken, das nur das «Nächstliegende» sehen kann. Der Myope lebt zunächst träumend neben den Wirklichkeiten des Geschehens; den Hyperopen zieht es täglich hinaus in die Außenwelt. Der emmetrope Mensch erlebt sich im Tätigsein in der Außenwelt und schaut in richtiger Besonnenheit den Kosmos in sich selbst.

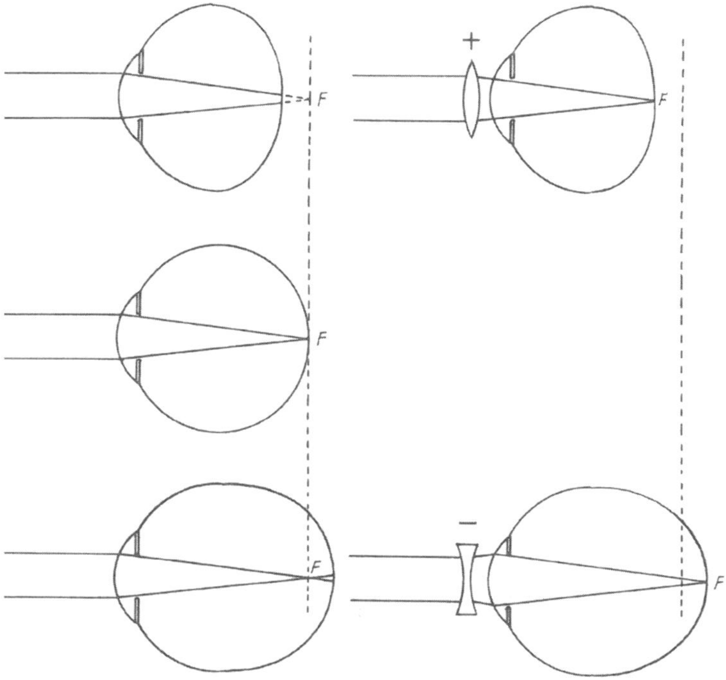

Abb. 5: Links von oben nach unten das hyperope, das emmetrope (normale) und das myope Auge.

Im emmetropen Auge fällt der Brennpunkt F genau auf die Netzhaut. Es entsteht hier eine scharfe Abbildung.

Im zu kurz gebauten, hyperopen Auge sowie im zu lang gebauten, myopen Auge ist die Abbildung unscharf, da F nicht im Netzhautniveau liegt.

Mit Hilfe der entsprechenden Korrekturgläser (rechts) ist
- das optische System des hyperopen Auges verstärkt, F nach links in das Netzhautniveau gerückt,
- das optische System des myopen Auges abgeschwächt, F nach rechts in das Netzhautniveau gerückt.

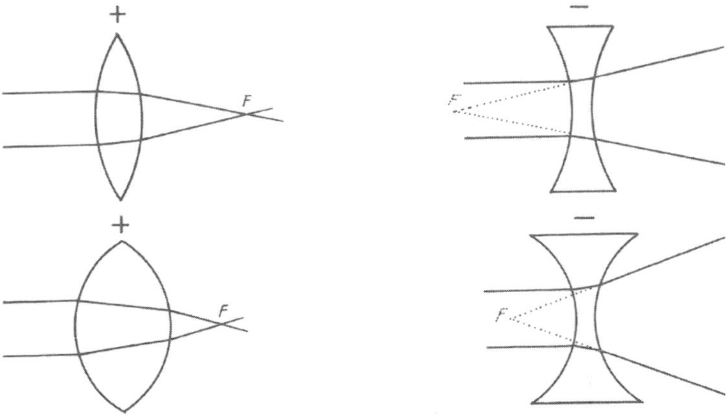

Abb. 6: Oben: Schwächere positive und negative Linsen.
Unten: Stärkere positive und negative Linsen.

Das von links kommende Lichtbündel wird bei Durchtritt durch die positiven Linsen dahinter (rechts) in F (Brennpunkt) konvergiert. Je stärker die Linse, desto näher rückt F nach links an die Linse heran.

Das von links kommende Lichtbündel divergiert nach Durchtritt durch die negativen Linsen nach rechts. Es scheint von einem nicht reellen Brennpunkt F linksseitig der negativen Linse auszustrahlen. Je stärker die Linse, desto näher rückt dieser Brennpunkt nach rechts an die Linse heran.

Siehe auch Anhang III betr. Dioptrien.

ILSE KNAUER, DANIELA ARMSTRONG

Hyperopie

Der Augapfel liegt wunderbar geschützt in der Augenhöhle (Orbita), die von fett- und wasserhaltigen Bindegewebsmassen gepolstert ist. Von der ebenmäßigen Form des Bulbus hängt ein gutes Sehvermögen ab. Die sphärische Rundung des Augapfels verrät uns den kosmischen Ursprung des Auges.

Rudolf Steiner beschreibt, wie die höheren Wesensglieder beim weit- oder fernsichtigen Menschen sich zu frei betätigen, sie schießen über das Ziel hinaus und müssen zurückgedrängt werden.

Dagegen liegt bei der Kurzsichtigkeit eine Zurückhaltung der oberen Wesensglieder gegenüber dem physischen Leib vor. Das bedeutet zugleich: Es mangelt sowohl dem hyperopen als auch dem myopen Augapfel (Bulbus) an der vollkommenen sphärischen Rundung.

Die Abweichungen von dieser Rundung sind allerdings nur sehr gering. Man kann auch sagen, bei Hyperopie liegt im Gegensatz zur Myopie ein Zuwenig an aufbauenden Wachstumskräften vor. Die formgebenden Kräfte des Nerven-Sinnespols konnten stärker eingreifen, zu schnell und zu kurz bildete sich die Sehachse. Das wahrgenommene Bild fällt deshalb *hinter* die Macula lutea, den Punkt des deutlichsten Sehens in der Netzhaut.

Die Kraft des Nerven-Sinnessystems überwiegt bei Fern- oder Weitsichtigkeit. Die Blutskräfte setzen ihm – im Gegensatz zur Kurzsichtigkeit – zu wenig Widerstand entgegen. Der Weitsichtige tendiert dazu, «nach vorne» gerichtet zu sein. Er möchte sich stets vorwärts orientieren, seinen Hintergrund vergessen und strebt von ihm möglichst schnell weg. Das gibt ihm seine Prägung.

Bei Neugeborenen ist immer eine geringe Hyperopie vorhanden. Der Säugling sieht über den Betrachter weit hinaus. Er «blickt» ihn nicht direkt an. Er «schaut». Diese Hyperopie des Neugeborenen bildet sich von selbst zurück in dem Maße, wie das Kind sich inkarniert zu einem Erdenkind. Das sollte man jeder jungen Mutter beruhigend mitteilen, wenn sie sich um die Augen ihres ersten Kindes Sorgen macht. Eine echte Hyperopie jedoch kann vom Augenarzt schon beim Kleinkind festgestellt werden, im Gegensatz zu einem myop veranlagten Kind, das nur selten diagnostiziert wird.

Da das hyperope Kind es schwer hat, in der Nähe deutlich und klar zu sehen, neigt es dazu, seine Augen in eine Richtung nach innen zu bringen. Es sieht dann schärfer, weil die Akkommodation an die Konvergenz der Bilder gekoppelt ist. Es beginnt also nach innenwärts zu schielen. Dieses Schielen ist heute an immer mehr Kindern zu beobachten. Es ist zu einem umfassenden Komplex der therapeutischen Arbeit geworden. (Siehe Kapitel Schielen.)

Bei älteren und alten Patienten bedingt die Weitsichtigkeit möglichweise die Entstehung des «grünen Stars», des Glaukoms (ein Engwinkelglaukom tritt fast immer bei Hyperopie auf). (Siehe Kapitel Glaukom.)

Bei der Wahl der Laute und Übungen für den Weitsichtigen wird man immer sorgfältig darauf zu achten haben, dass er – ob klein oder groß – seinen Hintergrund finden lernt.

Heileurythmische Übungen bei Hyperopie

Lautreihe: L M B N (E)

Das B

«Das schützende Umhüllen hat man wohl immer im B empfunden ...»[12] Als Rudolf Steiner 1924 im Lauteurythmiekurs die B-Gebärde vormachen ließ, betonte er, dass man durch die verschiedene Haltung des einen und des anderen Armes das Umhüllende des B empfinden könne. Das, was *um* eine Sache ist, wollte er ausgedrückt wissen. Er bezeichnete das B als Schutzgebärde, wobei das Schutzsuchende und das Umhüllende gleichzeitig zum Ausdruck kommen.

Der Hinweis Rudolf Steiners, dass bei allem konsonantierenden Eurythmisieren Hinterkopf, Lunge, Leber, Niere leuchtend werden, dass da «ein Funkeln und Funkensprühen» beginnt, dass eine ganze «Leuchte-Nachbildung des Absonderungsprozesses der Niere»[13] sichtbar wird, gilt ganz besonders für den Konsonanten B. Unmittelbares Wahrnehmen in der Anschauung des Patienten beim Üben kann da mehr offenbaren als alles intellektuelle Nachdenken. Kirchner-Bockholt behandelte in diesem Zusammenhang eine zu schwache und eine zu starke Tätigkeit der Niere. Bei der Hyperopie müssen wir auf die häufig zu starke astrale Strahlung der Nierentätigkeit achten. Deshalb lässt man meistens den Weitsichtigen mit B, dem dritten Laut der Folge, anfangen. Dieser Laut fällt ihm schwer. Zunächst wird das B vor dem Brustkorb geformt, und zwar mit einem oder mehreren Rückwärtsschritten. Darauf folgt das Fuß/Bein-B mit Vorwärtsschritt. Nun soll das B – oben hinter dem Kopf – mit Rückwärtsschritt beziehungsweise -schritten geübt werden. Aber bevor der Weitsichtige mit diesem rückwärtsgeschrittenen B beginnt, lässt man ihn kurz auf eine blaue Fläche (in fünf bis sechs Metern Abstand) schauen. Dann dreht er sich um, hat also dadurch das Blau im Rücken und nähert sich ihm nun wieder mit der eben genannten B-Bewegung. So kann man ein ganz neues Erlebnis in ihm wecken, nämlich das

Gefühl für seinen Hintergrund, den er so leicht verliert und in dem er doch wurzelt. Mit dem Blau im Hintergrund können wir sodann die B-Brustkorbübung und das Fuß/Bein-B (eventuell im Wechsel) wiederholen. Die gesamten B-Übungen mit Blau sollten sich mindestens über fünf Minuten erstrecken.

Das N

lassen wir als nächsten Laut folgen, da auch er für den Weitsichtigen recht schwierig zu gestalten ist. Erst wenn dem Patienten die Lautbewegungen von B und N geläufig geworden sind, kann man die ganze Lautfolge L, M, B, N (E) sinnvoll üben.

«In der N-Gebärde führen wir die Hände, die Fingerspitzen an etwas heran – dies kann auch Luft sein –, berühren es leicht und ziehen die Bewegung wieder zurück. Wir verbinden uns nur vorübergehend mit etwas, ziehen uns gleich wieder zurück. In der ganzen Gestalt, besonders im Kopf, liegt etwas Zurückhaltendes. Das Hinterhaupt ist betont.»[14]

Auf das Hinterhaupt muss man bei der Hyperopie in besonderer Weise achten. Von dort her behauptet sich der Mensch. Wenn wir die N-Bewegung so ausführen, wie Rudolf Steiner es für die künstlerische Eurythmie angab, erleben wir zuerst die Wärme der Sympathie und danach die Zurücknahme des Wärmestroms, «dann ist das in einem gewissen Sinne eine Art von Heraussetzen von etwas, was man in sich trägt».[15] Wobei wir lernen: In dieser N-Gebärde lebt zwar auch eine leichte Antipathie-Bewegung, welche aber durch unseren eigenen Wärmestrom geistig erhöht, als Sympathiekraft zum geistigen Hintergrund sich entfalten sollte und so wirksam werden kann. Entdecken wir doch dadurch die Kräfte des Tierkreises, in diesem Falle der Fische!

Die Zurücknahme des Wärmestroms in der Antipathie-Bewegung ist für die Behandlung der Weitsichtigkeit von außerordentlicher Bedeutung. Wir versuchen, das kunsteurythmische N durch einen kleinen Schritt (rückwärts) in die Antipathie-Richtung zu verstärken. Das üben wir so lange, bis wir so beweglich geworden sind, die N-Bewegung horizontal auch auf Schulter- und danach auf Augenhöhe ausführen zu können. Auf diese Weise entsteht für den Patienten die Möglichkeit, seinen «hinteren» Menschen neu zu entdecken. Der Weitsichtige lernt empfinden, dass die nach hinten sich bewegende N-Gebärde nicht nur Antipathie ausdrückt, sondern in ihr auch ein Drang der Sympathiekräfte verborgen ist, sich mit dem eigenen geistigen Hintergrund zu verbinden. Wir sprechen hierdurch das ganze Rückengebiet an, bringen es in eine Durchwärmung und stärken die Ich-Kraft.

Nach diesen beiden «Vorübungen» mit B und N können wir uns der Durcharbeitung der Lautfolge L, M, B, N zuwenden.

Das L
bewegen wir groß und frei im Raum, vorwärts und rückwärts und mit Formen. Dann wird versucht, den hyperopen Patienten an die Schaukelschritte nach rückwärts zu gewöhnen. Der Einsatz zum Rückwärtsschritt ist mit dem Beginn der Armbewegung für das aufsteigende L zu koordinieren. Dadurch trifft die Entfaltung des L über dem Kopf mit der Gewichtsverlagerung nach vorn zusammen. Gleich aber bringen wir das Gewicht wieder auf den hinteren Fuß, und dabei sollen die Arme den L-Weg nach unten vollenden. Dieses Schaukel-L ist in allen seinen Phasen das Gegenteil vom Schaukel-L für Myopie. Im Laufe der Übungszeit mit diesem L erlebt der Patient immer wieder seinen eigenen Hintergrund. Zu diesem Erleben müssen wir den Weitsichtigen hinführen.

Das M
wird mit Rückwärtsschritt von vorn nach hinten geführt. Die Arme werden dabei parallel gehalten und seitlich des Kopfes über die Schultern geleitet. Das Erleben mit und an dem L, das zuvor möglich war, wird nun durch das tastende M (in den Hintergrund hinein) vertieft. Der weitsichtige Mensch soll ja wie selbstverständlich die Welt, die vor ihm liegt, mit derjenigen, die er im Rücken hat, verbinden lernen. Wenn man eine blaue Fläche hinter ihm aufhängt, könnte man ihm möglicherweise eine Hilfe geben. Er würde dann vielleicht eher spüren, wohin er sein tastendes Bemühen lenkt. Aber dieser Versuch mit dem Blau im Rücken muss dem verständnisvollen Ermessen des Behandelnden überlassen bleiben.

Das B
beginnen wir mit dem Anschauen des Blau, und danach übt man alles gleich rückwärts schreitend, wie oben beschrieben (nur noch keine kleinen Laute).

Das N,
das wir – ebenso wie das B – vorweg schon erübt hatten, wird jetzt im Verlauf der ganzen Lautfolge mit der Farbe Blau im Rücken und mit Rückwärtsschritten erarbeitet.

Das große heileurythmische E
ist eine für die Weitsichtigkeit sehr wichtige Vokalübung. Von Rudolf Steiner wissen wir, dass das große heileurythmische E das Ich in den Ätherleib hineinprägt. Die Erfahrungen haben erwiesen, dass wir es hier mit äußerster Vorsicht handhaben sollten. Darum auch oft lange warten, bis wir diese starken Wirkungen in der Weise, wie wir sie als großes heilendes E hervorrufen können, anwenden dürfen. Wir gebrauchen das E hier für die allmählich zu erübende Fähigkeit, die Ich-Kreuzung des Sehvorganges langsam und vorsichtig in die Nähe der Augen zu bringen. Das heißt, dass wir auf eine größere Flexibilität der höheren Wesensglieder im Auge hinarbeiten, so dass diese enger an den physischen und ätherischen Leib gebunden werden. Die Neigung des Hyperopen, beim Sehen immer über das Ziel hinausschießen zu wollen, kann dadurch gebändigt werden. Alles, was *vor* den Augen als E-Formung sich vollzieht, könnte leicht eine Schielwirkung erzeugen. Wir gebrauchen darum zuerst das sogenannte Finger-E, das von den Fingern zu den Ellenbogen läuft und wieder zurück und auf Herzhöhe gearbeitet wird. Die Augen schauen auf Augenhöhe in die Weite. Wir beobachten sie lange auf die Wirkung hin. Viele Fußübungen mit E-Formung wirken oft schon sehr fördernd. Hinzugenommen werden sollte auch das «Liebe-E», für dessen Ausführung hier auf die Darstellung Rudolf Steiners im 5. Vortrag des Heileurythmiekurses hingewiesen wird.

Die Laute L, M, B, N (E) mit Händen und Fingern, Füßen und Zehen.
Alle oben beschriebenen Lautbewegungen werden grundsätzlich auch mit Händen und Fingern geübt. Danach wird dieser Laut auch als Fußübung ausgeführt. Das heißt, nach jedem L oder M und so weiter wird der gleiche Laut sofort als Fußübung ausgeführt, bevor man zum nächsten Laut übergeht. Erst nach Ausführung der ganzen Lautfolge (plus jeweils der dazugehörigen Fußbewegung) beginnen wir mit den Hand- und Fingerübungen:

Das L
wird als einziger Laut der Folge für Hand- und Fingerübungen für Weitsichtige vom ganzen Arm aus gestaltet, aber klein in O-Größe. Er wird horizontal in Zwerchfellhöhe zur Peripherie hin bewegt und zurück zur Mitte, verbunden mit Schaukelschritt vor- und rückwärts, ohne Farbe.

Das M
wird genauso wie das große M gebildet, nun aber als kleine Handbewegung oder mit den Fingerpaaren von vorn nach hinten an den Kopfseiten vorbei nach rückwärts geführt hin zum Rot oder Blau – je nach Patient). Hierbei schreitet der Patient rückwärts.

Das B
beginnt man mit locker gestreckten Armen in einiger Entfernung von den Augen. Man wechselt mit der B-Bewegung von einem Auge zum anderen, und rückwärtsschreitend bringt man sie vorsichtig etwas näher an die Augen heran. Der Patient soll nicht auf seine Hände sehen, sondern in die Ferne schauen. Das gilt auch für die Fingerübungen. Es hängt auch beim B das Blau im Hintergrund.

Das N
wird sowohl als Hand- wie als Fingerübung horizontal bewegt. Dieses N ist der geeignetste Laut, um sehr subtile und am tiefsten im Auge die Empfindung für den rückwärtigen Raum zu wecken. Das N ist durch die Art, wie wir unsere Wärmekraft handhaben, der Laut, der unser Bewusstsein für die Sphäre hinter dem Rückgrat sich am stärksten entfalten lässt. Die Handbewegung – horizontal – vermittelt uns schon eine zarte Aktivität. Die Fingerlaute verstärken die Sympathiewirkung über dem Handrücken und dem entsprechenden Teil des Unterarmes zum Hintergrund am innigsten. Auch hier bewegt man sich rückwärts zum Blau, oder je nach Patient zum Rot.

Der Abschluss jeder Übungsstunde

Abschließend kann man die gesamte Übungsstunde in eine wichtige Rückwärtsschrittübung einmünden lassen: 1–1 2–1 2 3–1 2 3

4 und so weiter. Zugleich mit den Schritten bewegt man mit den Armen einen dem Patienten bekannten Laut aus der Lautfolge. Für den Hyperopen üben wir meistens im Rückwärtsgehen. Danach bringt man eine große Fläche Rot an. Nachdem der Patient so lange mit dem Blau im Rücken geübt hat, wendet er sich jetzt kurz zum Rot, um es anzuschauen. Dann wendet er sich wieder um und schreitet dreiteilig rückwärts zum Rot hin. Nun wendet er sich wieder und nimmt jetzt die rote Farbe wahr, von der er sich aber, dreiteilig rückwärts schreitend, entfernt. Damit endet die Übungsstunde.

Auf die therapeutische Bedeutung von Rot und Blau wird bei der Behandlung der Myopie hingewiesen, insbesondere in den Vorträgen Rudolf Steiners in «Das Wesen der Farben»,[16] «Geisteswissenschaft und Medizin»[17] und «Vom Leben des Menschen und der Erde»[18, 19].

Dadurch sind Rot-Anwendungen auch für Hyperopie entstanden.

ILSE KNAUER, DANIELA ARMSTRONG

Myopie

> «Kurzsichtige Menschen sind solche, welche eine gewisse Zurückhaltung ihres Ich und ihres astralischen Leibes haben gegenüber dem physischen Leib; und die Kurzsichtigkeit ist gerade eines der wichtigsten Zeichen dafür, dass man es mit einem Menschen, dessen Geistig-Seelisches nicht in das Leibliche-Physische eingreifen will, zu tun hat.»
>
> Rudolf Steiner[20]

Geisteswissenschaftlich betrachtet, ist die Kurzsichtigkeit, die Myopie, ein Merkmal dafür, dass die höheren Wesensglieder nicht das Physisch-Leibliche *vollständig* durchdringen wollen oder können. Ich und Astralleib halten sich zurück. Wenn man als heileurythmisch tätiger Mensch ein Kind mit der Diagnose Myopie zu behandeln hat, wird einem sofort auffallen: Das Kind, selbst wenn es schon eine Brille trägt, zeigt sehr deutlich eine «gewisse Zurückhaltung», die zu überwinden unsere therapeutische Aufgabe sein sollte.

Fragen wir uns zunächst, wie sich diese «Zurückhaltung» im Auge manifestiert, wie also Kurzsichtigkeit zustande kommt. Ein kurzsichtiges Auge kann man «zu groß» nennen. Seine Sehachse hat sich nach hinten verlängert. Das hängt mit den Wachstumsvorgängen im Augapfel (Bulbus) zusammen. Wenn das Wachstum nicht zur richtigen Zeit abgeschlossen wird, verlängert sich das Auge geringfügig nach hinten. Damit verschiebt sich die Stelle der größten Sehschärfe in der Netzhaut (Macula) nach hinten. Die Ursache für diesen übermäßigen Wachstumsvorgang kann nur durch eine Betrachtung der gesamten Wesensorganisation des Menschen deutlich werden.

Die vom Nerven-Sinnespol ausgehenden formenden Kräfte wirken normalerweise den aus dem Stoffwechsel-Gliedmaßensystem aufsteigenden Wachstumskräften entgegen. Bei Myopie ist nun der Strom, der vom Kopf hinunter formend den Wachstumskräften entgegenwirken soll, nicht kräftig genug. Die Wachstumskräfte hypertrophieren und beeinträchtigen die Gestaltung des Augenbildungsprozesses. Hypertrophieren die Stoffwechsel-Blutkräfte, so dehnt sich das Auge etwas nach hinten aus und verliert dabei seine sphärische Rundung: die Augenachse wird ein wenig zu lang.

Die «zu lang» gewachsene Achse des «kurz»-sichtigen Auges hat zur Folge, dass das Bild, das durch die Linse erfasst wird, vor die Netzhaut (Retina) fällt und nicht auf die Stelle des schärfsten Sehens, die Macula lutea in der Netzhaut trifft. Der myope Mensch sieht alles «verschwommen», weil die Macula lutea «nicht erreicht» wird. Bei der häufig fortschreitenden Myopie hat man sich vorzustellen, dass die schon in der Anlage vorhandene Verlängerung der Augenachse langsam und stetig größer wird. Immer dickere Brillengläser werden infolgedessen getragen werden müssen. Besonders betroffen sind davon Kinder und junge Menschen.

Kurzsichtigkeit tritt im Allgemeinen zwischen dem neunten und vierzehnten Lebensjahr in Erscheinung. Sie verstärkt sich langsam und kann sich bis zum achtundzwanzigsten Lebensjahr fortsetzen. Dann aber kommt sie meistens zum Stillstand. Durch die heutigen Arbeitsbedingungen am Bildschirm beobachtet man auch im späteren Alter ein Beginnen und Zunehmen von Myopie.

Bei jeder Myopie sollte man erfragen, ob eine erbliche Veranlagung mitwirkt. Wenn aber ein kürzlich eingeschultes Kind plötzlich kurzsichtig wird, ist stets zu fragen, ob etwa eine intellektuelle Überforderung die Anlage zur Myopie zum Ausbruch gebracht hat. Sonst wäre möglicherweise die Kurzsichtigkeit erst später deutlich geworden. Heute wird Myopie oft schon im Vorschulalter festgestellt, das zeigt, wie wichtig die Sehprüfungen bei kleinen Kindern sind. Die Zahl der kurzsichtigen Kleinkinder (dreieinhalb- bis fünfjährige), die in eine heileurythmische Behandlung kommen, nimmt ständig zu. Das hängt zweifellos mit unserer gegenwärtigen Zivilisation zusammen. Immer mehr körperliche Schwächen und zivilisationsbedingte Krankheiten sind zu konstatieren. Auch das Kind im Vorschulalter ist davon betroffen, selbst wenn es nicht in einer Großstadt lebt und deren Reizüberflutungen ausgesetzt ist.

Nun hat aber die Myopie – auch wenn sie gegen das dreißigste Lebensjahr zum Stillstand kommt – oft Spätfolgen, die erst bei älteren und alten Menschen auftreten. Die Linse kann sich trüben, eine Netzhautablösung ist möglich, Degenerationen der Netzhaut oder auch eine Glaskörpertrübung können entstehen. Von diesen spezifischen Augenkrankheiten wird noch die Rede sein.

Wir wollen nun die von Ilse Knauer gebrauchte Myopie-Lautfolge etwas genauer anschauen.

Heileurythmische Übungen bei Myopie

Lautreihe: L M F I
LMFU
und die Laute: R
D

Das L
«In diesem Bereich zwischen Wässrig-Ätherischem und Physisch-Festem entfaltet das L vorwiegend seine Tätigkeit. Es stärkt die Umkreiskräfte und kann immer wieder den Schwerekräften ver-

fallene Tätigkeiten des Organismus dem Ergriffenwerden durch die Äther-Organisation geneigt machen.»[22]

Das «große» L mit Schaukelschritt wird als Erstes mit dem Kurzsichtigen geübt, um den Ätherleib des ganzen Körpers und also auch des Auges in Bewegung zu bringen. Dabei sollten wir auf Folgendes achten: Wir bemühen uns um eine Gliederung der L-Bewegung, die den Höhepunkt ihrer Entfaltung über dem Kopf hat. Während der Ausführung dieser Bewegung erfolgt im Schaukelschritt eine Gewichtsverlagerung zum hinteren Fuß hin. Zusammen mit der darauffolgenden Abwärtsbewegung des L verlagert sich das Gewicht auf den vorderen Fuß. Dabei führen die Arme das L bis tief nach unten hin. Diese hinabgeleitete L-Bewegung kommt harmonisch mit dem Schaukelschritt nach vorne an. Das L setzt man – ohne sich zu bücken – jedes Mal von neuem seitlich unten ein. Dadurch kann das eigentlich atmende Element dieser L-Gebärde erfahren werden.

Im weiteren Üben kann der neue Einsatz des L mit einem Schritt vorwärts verbunden werden; später auch mit kurz-kurz-lang. Es folgt das beschriebene L im Schaukelschritt.

Auch wenn der Patient bei dieser Übung mit den Augen nicht über Augenhöhe hinausschauen darf, bringt ihn diese Art L sowohl in Verbindung mit einem kosmisch-sphärischen Erleben wie auch in Beziehung zum Ätherisch-Wässrigen seines Organismus. Seine Wirbelsäule wird in der Ich-Kraft gestärkt, und er überwindet die Schwere, ohne den Boden unter den Füßen zu verlieren. Gerade Letzteres zu erfahren, ist bei Myopie sehr wichtig.

Das M

«In der Harmonie des eigenen Wesens kann das M durch den Ausatmungsstrom hinführen zum verständigen Ergreifen der Umwelt. Es führt zum Eintauchen in die Dinge, zum Einswerden mit ihnen und dadurch zum Verstehen.»[23] Es ist gerade dieser Vorgang bei der M-Übung, den wir beim kurzsichtigen Patienten brauchen. Es werden die Arme in Brusthöhe parallel tastend nach vorne geführt, wobei man gleichzeitig einen Schritt nach vorn geht. Dieses wird mehrmals wiederholt, immer im Vorwärtsgehen. Eine noch stärkere Wirkung hat das M mit Schaukelschritt. Dabei gebraucht man die gleiche Armbewegung, nur in Augenhöhe. Beim Schaukelschritt rückwärts werden die Arme in Augenhöhe von vorn nach hinten geführt, über die Schultern bewegt, und sie tasten in den Hintergrund hinein. Immer bleiben dabei die Arme parallel. Hinter dem Kopf vollzieht man vorsichtig mit den Händen eine leichte Drehung. Die Oberarme führen die Ellenbogen seitlich hinaus, dann wird in Augenhöhe die M-Bewegung mit Schritt nach vorn erneut eingesetzt. So wird die Gewichtsverlagerung wieder nach vorne gebracht, und die Verbindung des Hinten mit dem Vorne kann von dem Übenden bewusst vollzogen werden.

Das F

«Durch das F ergreifen Ich und Astralleib die Weisheit des Ätherleibes und erleben sie im Aushauch.»[24]

Mit seiner luftigen Feurigkeit spricht das F stärker die Astralität und das Ich an. Anders als bei der F-Bewegung im Heileurythmiekurs wird in der Augen-Heileurythmie das F in Augenhöhe horizontal bewegt. Das geheimnisreiche «Wisse, dass ich weiß» darf aber keinesfalls verloren gehen.

Die Füße kommen für das F im Schreiten auf die Zehen, und während die Arme wieder entspannend gesenkt werden, kommen die Fersen langsam auf den Boden zurück: Gewicht auf dem vorderen Fuß! Dieses F wird von hinter dem Handgelenk feinfühlig nach vorne bewegt, wirkt dadurch durchlässig-lichterfüllt. Von besonderer Bedeutung ist es, nach jedem F die «erfüllte Pause» einzulegen. Denn der Kurzsichtige soll ja lernen, sich erst wieder bewusst zu ergreifen, bevor er dann von neuem mit dem F hinausgehen kann. Es muss hier betont werden, dass bei dieser Übung keine Sprünge gemacht werden sollen.

LMF

Diese drei Konsonanten werden anschließend mit den Füßen geübt. «Bei Sehstörungen ist die Durchgestaltung der Füße besonders wichtig. Hier macht sich die polare Wirkung geltend, die wir kennen: Übungen mit den Füßen wirken helfend auf den oberen Menschen und umgekehrt.»[25] Um L, M und F zu üben, lässt man den Patienten diese Laute auch im Sitzen ausführen. Es wird ihm dann leichter fallen, den Rückenstrom nach unten zu lenken, um die Fußlaute formen zu können. Wenn wir das L mit den Füßen machen, kann diese Übung ohnehin nur sitzend durchgeführt werden. Dagegen kann man mit *einem* Fuß M und F auch sehr gut im

Stehen, im Schritt, ja sogar mit Förmchen kombiniert ausführen. Man wird freilich darauf zu achten haben, dass das F nicht «hoch in die Luft» fliegt! Die Laute mit den Füßen sprechen immer zur Erde.

I und U
folgen nun als «große» Heileurythmieübungen. Rudolf Steiner sagt: «Das I offenbart den Menschen als Person – und diese modifizierte I-Übung ist im Wesentlichen fördernd für die Personen, welche ... nicht ordentlich gehen können.»[26] Über das U sagt er: «... das U offenbart den Menschen als Mensch.»[26] Das U wendet man an, «wenn Menschen nicht richtig stehen können. Die aufrechte Gestalt, stehend auf der Erde, offenbart uns den Menschen als Mensch, als Gattung; wir unterscheiden ihn dadurch von allen anderen Wesen der Welt.»[27]

Je nach Beschaffenheit des Patienten wird mehr das I oder das U geübt werden müssen. Ob zum Beispiel pro Tag nur einer der beiden Vokale geübt werden soll, über einige Wochen zunächst nur I und später U oder umgekehrt, sollte sich nach der Verordnung des betreffenden Augenarztes richten. Da auffallend viele kurzsichtige Patienten auch Plattfüße haben, bietet es sich an, das tägliche Üben mit dem Fuß-U sehr zu pflegen.

Hand- und Fingerlaute

Nach einigen Tagen mit Übungen wie vorher beschrieben, ist der Patient dann genügend vorbereitet, um mit den Händen die Laute L, M, F, I (oder U), nahe bei den Augen beginnend, durchzuführen. Wir leiten ihn an, die Handlaute geschmeidig zu formen, sie langsam wachsen zu lassen und sie zwischendurch auch mit den Füßen zu üben. Die Fingerlaute werden ebenso angesetzt und geformt wie die Handlaute. Doch die Fingerlaute sind viel subtiler zu handhaben. Der Patient wird allzu oft die Konzentration ausschließlich auf seine Hände oder einzelne Finger lenken wollen. Dann würde vom Rücken aus der Strom nicht mehr durch die Arme hindurchgeführt werden können. Man achte deshalb darauf, bei diesen Übungen den Blick möglichst weit in die Ferne zu lenken.

Das L setzt man klein und sehr durchlässig um das Handgelenk mit der Hand oder mit den einzelnen Fingern nahe bei den Augen an. Beim ersten Male soll das L nicht größer sein als die Augenhöhlen selber. Für das zweite L wird wieder bei den Backenknochen begonnen, aber der Laut selbst wird nun ein wenig größer geformt und entfernt sich dadurch weiter von den Augen. So lässt man viermal ein L entstehen, das sich jedes Mal ein wenig vergrößert. Alle Finger bewegen das L rechts und links gleichzeitig. Anschließend soll gleich das Fuß-L geübt werden.

Das M mit Händen oder Fingern beginnt man ganz dicht an den Schläfen und bringt es beim ersten Male nur wenig nach vorn. Das zweite M darf bereits etwas weiter reichen. Die Bewegung verlängert sich bis zum vierten Male so, dass dann der Arm locker durchgestreckt ist. Danach wird ausgiebig das M mit den Füßen, aber einzeln, geübt.

Das F mit Händen oder Fingern wird unmittelbar hinter den Ohren begonnen. Es soll federleicht und durchlässig horizontal viermal nach vorn bewegt werden. Anschließend üben wir das F mit den Füßen. Hierbei ist es sehr wichtig, darauf zu achten, dass bei allen diesen M- und F-Übungen die angegebenen Bewegungen sehr genau in die Blickrichtung zu bringen sind. Es geschieht leider recht häufig, dass M und F zu breit ausgeführt werden. Wir wollen aber doch gerade versuchen, die unsichtbare Kreuzung der beiden Sehstrahlen zu erreichen, den wichtigen Ich-Punkt.

Die Wirkung von M und F mit der allmählichen Vergrößerung der Abstände zwischen Ausgangspunkt und Ziel verleiht dem Auge bei regelmäßigem Üben eine größere Beweglichkeit der in ihm wirksamen Wesensglieder. Man intensiviert ihr Tätigsein beim Sehen und wirkt so dem Fortschreiten der Myopie entgegen. Wenn das M sich mit tastendem Verständnis in die Welt hineinbegeben möchte und das F aktivierend und zugleich auch nach Überblick strebend in die Umgebung hineindringen will, so wollen eben auch die Augen vermöge der in ihnen waltenden Ich-Tätigkeit klarer in die Welt hineinschauen dürfen.

Wenn wir einen kurzsichtigen Patienten früh genug (möglichst im Vorschulalter) in die Behandlung bekommen, so dürfen wir erwarten, ihm noch viel Hilfe geben zu können. Es werden zwar die Dioptrien der Brille nicht sogleich geringer werden, aber auch das kann möglich sein. Dem schleichenden Fortschreiten der Myopie wird durch beständiges Üben in jedem Falle entgegengearbeitet.

I und U sind Laute, die man vom Herzen herkommen lassen sollte. Mit dem U kämpfen wir gegen die Unbelebtheit der unteren Gliedmaßen, die lastende Schwere der Beine an. Das I bringt das Gleichgewicht zwischen Ich-Bewusstsein und Aufrichtekraft hervor.

Mit Händen und Fingern üben wir U und I, indem wir den Laut in Augenhöhe in Blickrichtung bewegen. Das I wird rechts und links im Wechsel in die Sehbahn hineingeleitet. Beim U achten wir darauf, dass die Lautbewegung mit beiden Händen (oder Fingern) gleichzeitig, und zwar in enger Parallelität mit den Augen geübt wird. Die Patienten sollten angeleitet werden, dabei nicht auf die Arme, Hände und Finger zu schauen, sondern den Blick stets darüber hinauszurichten. Mit diesem I oder U tun wir etwas, wodurch im Auge – und gleichzeitig im ganzen Menschen – die heilsame Wirkung dieser Laute verstärkt werden kann. Dass wir die Laute I und U nach der Übung am Kopf gleich auch mit Füßen und Beinen machen lassen müssen, versteht sich fast von selbst. Auf die Wichtigkeit gerade solcher Fußübungen weist Margarete Kirchner-Bockholt ausdrücklich hin.[28]

Das R

Zur Gesamtbehandlung der Myopie gehört als besonders wirksamer Konsonant das R. Es ist ein dynamischer, in der Heileurythmie auf vielfältige Weise gebrauchter Laut. Seine Bedeutung für die heileurythmische Behandlung verschiedener Krankheiten des menschlichen Organismus hat Margarete Kirchner-Bockholt eingehend und lebendig dargestellt. Wir lesen bei ihr über die Wirkung dieses Lautes: «Wollen wir mit dem R auf den Entleerungsrhythmus wirken, so machen wir das heileurythmisehe R mit dem ganzen Körper … Das Drehende, Rundende des R muss unseren ganzen Körper ergreifen. Im Wieder-Aufrichten muss die erzitternde Bewegung auch entlang der ganzen Wirbelsäule gefühlt werden. Sie hat bei Neigung zu Obstipation eine starke und schnell eintretende Wirkung. Mit dieser Übung wird der ganze Astralleib in kräftige Bewegung gebracht. Bei der Schilderung der Übung beginnt Rudolf Steiner mit der Beinbewegung, legt großen

Wert auf das Weiterschreiten, auf das Beugen/Strecken der Beine. Es ist nicht gleichgültig, ob wir bei einer Übung die Betonung auf Arm- oder Beinbewegung legen. Denn für das Eingreifen des Astralen gilt ein Unterschied zwischen Armen und Beinen. Die Arme des Menschen sind nicht eingeschaltet in die Schwere. Wir können frei unsere Hände und Arme bewegen und haben durch sie die Möglichkeit des freien Gestaltens: Die Beine sind aber ganz in die Schwere eingespannt. Das ist bewirkt durch die verschiedenartige Verbindung des Astralleibes mit Armen und Beinen. Mit den Armen ist der Astralleib in loserer, mit den Beinen in viel engerer Verbundenheit.»[29]

Weil viele Kurzsichtige eine Anlage zur Obstipation haben können, hat Ilse Knauer, als sie später eine spezifische Augen-Heileurythmie ausarbeitete, immer dem R bei der Behandlung von Myopie großen Wert beigemessen. Gegen Ende der fünfziger Jahre gebrauchte sie aber auch sehr gerne das kleine «rhythmische» R. Bei dieser Lautbewegung werden beide Arme – zwischen Herz und Hinterkopf – hin und her bewegt. Eine lebendige Verbindung von Herz und Nerven-Sinnestätigkeit wird dadurch hergestellt. Ich lernte dieses sehr hilfreiche «rhythmische» R bei Ilse Knauer kennen, als ich die heileurythmische Tätigkeit mit ihr aufnehmen konnte. Weil Margarete Kirchner-Bockholt 1962 in der Erstauflage ihres Buches festgestellt hatte, dass für die R-Bewegung «noch nicht genügend Erfahrungen» im Hinblick auf die Beeinflussung des «Kopfrhythmus» vorliegen, habe ich im Einverständnis und mit Beratung von Ilse Knauer verschiedene Versuche mit dem R unternommen.

Es wurde die R-Bewegung folgendermaßen entwickelt: Man beginnt im Stehen mit dem Bein (links oder rechts mehrmals im Wechsel); dann verbindet man das R mit Schritten nach vorn und steigert schließlich seine Wirkung für den Bereich des Astralleibes, indem das große R mit den Armen vom ganzen Rücken aus gemacht wird, getragen von Schritten und bis tief unten. Zum Abschluss wird nochmals die Bein-Fuß-Übung wiederholt – und zwar gründlich. Dieses Bein-Fuß-R verstärkt die Wirkung gegen die Obstipation ganz wesentlich. Ganz allgemein kann gesagt werden: Wenn man die Armbewegung des R locker bis zu der Beinzone durchrollen lässt, muss man die sich fortsetzende R-Bewegung hinter dem Rücken hochgehend spüren können, um den

Laut wieder aufzugreifen und neu zu impulsieren. Ohne größere Pause versucht man nun, das D daran anzuschließen.

Das D
Durch das «große» R wurde der Astralleib in intensive Bewegung nach unten gebracht. Nun geben wir die atmend und formend wirkende Kraft der Beherrschung hinein: Wir machen das «deutende» D mit Sprung. Diese D-Übung gibt dem Kurzsichtigen die Möglichkeit, die Verbindung mit der Umwelt allmählich zu weiten. Margarete Kirchner-Bockholt bemerkt zu dieser Lautbewegung: «... auch zum D gehört die Geste der lodernden Begeisterung. Ist der Blutprozess durch diese Geste angeregt, fließt die Wärme des Herzens in die Bewegung, und wärmedurchdrungen führt uns das D in die Umwelt ... Blut und Nerv ergänzen sich in Harmonie.» In dem «deutenden» D soll das weise Hindeuten geübt werden, wenn möglich bis in den Fuß hinein. Die Richtung schräg nach unten ist für dieses Deuten bei Kurzsichtigkeit wichtig: «Die vom Blut durchpulste Bewegung kommt zum beherrschten Hindeuten auf die Dinge draußen ... Blut und Nerv sind im Gleichgewicht im D.»[30]

Stabübungen bei Myopie

«Ganz allgemein ist da zu sagen, dass diese den Körper disziplinieren, ihn gefügig machen sollen, das auszuführen, was man von ihm verlangt.» Stabübungen sind dazu da, um «Ungezogenheiten in der Körperhaltung zu korrigieren», sagte Rudolf Steiner. «Diese Übungen grenzen an das Gymnastische an – jedoch sind sie nicht gymnastische Übungen im Sinne von Körperertüchtigung», heißt es bei Margarete Kirchner-Bockholt, und etwas später: «Das Üben mit Stäben regt dazu an, immer neue Übungen zu erfinden – und so gibt es bereits eine große Fülle. Es sei hier nur erinnert an die zahlreichen Stabübungen bei Augenerkrankungen ...»[31]

Stabübungen gehören zum Anfang einer jeden Stunde. Bei Myopie kann man mit gutem Erfolg Stabübungen im Werfen anwenden. Man fängt den Wurf ganz nahe bei dem Patienten an und entfernt sich bei jedem Werfen fast unbemerkt von ihm nach hinten. Der Patient soll lernen, dass auf der Seite des Wurfes der Fuß hinten ist. Nach einiger Zeit solchen Übens geht man dann zum Überkreuzwerfen der Stäbe über (linke Hand zur linken Hand des Gegenübers, rechte Hand zu dessen rechter Hand). Auch bei dieser Art des Wurfes beginnen wir ganz nahe beim Patienten und entfernen uns langsam von ihm. Bei Kindern ist zuerst der Wurfabstand meistens etwa ein Meter. Das Kind soll bewusst darauf achten, den Fuß auf der Wurfseite nach hinten zu stellen. Wenn wir einen Fußwechsel mit einem kleinen, steilen Sprung verbinden, soll der Patient den Sprung auf seinem Platz machen. Allgemein kommen für jeden Kurzsichtigen außerdem in Frage: «So ist es», «Qui – qui», «Wasserfall», «Stabrollen mit Wurfgriff» und so weiter.

Die Farben für die Behandlung von Myopie in der Augen-Heileurythmie

Man kann bei der heileurythmischen Behandlung von Myopie recht wirksam die Welt der Farbe zu Hilfe nehmen. Da aber dies nicht allein für die Kurzsichtigkeit gilt, erscheint es mir angebracht, an dieser Stelle die Erfahrungen im Umgang mit der Farbe vorauszuschicken.

Angeregt durch Gespräche, die ich mit Ilse Knauer über die Einbeziehung der Farbenwelt in ihre Therapie haben durfte, wagte ich es mehr und mehr, auch Farben zu gebrauchen. Das Grundproblem war, die jeweils geeigneten Farben für die verschiedenen Augenerkrankungen und -anomalien zu finden. Ausgangspunkt für diese Arbeit waren Hinweise Rudolf Steiners, die sich in seinem geisteswissenschaftlichen Gesamtwerk finden lassen. In «Geisteswissenschaft und Medizin» wird das Zusammenstimmen der menschlichen Leibesorganisation in Zusammenhang mit der Farben- und Lichttherapie gebracht: «Diese Farben- und Lichttherapie ist ja etwas, was wohl in der Zukunft etwas mehr berücksichtigt werden sollte, als es in der Vergangenheit immerhin schon berücksichtigt worden ist. Es ist notwendig, namentlich auch einzugehen dann auf den Unterschied der eigentlichen Farbenwirkung, die ganz an den oberen Menschen appelliert, und die Lichtwirkung, die einfach mehr ins Objektive gezogen ist und die an den ganzen Menschen appelliert.»[32]

Die Indikationen, die Rudolf Steiner in diesem Vortrag in Bezug auf die Wirkung eines blauen und eines roten Raumes selbst bei blinden Menschen gibt, sollte sich jeder sorgfältig erarbeiten. In «Das Wesen der Farben» heißt es: «Betrachten wir nun das Auge. Da drinnen haben Sie Nerven und Blut. Wenn das Auge auf das Rote schaut ... dann werden im Auge diese ganz feinen Blutäderchen von dem roten Licht durchzogen. Und dieses rote Licht hat die Eigentümlichkeit, dass es das Blut immer ein bisschen zerstört. Es zerstört aber den Nerv mit, denn der Nerv kann auch nur leben, wenn er vom Blut durchzogen ist ... Wenn wir nun ins Rote schauen und unser Blut etwas zerstört wird, dann wirkt auf der anderen Seite der ganze Körper so, dass wir wieder besser den Sauerstoff ins Auge hineinleiten, damit das Blut wieder hergestellt werden kann. Bedenken Sie, was da für ein wunderbarer Vorgang geschieht: Wenn Licht durch Dunkelheit, also Rot, gesehen wird, so wird zunächst Blut zerstört, Sauerstoff aus dem Körper gesogen und das Auge belebt durch den Sauerstoff ... Wir müssen ins Auge Leben hineinschicken, das heißt Sauerstoff hineinschicken. Und an unserem eigenen Aufleben des Auges, an diesem Aufwachen des Auges merken wir: Da draußen ist Rot.»

Zur blauen Farbe heißt es: «Denken Sie sich, wir sehen Finsternis durch Licht, also Blau. Die Finsternis zerstört uns das Blut nicht; der Nerv bleibt also auch unzerstört, weil sein Blut in Ordnung bleibt. Die Folge davon ist, dass der Mensch sich innerlich so recht wohl fühlt, weil das Blut und der Nerv nicht angegriffen werden vom Blau ... Der Nerv bleibt unzerstört, und der Körper schickt sein Wohlgefühl ins Auge und dadurch in den ganzen Körper.»[33]

Zu den farbtherapeutischen Versuchen, die im Folgenden geschildert werden, sei vorausgeschickt, dass ich unmittelbar nach den Stabübungen mit einem ganz kurzen Anschauen von Rot beginne und dann sofort die Betrachtung des ruhigen Blau folgen lasse (Flächen von 1,80 x 1,20 Metern Höhe mal Breite). Nachdem dies drei- bis viermal gemacht wurde, beginnt man das Üben mit den heileurythmischen Lauten:

F zum Rot:
In einigem Abstand anfangen und sich mit jedem F dem Rot nähern; für jedes F zwei bis drei Schritte auf die Farbe zu machen.

M zum Blau:
Ganz nahe bei der Farbe anfangen, bei jedem M einen Schritt rückwärts. Manchmal F zum Rot wiederholen, dann erneut M zum Blau, zwei- bis dreimal, je nach Stärke der Kurzsichtigkeit.

Bei auffallend trägen Menschen (Kindern und Erwachsenen) empfiehlt es sich, eine Vorübung zu machen, bevor man mit Rot und Blau beginnt: Nur schauend und abwartend Nachbilder betrachtend, wird *Grün* und *Pfirsichblüt* im Wechsel aufgenommen. Dabei muss man sich Zeit lassen, damit der Patient das Nachbild erfährt, indem er auf eine helle Wand schaut. Diese Grün-/Pfirsichblüt-Übung macht den trägen Ätherleib beweglicher für die Aufnahme von Rot und Blau.

PAUL BLOK

Strabismus – Schielen

Wo beide Hände im Tun sich berühren, lebt in der Begegnung das Ich-Bewusstsein der Mitte auf. Wenn beide Augen das gleiche Objekt anschauen und die Bilder beider Augen im Bewusstsein verschmelzen (fusionieren), ist die Voraussetzung erfüllt, dass im Kreuzpunkt der Blickrichtungen das Ich-Bewusstsein im Raume auflebt: als unmittelbares räumliches Sehbewusstsein. Mit diesem normalen beidäugigen Sehen ist der Mensch in jedem Blickkreuzpunkt im Raume unmittelbar orientiert. Schließt er ein Auge und lässt nur das andere wahrnehmen, so muss er damit von einem Bezugspunkt zum nächsten wandern und dann, wenn er diese untereinander verbindet, indirekt auf deren Lage schließen: perspektivisches Sehen, indirekt räumliches Sehbewusstsein.

Für die willkürlichen Augenbewegungen sorgen an jedem Auge sechs Muskeln. Es sind also insgesamt zwölf Muskeln, die mit unglaublicher Präzision und Geschwindigkeit zusammenarbeiten und das beidäugige Sehen während des ganzen Tages ermöglichen, ohne dass sich im Normalfall eine Ermüdung bemerkbar macht. Bei extremer Übermüdung oder Störung im Zentralnervensystem (Lähmung durch Vergiftung, Alkohol, Unfall, Blutung, Entzündung, Tumor) ist die für das Eingreifen des Ich notwendige Informationskoordination unterbrochen. Es tritt Doppelsehen auf (manifest gewordenes latentes Schielen oder auch Lähmungsschielen). Kann die Störung behoben werden, so verschwindet das Doppelsehen. Im entwicklungsfähigen Alter ist bei bleibender Störung als Anpassung die Unterdrückung der Wahrnehmung eines der beiden Augen so weit möglich, dass das zentrale scharfe Sehen an diesem Auge ausgeschaltet und damit das Doppelsehen beseitigt wird. Der Preis für diese Beseitigung ist jedoch der Verzicht auf gleichzeitiges und gleichwertiges Sehen beider Augen, und damit auch der Verzicht auf direktes räumliches Sehen, auch Stereopsis genannt. Offenbar ist die Verschmelzung der vom leicht verschiedenen Blickpunkt gleichzeitig gesehenen Augenbilder beider Augen ebenso Voraussetzung für das unmittelbare räumliche Sehen wie die ungestört funktionierende, im Bewusstsein reflektierte Kreuzung der Sehachsen.[34]

Das gleichzeitig-gleichwertige Sehen beider Augen zusammen mit dem Erlebnis des räumlichen Sehens ist vor der Geburt veranlagt worden und muss in den ersten Lebensmonaten, bis in die ersten Lebensjahre hinein, geübt werden. Eine Unterbrechung dieses Übens, auch nur für einige Wochen, zum Beispiel durch Ausschaltung eines Auges (Unfall, vorübergehender Verband), kann die Ausbildung dieser höchsten Sehfunktion für immer unmöglich machen. Auch mit den ausgeklügeltsten Methoden konnte bisher ein nachweisbar normales räumliches Sehen nicht wiederhergestellt werden.

Wir sehen es einem Kinde an, dass es uns nur mit einem Auge anschaut, und das andere Auge ist stärker nach innen gerichtet, manchmal, aber seltener, auch mehr nach außen. In seinen Bewegungen behält das schielende Auge hier den konstanten Winkel zum schauenden Auge bei: Wir sprechen von Begleitschielen. Gleichzeitig kann einem jedoch auch im Gebrauch der Gliedmaßen eine Asymmetrie auffallen, die eine Indikation für die Heileurythmie darstellt.

Wenn eine stärkere Weitsichtigkeit eines oder beider Augen vorliegt, kann die Anstrengung, durch Akkommodation scharf zu sehen, ein Einwärtsschielen hervorrufen, weil nämlich die Konvergenzreaktion beider Augen an die Akkommodation gekoppelt ist: Wir sprechen dann von der akkommodativen Form des Begleitschielens. Das Doppelsehen kann auch hier wieder unterdrückt werden durch seelisches Ausschalten eines der Augen. Bei schwacher Veranlagung des räumlichen Sehens kann dieses bald verloren gehen. Darum ist hier eine hyperopieentlastende Brille wesentlich.

Die Tendenz, einwärts zu schielen, auch ohne dass eine Hyperopie vorliegt, wie auch (mehr bei Myopie) die Neigung, nach außen zu divergieren, kann durch unbewusste Anstrengung zur Vermeidung von Doppelsehen latent bleiben (latenter Strabismus oder Heterophorie). Wenn auf die Dauer durch Ermüdung der Augenmuskeln diese Anstrengung nicht mehr aufgebracht werden kann, weichen die Augen plötzlich in die für sie konvergente oder divergente Ruhelage ab. Der Betreffende sieht dann Doppelbilder, weil der Kreuzpunkt der Sehachsen in diesem Moment nicht mehr mit dem Punkt im Raum übereinstimmt, dem seine Aufmerksamkeit gilt. Jetzt ist es zu einem manifesten Schielen gekommen. Diese Form des Schielens kann – in Grenzen – durch lichtabbiegende Prismen entlastet werden. Es handelt sich dabei in erster Linie um eine anlagebedingte Stellungsanomalie infolge Störung des Augenmuskelgleichgewichts. Es gibt das latente Auswärtsschielen (Exophorie), das vor allem bei Myopie auftritt (da hier die Konvergenz beim Nahsehen ungenügend beansprucht wird), aber auch bei Schwäche der einwärtsziehenden geraden Muskeln beider Augen vorkommt. Von dieser Exophorie unterscheiden wir das latente Einwärtsschielen (Esophorie), das meist bei Hyperopie auftritt. Die hier stark notwendige Akkommodation für das Nahsehen ruft eine übermäßige (an die Akkommodation gekoppelte) Konvergenzreaktion hervor, das heißt, wir haben es mit einem überschießenden Konvergenzimpuls zu tun. Eine andere Ursache der Esophorie kann auch die Schwäche der auswärtsziehenden geraden Muskeln sein, die an der Schläfenseite rechts und links den Augapfel halten.

Mit der bisher üblichen Schielbehandlung – Amblyopiebehandlung, weil das schielende, funktionell untüchtige Auge amblyop genannt wird – will man vor allem dafür sorgen, dass die Sehkraft des schielenden Auges nicht abnimmt, beziehungsweise auf normale Güte wieder ansteigt und danach nicht wieder absinken kann. Das Bild des schielenden Auges wird nämlich vom Patienten, der beide Augen gleichzeitig offen hat, zur Vermeidung von Doppelbildern seelisch «ausgeschaltet»: Es wird für das scharfe zentrale Sehen kaum noch gebraucht, und so verlernen Kinder, damit scharf zu sehen. Bei der Schielbehandlung pflegt man das gute Auge für einige Zeit abzudecken, um das schielende Auge wieder auf die normale, scharfe Wahrnehmung einzutrainieren. So lernt der Patient selber, willkürlich abwechselnd mit dem rechten oder linken Auge zu schauen.

Das ist aber eine Schielbehandlung, die auf halbem Wege, wenn nicht auf falschem Wege stehen geblieben ist; da der Patient immer nur mit einem Auge bewusst scharf zentral schaut, kann es leicht geschehen, dass er vergisst, mit dem anderen Auge zu schauen, und dann tatsächlich immer nur das gleiche Auge gebraucht. Bei Kindern ist der Rückfall in die Amblyopie die Folge, die nach dem fünften Jahr kaum wieder gutzumachen ist. Deshalb müssen die Kontrollen jahrelang durchgeführt werden. Nur der regelmäßige Gebrauch des ehemals amblyopen Auges schützt vor dem Rückfall in die Amblyopie. Und erst recht müssen die Kontrollen nach Schieloperationen weitergeführt werden, da mit der Operation nur eine kosmetisch wichtige und willkommene Scheinheilung vorgenommen wurde, das eigentliche Übel des Schielens jedoch nicht ausgemerzt werden konnte. Es ist mit der Operation alleine keine Gewähr gegeben, dass der Patient das operierte Auge auch gleich gut benützt wie das andere, dominierende Auge.

Die Amblyopiebehandlung ist also keine eigentliche Schielbehandlung, so wertvoll sie auch für die Erhaltung des Sehens des Schielauges sein mag. Man begnügt sich aus Unkenntnis der tieferliegenden Ursache damit, bewusst bald das eine, bald das andere Auge abzudecken, bis jedes Auge separat auf volle Sehschärfe kommt und bleibt. Es wird also von vornherein das normale binokulare Sehen nicht angestrebt, sondern eher noch verbaut. Von der anthroposophischen medikamentösen Behandlung, die auch die Nieren zu berücksichtigen hat, und von der heileurythmischen Behandlung, die menschenbildende Impulse geben kann, dürfen wir erhoffen, auch das beidäugige, gleichzeitige und räumliche Sehen zu fördern (siehe Abb. 7).

Das nicht schielende Augenpaar, links abgebildet, bekommt vom angeschauten Hund in jedem Auge eine Abbildung auf der Netzhaut, die zusammen als ein Bild (im Bewusstwerden offenbar verschmolzen) erlebt werden. Rechts die Situation bei einem mit dem rechten Auge einwärts-schielenden Menschen. Beim nicht schielenden erwachsenen Menschen, bei dem das rechte Auge mit

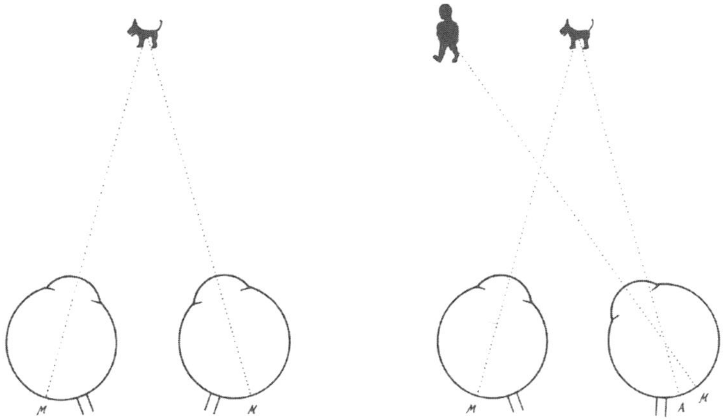

Abb. 7

einer Pinzette (nach Betäubung ohne Schädigung möglich) einwärts gedreht wird, tritt sofort Doppeltsehen auf: Die Bilder vom Hund in M links und A rechts decken einander im Bewusstsein nicht. Ein zweites Bild vom Hund, in A auftreffend, wird vom rechten Auge mehr nach rechts projiziert erlebt (das Bild der Außenwelt steht umgekehrt und wird seitenverkehrt auf der Netzhaut abgebildet) – hier nicht gezeichnet –, das links vom Hund laufende Kind wird auch doppelt gesehen: einmal vom linken Auge links vom Hund, einmal vom rechten Auge genau auf den Hund projiziert. Beim schielenden Menschen wird nur ein Hund und ein Kind wahrgenommen, und zwar im linken Auge. Während des Binokularsehaktes mit Blick auf den Hund gerichtet, ist die Abbildung vom Kind auf M im schielenden Auge nicht im seelischen Bewusstsein, die Abbildung vom Hund in A (mit Lokalisation im Raume rechts) ebenso wenig.

Beim gesunden Menschen ist offenbar eine um die Netzhautmitte etablierte Korrespondenz so im Erleben gefestigt, dass eine Verschiebung der Bilder auf der Netzhaut in nur einem Auge sofort Doppelbilder aufruft.

Beim schielenden Menschen ist ebenso offenbar eine Korrespondenz etabliert zwischen der Netzhautmitte oder Macula links (M) und einer Stelle neben der Macula rechts (A), weswegen keine Doppelbilder erlebt werden. Richtet man sein Auge künstlich gerade (Pinzettenversuch), dann treten beim Schielenden unter Umständen Doppelbilder auf. Abwechselnd mit dem rechten oder mit dem linken Auge schielende Menschen wechseln gleichzeitig die Korrespondenz.

RALF BURKART

SCHIELAMBLYOPIE zusammenfassend:

Durch die Abweichung der Sehachse des schielenden Auges sieht es die Gegenstände mit einer anderen Netzhautstelle als das normal geradeaus sehende Auge, was zu Doppelbildern führt. Zur Vermeidung dieser Doppelbilder werden die Seheindrücke des schielenden Auges unterdrückt. Aufgrund der ständigen Unterdrückung entsteht eine oftmals hochgradige Sehschwäche (= Amblyopie), die ohne Therapie mit fortschreitendem Alter (6.–8. Lebensjahr) nicht mehr umkehrbar ist.

Heileurythmisch behandeln wir zunächst das Schielen, wie auf S. 66 ff. beschrieben.

ILSE KNAUER, DANIELA ARMSTRONG

SCHIELEN

«Es ist sehr merkwürdig, wenn man zum Beispiel in Betracht zieht, dass eigentlich schon in der Empfindungsseele unterbewusst ein Denken ist, das erst in der Verstandesseele zum Vorschein kommt und uns erst in der Bewusstseinsseele bewusst wird. Was in der Tat, wenn wir die Dinge mit den beiden Augen anschauen, als zwei Eindrücke erscheint, das wird bewirkt durch ein Gedankliches, das zunächst nicht ins Bewusstsein gelangt. Wenn dieses ins Bewusstsein treten soll, müssen beide Gedankenmomente zusammenarbeiten; sie müssen den Weg machen von der Empfindungsseele herauf in die Bewusstseinsseele hinein.»[35]

Das ist dann Ichtätigkeit! Wenn man die obigen Worte zu erfassen versucht, beginnt man die Verantwortung zu verstehen, die mit der Augen-Heileurythmiearbeit verbunden ist. An einer anderen Stelle, wo Rudolf Steiner über den Gesichtssinn spricht, heißt es: «Hier ist es so, dass das, was jetzt der Ätherleib bearbeitet und sich in ihn ergießt, die Empfindungsseele ist. Das Geschehen ist hier von gedankenartiger Natur. Ein denkerisches Prinzip waltet da. Die Empfindungsseele hat schon in sich, was in der Bewusstseinsseele bewusst wird; allerdings ist der Gedanke in ihr noch unterbewusst. Es ist ein Denken in der Empfindungsseele, das da hinausströmt durch das Auge. Hier strömt also richtige Gedankensubstanz hinaus.»[36]

Durch das Auge strömt Gedankensubstanz in die Welt! Eine solche Mitteilung Rudolf Steiners muss einen unmittelbar ergreifen, wenn man einem Schielpatienten gegenübersteht, einem kleinen oder einem großen. Hier liegt ein Schicksal vor, dem man helfend beistehen soll. Vor allem einem Kind gegenüber – in welchem Alter es auch stehen mag – ist man aufgerufen, ihm dazu zu verhelfen, dass es später mit zwei gut sehenden Augen im Leben steht, das heißt, ihm zu helfen, sein Ich auf einem gesunden Fundament entwickeln zu können.

Wenn durch die Operation die Augen auch geradegestellt wurden, in den Wesensgliedern bleibt doch die alte Schielgewohnheitsintention zurück. Und diese muss gelöst werden. Die Ich-Organisation braucht Zeit, um sich mit der neuen Situation verbinden zu können. Darum ist die heileurythmische Behandlung vor und nach der Operation so wichtig. Eine längere Zeit des Übens ist für die postoperative Behandlung vonnöten. Dabei muss man auch auf eine Stärkung des Herzens achten und die Nierenfunktion im Bewusstsein haben. Darauf hat Ilse Knauer besonderen Wert gelegt.

Ausreichender Schlaf ist sehr wichtig für die Kinder, die eine Schieloperation durchgemacht haben, und man sollte den Eltern nahelegen, darauf zu achten. Gesunder Schlaf ist jedoch nicht nur für Schielkinder wichtig, sondern jeder Augenpatient sollte sich dessen bewusst sein.

Heileurythmische Übungen

Schielen nach innen (Strabismus convergens)

Zur Vorbereitung der Schielübung Rudolf Steiners nehmen wir bei

Kindern zuerst kiebitzähnliche Hüpf- und Springübungen zu Hilfe. Dann folgen Stabübungen wie «Wasserfall», «So ist es», «Werfen über den Kopf». Dabei berücksichtigen wir sehr genau, dass man den Stab entgegen der Schielrichtung über den Kopf wirft und ihn dann, tief unten haltend, zurücknimmt in die Wurfhand. Der Wechsel zwischen der Fangseite und der Wurfseite geschieht jedes Mal, sowohl beim Patienten als auch beim Eurythmisten, unten hinter dem Rücken, die Augen bleiben geradeaus schauend. Dadurch strömt das Bewusstsein während des Wechsels intensiv in den unteren Rückenbereich.

Es darf beim Konvergenzschielen keine Stabübung mit Kreuzen gemacht werden, auch nicht die siebenteilige oder die zwölfteilige Stabübung.

Spiegelbildlich aufgebaute Übungen sind sehr wichtig. Zum Beispiel: Kind und Eurythmistin stehen dicht nebeneinander (sozusagen auf Tuchfühlung) und schauen auf ein mittelstarkes Blau. Jeder der beiden hält den Stab so in der äußeren Hand, dass er den Arm verlängert, damit das Handgelenk wenig Bewegungsfreiheit hat. Es wird nun mit den beiden Stäben und den Armen ein U geformt nach unten, dann ein großes E seitwärts auf Schulterhöhe, und zuletzt versuchen wir eine kleine E-Kreuzung über dem Kopf. Das Kind wird nun – ohne hinzuschauen – nach dem Stab der Eurythmistin suchen, der von ihr hochgehalten wird. Dann wird das E gelöst und kommt zurück auf Schulterhöhe ins große E, im groß geführten, weiten Bogen, wird seitlich langsam zu den Füßen in ein U hinuntergebracht (dazu eventuell ein, zwei Schritte vor und zurück machen). Hieraus baut man auf:

U unten bei den Füßen (Schritt mit dem Fuß zuerst, der neben der Eurythmistin ist);
E groß, weit seitwärts, in Schulterhöhe (mit Schritt);
E seitlich hoch, über den Kopf (auf Zehenspitzen); kurzes Anklingen am Stab der Eurythmistin, um gleich wieder in den großen Bogen seitlich hinunterzukommen zur Schulterhöhe;
E groß (in Schulterhöhe großes Kreuz formend, mit Schritt);
U unten bei den Füßen (mit Schritt).

Später kann das Kind dies mit zwei Stäben alleine machen. Es hat dann ein Gefühl für das Durchströmen in verschiedene Richtungen – von seiner Mitte aus – bekommen, und die Aufrichtekraft kann somit freier wirksam werden. Dann können von einer solchen Übung Varianten geformt werden, entsprechend den jeweiligen Augenschwierigkeiten, zum Beispiel in Kombination mit Fußstellungen.

Großes heileurythmisches A oder I, je nach Anlage des Patienten.

Für größere Kinder jetzt auf der Ich-Linie zwischen Blau vorne und Gelb im Rücken:

L hin zum Blau, S zurück mit dem Rücken zum Gelb gewandt oder S hin zum Gelb (S nur oben anfangen, nie von unten nach oben!); L zurück mit dem Rücken zum Blau gewandt.

Nach dem großen heileurythmischen A oder I für die kleinen Kinder L, zu zweit im Raum, auf einer fächernden Form:

Spiegelbildform:

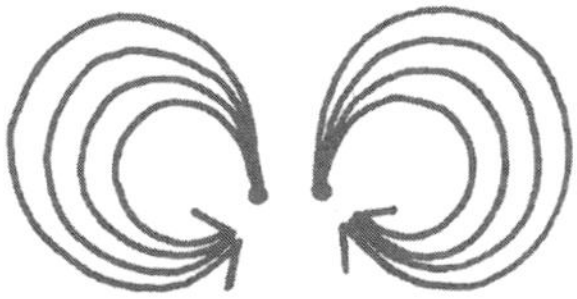

Der Blick ist immer geradeaus gerichtet. Das Kind läuft links herum, wenn es mit dem linken Auge schielt, und rechts herum, wenn es rechts schielt. L klein beginnend und größer werdend.

Die Lemniskate wird geübt, indem die Kleinen der Nase nach und die größeren Kinder frontal laufen. Dabei wird mit einer Hand beziehungsweise einem Arm die Peripherie betont: Die Kleinen machen dann I, die größeren Kinder dann M oder S mit einem Arm nach außen. Die Taille soll betont seitlich mitbiegen.

Ganz kleine Kinder oder sehr steife größere lernen außerdem das Betonen der seitlichen Innenbeugung in der Lemniskate und holen sich dort zum Beispiel eine Blume. Nur sollen sie nicht vornherüber die Beugung machen, sondern seitlich über die Hüfte biegen und dabei ein Knie bewusst beugen lernen.

L kann man bei Schielkindern auch mit kleinen Stäbchen nur in der Peripherie und auf Herz- oder Augenhöhe ausführen und dazu schreiten. Die Handgelenke müssen dabei immer geschmeidig bleiben.

H klein kann man klein vor den Augen beginnen und größer werden lassen im Schreiten. H für Augen wird immer horizontal auseinander bewegt, es sei denn, dass ein Schielen nach oben *oder* unten vorliegt.

G (im Wechsel mit H) an den Schläfen ansetzen und vorsichtig bis vor die Augen bewegen und zum Schließen bringen, dann horizontal im Bogen auseinander bewegen. Klein beginnen und immer größer werden lassen, so dass im Ganzen gesehen diese Übung einen ständigen Wechsel von beispielsweise drei H mit drei G enthält, später aber sich gestalten lässt zu H – G, H – G, H – G und so weiter. Dazu schreiten oder einen jambischen Rhythmus laufen.

I. Jetzt erst kann das Kind die Arbeit an der Schielübung von Rudolf Steiner verkraften, über die er im Vortrag vom 28. 10. 1922 spricht, der als 8. Vortrag dem Heileurythmiekurs angegliedert ist. Sie wird mit dem vierten oder fünften Finger ausgeführt, beginnt vorne und führt seitlich in die Weite. Zuerst üben die Arme, dann die Beine, zum Schluss wieder die Arme mit jeweils gleicher Intensität und Dauer.

Anschließend auf der Ich-Linie: G in Augenhöhe vorwärts und großes L mit schwingenden Schritten rückwärts.

Für kleine Kinder: seitlicher Galopp mit I-Arm und -Hand oder I-Finger;

A-Verehrung;

B am Kopf nach oben hinten mit Schritt rückwärts, Farbe Blau im Rücken;

Schreiten mit S-Fuß vorwärts (und rückwärts), ohne Farbe; Schreiten mit I-Fuß vorwärts (und rückwärts), ohne Farbe; I, A, O für Augenpatienten.

Schielen nach außen (Strabismus divergens)

Wenn man sich den Strabismus convergens mit einer Muskelverkrampfung in der Astralität des Auges zu erklären hat, so ist es beim Strabismus divergens eine Erschlaffung im Astralbereich des Auges. Diese Erschlaffung betrifft den ganzen Menschen.

Vielfach handelt es sich dabei um Myopie-Patienten, und wir bemerken sogleich, dass hier mit *der* Myopie-Reihe viel geleistet werden kann. Alles, was raffend wirkt, ist zu gebrauchen, und alle Übungen, die eine Verstärkung der Aufrichtekraft bewirken. Der Patient braucht dauernd eine neue Impulsierung.

Stabübungen: Die siebenteilige Stabübung, «Qui – Qui» und der «Wasserfall», wobei der Stab hinten fallen gelassen wird;

Skoliose-L	nicht zu groß;
M und F	nach vorne schreitend (M mit parallelen Armen), nacheinander oder im Wechsel zu üben;
R	auch mit den Beinen: nur ein Bein und gleich einen Schritt vorwärts;
E	peripher vor der Brust, Finger-E bis zu dem Ellenbogen-E führen und zurück in die Peripherie;
E	mit den Füßen;

Vokale mit den Beinen und mit Sprüngen.

Im Sitzen werden ausgeführt:

LMRF-U-	zuerst die Laute mit der Hand, dann mit einzelnen Fingern, anschließend mit Füßen und Zehen. Die Laute können dann auch groß im Vorwärtsgehen geübt werden.
S	von oben herab mit sehr stark kreuzenden Armen vor dem Sonnengeflecht. S auch mit den Füßen.
I und U	als große heileurythmische Übung;
I	als Schielübung mit dem Zeigefinger von seitlich außen nach vorne Mittte; ebenso mit der großen Zehe.
R	schmal, rhythmisch durchgeführt, hin und her zwischen Hinterkopf und Herz; beim Herzen enden.

Hoffnung-U

Aus der Arbeit mit diesen Patienten hat sich ergeben, dass hier die Stabwerfübungen auch gut *nach* dem Lauteurythmie-Teil gemacht werden können. Der Patient wirft von der Seite des schielenden Auges und fängt auf der Seite des guten Auges. Unabhängig davon, ob ein überkreuztes oder ein einseitiges Werfen geübt wird, man lässt zunächst nur auf der schwachen Seite werfen. Später kann man dann ein Werfen beidseitig mit zwei Stäben zu gleicher Zeit versuchen. Zuerst wirft nur der Patient, und die Stäbe werden zurückgereicht. Man wartet ab, bis der Patient fähig ist, auf kleinem Abstand auch zwei Stäbe aufzufangen. Im Anschluss daran lässt man viel schreiten und nimmt zum Abschluss das Hoffnung-U.

RALF BURKART, MARGRET THIERSCH

Zur Schielamblyopie

Normalerweise ist immer ein Auge etwas stärker als das andere, ist das führende. Beim Sehen in der Nähe findet eine Konvergenz der beiden Augen statt. Der Weitsichtige kann vom Bau seines Auges her weder nah noch fern scharf sehen, doch gelingt beides durch Anstrengung. So schafft er die Akkommodation für das Sehen in der Nähe durch Abkugelung der Linse. Mit der Akkommodation ist immer eine Konvergenz verbunden, die leichte Einwärtsbewegung beider Augen. Dabei kann es zu einem Konvergenzkrampf kommen, der zum Einwärtsschielen des schwächeren Auges führt. Dr. Knauer: «Es verkrampft sich der Astralleib im Ziliarkörper.» Dann schaut das stärkere Auge geradeaus. Das schwächere Auge kommt in einem kleineren oder größeren Schielwinkel nach innen. Die beiden Augen würden jetzt verschiedene Bilder sehen: Doppelbilder, die sehr störend sind. Deshalb wird das scharfe Sehen im schielenden Auge unterdrückt. Sein peripheres Sehen kann weiter beim räumlichen Sehen mit beteiligt sein.

MARGRET THIERSCH

Heileurythmische Übungen bei Schielamblyopie

Ist durch das Üben der Heileurythmie das schielende Auge frei geworden, nach vorne zu schauen, so kann es doch immer noch schwachsichtig, d.h. amblyop sein. Die Aufgabe ist, durch die Heileurythmie den Sehwillen in diesem amblyopen Auge anzuregen. Das ist zugleich Ichtätigkeit. Diese gilt es im ganzen Menschen für das beidäugige Sehen zu entwickeln. Die Wirkung der Laute wird unterstützt durch das Schauen auf mittleres Blau und Gelb im Wechsel; bei kleinen Kindern Hellblau und Rosa.

Die Asymmetrien im Bewegen des ganzen Menschen zeigen, welche Laute nötig sind, wie beispielsweise T, D; I auch als große I-Übung. Für die Niere eventuell: B, P, S und A.

Ein möglicher Gang einer Behandlung:

I A O, jambisches oder trochäisches A, Schreiten, Stabwerfen auf der Seite des schwachen Auges. M im Schaukelschritt mit Armbewegen unten. Horizontales L in O-Größe. M mit je einem Arm in Herzhöhe, erst beim schwachen, dann beim starken Auge, viermal. Füße entsprechend nacheinander. Im Sitzen M mit beiden Händen, beiden Füßen.

Führend kann werden der Rat von Dr. Knauer: «E hinter dem Kopf zur Stärkung der Ichtätigkeit im beidäugigen Sehen.» Bei diesem E am Hinterkopf kreuzen Hände, so dass die Finger nach oben schauen. Von diesem E hinter dem Kopf gehen die folgenden Lautbewegungen aus:

Im Stehen (vor Blau) E – M. Vom E am Hinterkopf aus tastet das M abwärts nach vorn und wird nun in Herzhöhe geübt wie oben beschrieben. Jedes neue M beginnt mit E hinter dem Kopf.

Nach den Armbewegungen folgt das E mit den Füßen.

Der Fuß des stärkeren Auges kreuzt als Erster über hinten, schließt jedes Mal ganz dicht an den vorderen Fuß an mit Wärme: **E** – Der Fuß des schwachen Auges ist vorne und tastet mit **M** vorwärts. Immer bewegen die Füße den Laut hinab zur Erde. Das kann so viermal wiederholt werden. Dann kreuzt der «schwache» Fuß im **E** von hinten und der «starke» bewegt **M**. Und so im Wechsel der beiden **E – M** viermal.

Sitzend: **E – M** mit den Zehen. Nun üben beide Füße, immer kreuzt zuerst der «starke» über hinten. Dann lösen beide die Kreuzung und bewegen parallel das M nach vorn. Viermal kreuzen im E und dann zusammen M. Weiter sitzend E – M mit den Fingern in Augenhöhe, E – M mit den Zehen.

E – D: Im Gehen viermal E – deutendes D (wie bei Myopie), weit von hinten atmende Bewegung mit den deutenden Fingern beider Hände gemeinsam dezidiert seitlich hinab nach vorn, zuerst auf der Seite des schwachen Auges. Dazu Schritt auf der anderen Seite und D deutend mit dem Fuß beim schwachen Auge. Dies üben im Gehen. E kreuzen rund von hinten, Schritt mit dem vorderen Fuß. Später hüpfen.

Im Hüpfen kann der kreuzende Fuß hüpfen, der vordere deutet.

E – N für Weitsichtige. E – F für Kurzsichtige. Anschließend E – I gründlich üben mit Händen, dann mit Fingern; zuerst beim schwachen, dann beim starken Auge bewegen. Dann bei beiden Augen. Mit Füßen und Zehen mit der E-Kreuzung von hinten wie oben beim M beschrieben. I mit dem vorderen Fuß.

Auch E – U: Das U befeuert und trägt das beidäugige Sehen und kann direkt im Übergang vom E hinterm Kopf in Blickrichtung geübt werden, im Wechsel mit E in den Füßen und Sprung ins U, möglichst auf den Ballen ankommen, senken und nochmals mit den Füßen heben und senken: U.

Es kommt vor, dass ein Auge myop, das andre hyperop ist. Dann müssen wir beim Üben an dem einen Auge das jeweils andere Auge mit einer Augenklappe schützen.

Zum Abschluss kann Liebe-E und Hoffnung-U folgen.

PAUL BLOK

Regelmässiger Astigmatismus

Auge und Hornhaut sind sphärisch veranlagte, plastisch verformbare Gebilde. Wenn darauf eine Kraft einseitig – aus einer Richtung – einwirkt und dabei Druck ausübt, findet ein Zusammenpressen in dieser einen Richtung statt. Da das ganze Gebilde mehr oder weniger flüssiger Natur ist, ist es nicht zusammendrückbar, d.h. unter Druckeinwirkung nicht zu verkleinern. Deshalb findet als Reaktion auf dieses Zusammendrücken in einer Richtung eine Dehnung statt im rechten Winkel dazu.

Hilfsvorstellung: Wenn man eine schwebende Seifenblase anbläst, veranlasst das ihre scheibenförmige Ausdehnung in der senkrecht darauf stehenden Richtung. Hört die Blasekrafteinwirkung auf, dann sehen wir, wie sich die ursprüngliche Kugelgestalt wieder ergibt.

So können wir uns vorstellen, dass (in der Orientierungsebene links/rechts/oben/unten) auf Auge und Hornhaut in irgendeiner Richtung eine einseitige, asymmetrische, dauernde Kraft einwirkt, die den Durchmesser in dieser Richtung (wir nennen sie X) verkleinert, und damit veranlasst, dass der Durchmesser sich in der Richtung senkrecht darauf (Richtung Y) um das gleiche Ausmaß vergrößert.

Durch sphärische Oberflächen kann man bei dieser Art der Verformung einen Punkt nicht mehr als Punkt sehen. Der Brennpunkt ändert sich in eine Brennlinie, darum spricht man von astigmatischer Abbildung (Stigma ist das griechische Wort für Punkt, a- ist die verneinende Präposition). Für die im obigen Sinne verformte Hornhaut sprechen wir von Astigmatismus. Diese Verformung kann das ganze Auge, also auch die Linse und die

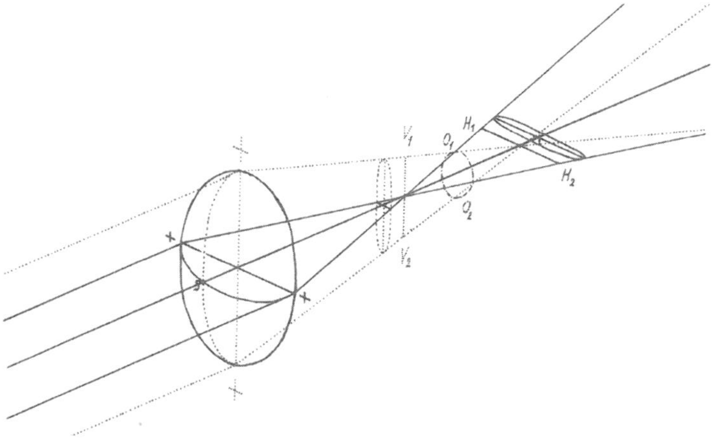

Abb. 8:
Wäre die Hornhautoberfläche Teil einer Kugel (Hilfsvorstellung: Edelstein im runden Cabochonschliff), würde parallel einfallendes Licht im Brennpunkt auf die Netzhaut des ruhenden normalen Auges konvergiert und somit punktförmig scharf abgebildet werden. Sehr oft ist jedoch die Hornhautoberfläche gekrümmt wie der Teil einer eiförmigen Oberfläche (Hilfsvorstellung: Edelstein im ovalen Cabochonschliff). Parallel durchgehendes Licht wird jetzt nicht mehr punktförmig, sondern in strichförmigen *Linien* abgebildet, das heißt: a – nicht – stigmatisch (punktförmig). Dieses wurde in obenstehender Figur angegeben. Je nachdem sich die Netzhaut in V_1, V_2 oder H_1, H_2 befindet, wird ein vertikaler respektive horizontaler Strich anstatt eines Punktes abgebildet. Dazwischen liegt bei O_1, O_2 eine Fleck-Abbildung. Ohne spezielle komplementär zur Hornhautoberfläche geschliffene, korrigierende Gläser könnte dieses Auge nie scharf sehen.

Augenhüllen, betreffen. Es gibt somit auch einen Astigmatismus der Linse und des Augenhintergrundes.

Die oben besprochene Form des Astigmatismus nennen wir regelmäßig, wenn die Richtungen x und y sich in der Augenmitte kreuzen. Dieser ist mit Brillengläsern und (insofern es den Hornhautanteil betrifft) mit Kontaktlinsen korrigierbar.

PAUL BLOK

Unregelmässiger Astigmatismus

Bei *Keratokonus* liegt eine wesentlich andere Verformung der Hornhaut vor. Sie verdünnt sich etwas neben dem Zentrum und gibt dadurch mehr oder weniger in der Richtung der Sehachse mit einer nach vorne spitzen Vorwölbung nach: es entsteht eine Kegelgestalt, daher der Name.

In den folgenden Abbildungen ist diese Situation im Schnittbild durch die optische Achse (Abb. 9) und in der Ansicht von vorne (Abb. 10) verdeutlicht mittels Placido-Scheibe dargestellt. Siehe auch den Text zu den Abbildungen.

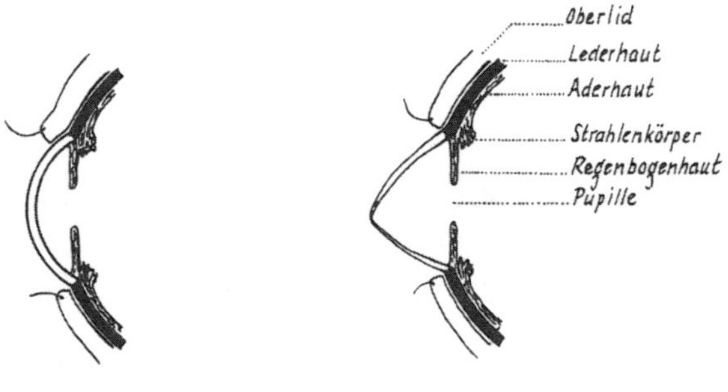

Abb. 9:
Darstellung eines vertikalen Schnittes durch die Sehachse des Auges.

Links: Die normale Hornhautkrümmung entspricht nahezu einem Kugeloberflächenausschnitt.

Rechts: Keratokonus. Die Hornhaut ist kegelförmig vorgewölbt, die Hornhautspitze stark verdünnt mit feinen trüben, narbigen Veränderungen.

Abb. 10:
Das linke Auge von vorne angeschaut.

Die Hornhaut (schwarz dargestellt) widerspiegelt eine davor gehaltene Placido-Scheibe (mit Schießscheibenmuster bemalt). Durch das zentral gelegene Loch dieser Scheibe kann der Untersuchende das Spiegelbild anschauen:

Links: Normales, allseitig symmetrisch geformtes Spiegelbild auf einer sphärisch gekrümmten Hornhaut.

Rechts: Das Bild ist verkleinert, verzogen und exzentrisch gelegen: Keratokonus.

DANIELA ARMSTRONG

Astigmatismus

«... oft ist das Schielen mit Weit- oder Kurzsichtigkeit oder mit Astigmatismus verbunden. Man sehe sich auch immer die Füße gut an. Wenn man neben dem I mit den Zehen auch übt, den ganzen Fuß – Ferse, Wölbung, kurz: das Gehen überhaupt – in Ordnung zu bringen, dann kann man sich auch für die Augen eine gute Besserung erhoffen ... Hier macht sich die polare Wirkung geltend, die wir kennen: Übungen mit den Füßen wirken helfend auf den oberen Menschen und umgekehrt.»[37]

Astigmatismus beruht auf einer Deformation der Wölbung der Hornhaut. Sie hat ihre kosmische Rundung verloren, und der Patient sieht das Bild verzerrt, lebt damit und weiß zumeist nichts davon. Astigmatismus (griechisch «Punktlosigkeit») bedeutet, dass die von einem außerhalb des Auges gelegenen Punkt ausgehenden Lichtstrahlen nicht wieder in einem Punkt der Netzhaut vereinigt werden können. So erscheint das Bild verschoben und unscharf. Der Verlust der sphärischen Rundung des Auges veranlasste Ilse Knauer in ihren Vorträgen zu der Bemerkung: «Das Auge ist zu irdisch geworden.»

Man kann den Astigmatismus durch eine Brille mit Zylindergläsern (im Rezept als «cyl» bezeichnet) korrigieren. Vom Kleinkindalter an, bei Jugendlichen, aber auch in späterem Alter kann die Heileurythmie eine Besserung bewirken. Man soll immer auch auf weitere Asymmetrien beim Patienten achten, zum Beispiel in Bezug auf Zähne, Kiefer, Finger (Nägel), Zehen, Bewegungstendenzen und so weiter. Wenn es möglich ist, schon im Kleinkindalter in kindgemäßer Weise mit der Heileurythmie zu beginnen, so erlebt man, dass das Kind in seiner Aufrichte- und Formkraft kräftiger wird und der Augenarzt erstaunt feststellt: Die Hornhaut bessert sich von Woche zu Woche. Es dürfen für das Üben keine zu langen Pausen gemacht werden, um einen Rückfall zu vermeiden. Mit der Unterstützung der Eltern lernt das Kind, auch zu Hause kleine wichtige Übungen durchzuhalten. Kommt es dann nach etwa zwei Monaten wieder, kann man leicht die gewohnten Übungen in neuer Weise aufgreifen, zu den alten Übungen noch Unbekanntes hinzufügen und das Kind zu einem sich langsam erweiternden Erleben seines sich bessernden Sehens führen. *(Dies schildert, wie Dr. Knauer und D. Armstrong in vierwöchigen Kuren mit täglichem Üben gearbeitet haben.)*

Vergessen wir doch nie bei den schielenden und den astigmatischen Kindern: Sie flehen uns um Hilfe an, sie auf ihren Ich-erfüllten Weg zu bringen. Hat ein Kind im Vorschulalter dazu noch eine Myopie, ist es nötig, die oberen Wesensglieder dieses Kindes anzuregen, dass sie sich allmählich formkräftiger und inniger mit der Kopfsphäre verbinden.

Heileurythmische Übungen bei Astigmatismus

Wenn der Augenarzt zu seinem Begleitbrief für die Heileurythmie-Behandlung auch ein Rezept für die Brille mitgibt, finden wir darauf die Richtung einer Achse angegeben mit dem Zylinderwert der Hornhautverkrümmung, die auf dieser Achse liegt. Ist dieser Wert mit einem Plus-Zeichen versehen, so handelt es sich um die Achse mit der stärkeren Krümmung. Sie hat den kürzeren Durchmesser und die engere Wölbung. In der Richtung dieser Achse muss das G geübt werden. Diese Richtung kann für beide Augen verschieden sein, wie bei dem gezeichneten Beispiel (Abb. 11). Der Heileurythmist muss sich jede dieser Richtungen ganz klarmachen, denn für den Patienten ist entscheidend, in welcher Richtung er das G mit der Empfindung des Sich-dehnend-Weitens für das jeweilige Auge üben muss. Gemäß der Zeichnung ist das G beim rechten Auge vertikal zu üben, beim linken horizontal. Um beim Üben für das eine Auge das andere zu schützen, gibt man ihm eine Augenklappe. Inwieweit sich eine Asymmetrie in der Hornhaut mit der Zeit verändern kann, muss durch Kontrollen beim Augenarzt festgestellt werden.

Wird auf dem Brillenrezept die Achse mit dem Minus-Wert angegeben, dann handelt es sich um die Richtung, in der die flachere Krümmung liegt. Hier müssen also die Laute B I S geübt werden; oder in der der Konstitution des Patienten entsprechenden Folge I S B, B S I, I B S und S I B. Die Achse mit dem Plus-Wert steht senkrecht dazu, also um 90° gedreht. Hier ist das G zu üben. An den im Rezept angegebenen Werten ändert sich hiermit das Vorzeichen für die Achse und die Angabe ihrer Richtung um 90°. Die Werte für Dioptrien und Zylinder bleiben gleich.

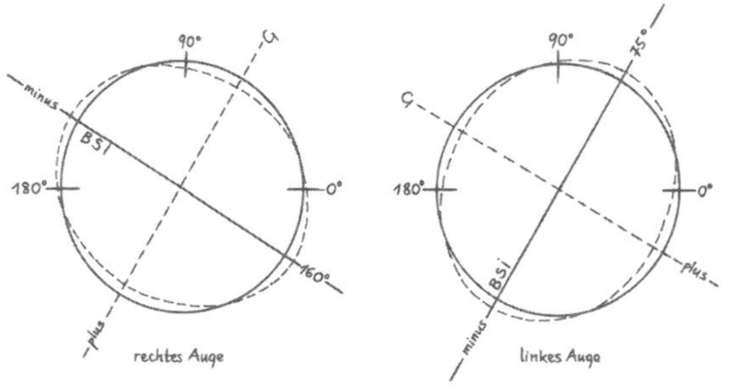

Abb. 11: Rechtes Auge: B S I horizontal üben (später diagonal bei 160°); linkes Auge: B S I vertikal üben (später diagonal bei 75°). G jeweils senkrecht dazu: rechts vertikal (später diagonal); links horizontal (später diagonal). Siehe unten.

Wenn es für den Patienten hilfreich ist, kann man zuerst die Laute in der horizontalen und vertikalen Achse üben. Ist er sicher, so übt man in den im Rezept angegebenen Achsenrichtungen. Liegen die Werte nahe der horizontalen und vertikalen Achse, so üben wir in diesen. Liegen sie nahe den diagonalen Richtungen, so wird in ihnen geübt. Dann wird man sehr stark die Lautgebärde danach einrichten und entsprechend diagonal den Laut formen lassen.

Es wird im Sitzen so lange geübt, bis der Patient sich eine Orientierung eingeprägt hat. Zwischendurch werden Fußlaute in Richtung zur Erde geübt. Dann aber kommt bald der Moment, dass man eine kleine Form im Raum sowie auch einfache Rhythmen hinzufügen sollte.

Bei gleichzeitiger Hyperopie kommt außerdem dazu das N, mit Rückwärtsschritt, Blau im Rücken; und das N für die Augen (siehe Hyperopie) und E mit den Füßen, um das Bewusstsein für den Hintergrund zu kräftigen. Auch allgemeines B mit Rückwärtsschritt, Blau im Rücken. Eventuell B klein vor den Augen im Rückwärtsschreiten mit Blau im Rücken. Rhythmus:

– ∪∪ , – ∪∪.

Bei Myopie hat man eine schwierige Aufgabe, wenn man das G auf der horizontalen Achse üben muss (+Achse nahe bei 0°). Dann möchte man das G durch das Bewusstsein seitlich weiten, wie auch durch «Ich denke die Rede» und die große heileurythmische I-Übung. Aber man muss hier sehr achtgeben wegen der Neigung zum Auswärtsschielen bei Myopie! Später kommen das große «Myopie»-F sowie das Fuß-F dazu, zunächst ohne Farbe, dann nach einiger Zeit mit abgeschwächtem Rot. Rhythmus:

∪∪–, ∪∪– – vorwärts schreitend.

Das I, der Ich-Laut, spielt bei Astigmatismus-Patienten eine zentrale Rolle.

Die Hand- und Fingerlaute werden von nun an vor den Augen und an der *Peripherie* auf Augenhöhe angewandt. Man achte darauf, dass die Augen nicht den Lautbewegungen folgen. Diese üben wir in den jeweiligen Achsenrichtungen. Dadurch können diese Krümmungen langsam zurückgedämmt werden und die Augen ihre kosmische Rundung wieder finden.

Weitere Übungen mit B S I und T für die gesamte Konstitution:

B groß aus der Peripherie bilden, auch mit Händen, Fingern, Füßen und wenn möglich mit den Zehen;

B hüllenbildend um den Kopf, vor der Brust, um den Unterleib, mit Schritten rück- und vorwärts;

S groß und ruhig, atmend. Immer diese Bewegung gebrauchen:

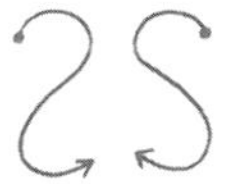

S bei Kindern im ersten Jahrsiebt auf Rosa schauend.

SI mit Händen, Fingern, Füßen, Zehen im Sitzen üben mit leicht gestreckten Armen und Beinen, also an der Peripherie; viele Male Finger und Arm: I.
S mit dem Fuß im Schreiten vor- und rückwärts;
I ebenso I mit Bein und Fuß, vor- und rückwärts Schreiten;
B am Kopf, rückwärts schreitend mit hellem oder mittelstarkem Blau im Rücken bei Hyperopie.
Bei Myopie ohne Farbe.

Hinzu kommen die Übungen Liebe-E und Hoffnung-U.

Die Übungen werden abgeschlossen mit

I im Rücken, dann
T auf den Fußballen hoch nach oben, dem T entgegenkommend, um es zu empfangen, Ja/Nein.

Große Übungen

S Ab dem Pubertätsalter nimmt man das S groß im Raum, jeweils mit einem Arm im Vorwärtsschreiten, zum Beispiel: S mit dem rechten Arm von hinten oben kräftig nach vorn, dann um die Hüfte unten nach hinten, in kräftigem Schreiten gerade nach vorn. Dann im rechten Winkel mit dem linken Arm S bewegen und nach links schreiten (S von oben nach unten, immer an der Peripherie gestaltend, Blick geradeaus); von dort nach rechts zurückschwingen zum vorderen Wendepunkt, den Arm lösend nach unten bringen und, mit einem weiten
L nach hinten schwingend, zurück zum Ausgangspunkt. Oder

man schwingt mit L in Herzhöhe zurück zum Ausgangspunkt. (Diese Form dann spiegelbildlich zur anderen Seite.)

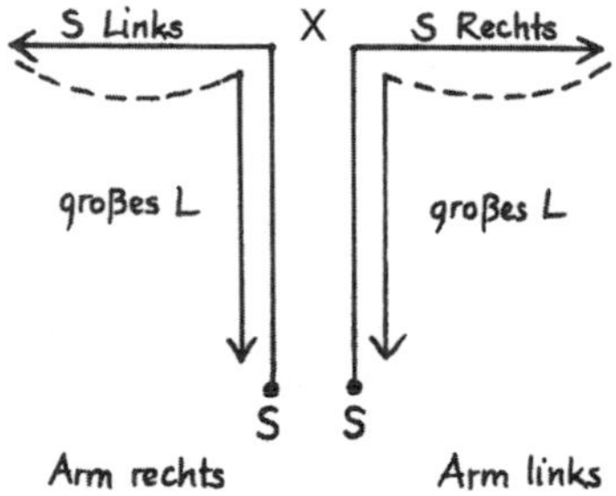

Anstelle von diesem L-Schwung nach hinten kann gleich mit dem B nach hinten geschritten werden.

B mit Blau im Rücken: Nach vorn drei bis vier Schritte schreiten und wieder zurück. Dies viermal wiederholen. Die Gebärde von der Peripherie in die Nähe der Herzzone führen, mit kleinen Schritten schreitend.

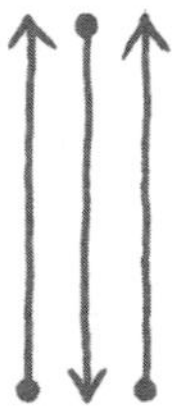

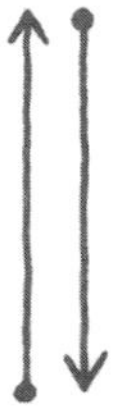

I, zuerst einen Schritt rechts, dann links, dann Fuß anziehen.

B B B

I I

Form zum B

Form zum I

I mit einem Finger nach vorn in Augenhöhe (an der Schläfe horizontal ansetzen); abwechselnd am rechten und linken Auge auf der Ich-Linie mit ein oder zwei kleinen Schritten vor- und rückwärts gehen. Alle Finger im Wechsel gebrauchen.

S B I oder S I B oder I B S oder B I S mit Armen, Händen, Füßen, Zehen.

G klein beginnend, an der Peripherie größer werden, vorwärts und rückwärts immer ein G, wenn möglich mit Gelb vorn.
Liebe-E oder großes heileurythmisches I. Dann Hoffnung-U.
T oft zum Schluss gestalten und sich dabei auf die Zehen erheben für den T-Einschlag.

Wichtig: «Ich denke die Rede», davon am wichtigsten:
«Ich suche mich im Geiste», als Gebärde.

Zum Schluss sei erwähnt, dass man es, wenn die Hornhautdeformierung sehr stark und im Zunehmen begriffen ist, mit einem Keratokonus zu tun hat. Dabei handelt es sich bereits um eine Augenkrankheit.

SUSANNE VOGEL

Keratokonus

Die Hornhaut bildet gemeinsam mit der Sklera die fibröse Hülle des Auges, die dem Bulbus Form und Festigkeit verleiht. Sie ist – im Gegensatz zur Sklera – durchsichtig und hat eine glatte, glänzende Oberfläche. Sie besteht aus sechs Schichten: Von außen nach innen folgen auf das Epithel die Basalmembran mit der Bowman'schen Membran, die Substantia propria, die Descemet'sche Membran und das Endothel.

Beim Krankheitsbild des Keratokonus finden wir eine kegelförmige Vorwölbung der Hornhaut, die in der Regel im jugendlichen Alter, nach Beendigung der Pubertät beginnt und dann fortschreitet. Den Patienten fällt trotz Brillenkorrektur eine ständige Verschlechterung des Sehvermögens auf, das sich bei Druck auf die geschlossenen Lider zu bessern scheint. Der Keratokonus ist in der Regel doppelseitig, kann jedoch auf beiden Seiten verschieden stark ausgebildet sein. Beim Messen mit dem Ophthalmometer zeigt die Hornhaut einen unregelmäßigen Astigmatismus ohne genau bestimmbare Achsenlage. Eine Untersuchung mit dem Keratoskop nach Placido lässt die Wölbungsdeformität der Hornhaut an der charakteristischen Verzerrung des Hornhautreflexes erkennen (siehe Abb. 12, S. 78, ebenso Abbildungen auf S. 70f.).

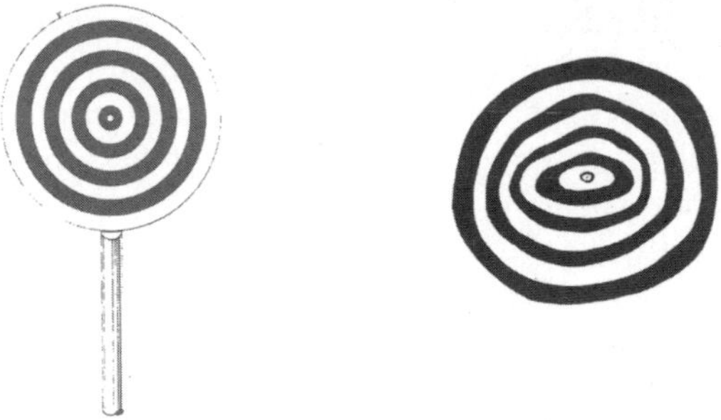

Abb. 12a: Keratoskop nach Placido. Abb. 12b: Reflexbild der Placido-Scheibe auf der stark verzogenen Hornhaut.

Bei zunehmender Vorwölbung (Ektasie) der Hornhaut kommt es manchmal zu einem Einreißen der Descemet'schen Membran und damit zum Eindringen von Kammerwasser, das zu einer parenchymatösen Trübung der Hornhaut führt, zu einem sogenannten akuten Keratokonus. Dieses Ödem kann resorbiert werden, und der vorher bestehende Zustand stellt sich wieder ein. Bisweilen entwickelt sich aber nach der akuten Situation eine narbige Verdickung der Kegelspitze, die im Laufe der Zeit weitere degenerative Veränderungen an der Kegelspitze bedingt, die Sehschärfe wird damit immer schlechter. An der Spaltlampe fallen eine hochgradige Verdünnung im Bereich der Kegelspitze auf, ferner feine vertikale, graue Trübungslinien in den tieferen Schichten der Hornhaut und außerdem oft ein ringförmig gelb oder olivgrün pigmentierter Hämosiderinring zwischen Mitte und Rand. Heute führt man den Keratokonus auf lokale Stoffwechselstörungen der Mucopolysaccharide zurück.

DANIELA ARMSTRONG

Keratokonus

Wenn die Hornhaut durch Keratokonus ihre sphärische Rundung verliert und damit – wie Ilse Knauer es nannte – «zu irdisch-physisch» wird, dann konstatiert der davon Betroffene die Verschlechterung seiner Sehkraft oft von Tag zu Tag. Er bemerkt

Verschiebungen, hat Zerrbilder, und mitunter treten auch starke Schmerzen auf. Durch Haftschalen können gegebenenfalls die Unebenheiten der Hornhautoberfläche ausgeglichen werden; auch besteht die Möglichkeit einer Hornhauttransplantation, wenn die Ränder der Hornhaut noch gesund sind.

Eine große Hilfe jedoch kann die Heileurythmie bei diesen degenerativen Veränderungen geben, vor allem natürlich dann, wenn der Prozess sich noch im Anfangsstadium befindet. Es bedarf dabei jedoch sehr vieler Geduld und Behutsamkeit beim heileurythmischen Üben.

Noch mehr Geduld und Sorgfalt ist erforderlich, wenn eine Hornhauttransplantation vorgenommen wurde. Das Sehen ist zwar «normal» geworden, aber man darf nie vergessen, dass das primäre Wesensgliederverhältnis im Auge durch eine Operation nicht unbedingt verändert wird und auch der durch die verbesserte physische Voraussetzung ungestörte Sehvorgang erst vom Patienten eingegliedert werden muss. Er findet sich erst langsam in die Veränderung hinein. Wenn die Augen-Heileurythmie auch immer von der Behandlung des ganzen Menschen ausgeht, hierbei muss es ganz besonders betont werden.

Wie vielseitig bei diesen Patienten die heileurythmische Behandlung aussehen kann, lässt sich aus einer Rezeptur erkennen, die von Ilse Knauer an Jan Fontein, Heileurythmist in der Ita Wegman Klinik, Arlesheim, gegeben wurde, als sie einen Keratokonusfall zu behandeln hatte. Es war Ilse Knauers letztes Rezept vor ihrem Tod, datiert vom 2. Januar 1981.

Heileurythmische Übungen bei Keratokonus

Stabübungen: «Wasserfall», durchziehen oder fallen lassen im Vor- und Rückwärtsgehen; die Siebenteilige als Übung auch zwischen anderen Übungen bei Keratokonus viel üben.

I A O: Der I-Punkt zwischen den Schulterblättern muss sehr beachtet werden. Hier setzt das Aufrichten an: nach unten entlang des Rückgrates in die Füße und gleichzeitig nach oben in Genick und Hinterkopf, von dort in die Augen horizontal hinein, zugleich fein sich verteilend in dem ganzen Kopfgebiet. Während dieses Aufrichtens soll sich an dem Atem nichts ändern; der normale Atemrhythmus geht weiter während des I-Übens!

A-Beine: mit Wärme in die Füße strömen: Ich liebe die Erde. O-Arme: Mit der Kraft des Lichtes forme ich meine Seelenwärme.

B vor der Brust mit Schritt und Bein-B; vor- und rückwärts; immer das B vor der Brust und das Bein-B vorne unten.

M mit parallelen Armen; schräg in leichtem Bogen nach unten von der Schulter ausgehend; der Blick ist geradeaus gerichtet; mit Schritt (vorwärts).

B Schritt vorwärts und B vor der Brust, dann Schritt rückwärts mit demselben Bein und B-Arme um den unteren Rücken. Jetzt mit dem anderen Bein Schritt vorwärts mit Brust-B, Schritt rückwärts mit Rücken-B und so weiter.

P hoch und schmal über dem Kopf beginnen, seitlich hinunter und gleich ein Bein dazu mitmachen lassen.

A vom Schritt aus stehend auf die Zehen gehen und dazu A mit den Armen nach unten formen; dann in die Knie gehen und das A in den Kniekehlen spüren, wieder zurück auf die Zehen und A in Beinen und Armen spüren, dann alles lösen und auf die Fersen zurückkommen.

D deutend nach unten mit Schritt und Blick geradeaus, ohne Sprung; oder

D erste Angabe Rudolf Steiners, mit Schritt und Kniebeuge (nicht zu tief!); unten angekommen die Hände lösen, bevor man I-mäßig sich wieder aufrichtet.

S nur von oben nach unten; mit zwei Händen oder einzeln. Fuß-S (eventuell mit Arm-S dazu).

Große heileurythmische E-Übung: oft, aber nur kurz, auf Blau schauen, das verschiedenste Nuancen hat von mittelstark bis enzianblau.

Abschluss der Stunde entsprechend der Situation des Patienten mit einer der nachfolgenden Übungen:

«Sympathie – Antipathie», Liebe-E oder «Ich schaue auf», dreiteiliges Schreiten.

Eine andere Art, die Patienten mit Keratokonus zu behandeln:

Man beginnt wieder mit:

I A O — besonders den Rücken beachten! Beim Entspannen, vor dem Aufrichten in das I *keine* große Ausatmung machen, sondern ganz normal im gewohnten Rhythmus weiteratmen. Der Blick schaut geradeaus, nirgends ist eine Spannung. Man fügt dann gern das

L — Schaukel-L für Myopie an.

M S B G P — (dies soll keine «Lautreihe» sein!). Die Laute groß im Raume anlegen.

L — am Herzen klein beginnen; dann jedes Mal größer werdend vom Herzen aus diagonal hinaus in die Peripherie bis in Augenbrauenhöhe, von dort, horizontal bleibend, kleiner werdend die L-Bewegung zu den Augen bringen.

Anschließend Füße: L im Sitzen, oder Füße-S im Schritt.

M — in Schläfenhöhe horizontal an den Kopfseiten (zuerst parallel) bewegen und tief nach hinten in den Hintergrund hinein. Die M-Bewegung setzt etwa handbreit von der Schläfe an und führt zunächst nur nach hinten. Später kann auch in Gegenbewegung geübt werden.

Anschließend Füße: M mit Schritt vorwärts.

S — vor dem Herzen an der Peripherie, mittelgroß bewegt, langsam hinauf bis in Augenhöhe, allmählich kleiner werdend auf die Augen zu bewegen; nie auf die Hände schauen. Dieses S bewegt man wie Lemniskaten.

B — vorwärts schreitend, klein in Augenhöhe; es wird mit locker gestrecktem Arm nur aus der Hand gebildet; langsam zum Auge hin bewegen, bis das Auge die Handwärme spürt ohne Berührung. Anschließend Füße: B klein nur im Fuß und doch immer vom Kreuz aus warm durchströmen; dazu Schritt vorwärts.

G — schräg nach unten symmetrisch formen:

1. vom Zwerchfell aus schräg abwärts mit Schritten vorwärts;
2. kleine G-Gebärde mit den Händen in Augenhöhe;

nahe am Auge beginnen und, nach vorn kommend, horizontal größer werden wie beim Katarakt; Schritte vorwärts.
3. wie bei 1.
Man kann ein wenig in die Knie gehen im Schritt, aber der Patient soll nicht springen. Auch Schritte rückwärts üben.
Mit den Füßen: kein G, sondern S mit Schritt.

P schmal hoch über dem Kopf einsetzen und seitlich hinunter. Die Bewegung soll fast etwas weich sein, so dass keine *scharfen* Spitzen entstehen. Immer einen Fuß mitmachen lassen und vorwärts schreiten.

Die folgenden Laute B – I sind für Keratokonus ebenso wichtig wie für Astigmatismus:

B kleine Lautgebärden mit der Hand und mit den Fingern in Augenhöhe wie bei Hyperopie; dabei rückwärts und vorwärts schreiten (dazu Rhythmen gebrauchen).

I Fingerlaute nach allen Richtungen ins Gesichtsfeld hinein; eventuell auch zwischen den Konsonantenübungen anzuwenden.

Rhythmen: ◡◡– ◡◡– ◡◡– und ◡– ◡– ◡– …

Die Füße üben: L M S B;
die Finger üben: L M S B;

«Sympathie–Antipathie» (auch im Wechsel mit «Ja – Nein»);
Hoffnung-U, Liebe-E, «Ich schaue auf»;

großes heileurythmisches E;

A-Schritt mit Kniekehlen-A; deutendes D nach unten folgen lassen, ohne Sprung!
Dreiteiliges Schreiten;
Schreiten, auch mit I, M, B und S im Fuß;
Nieren-B mit Armen und Fuß und dazu leicht gebogenem Rücken.

Bei allen Übungen keine Sprünge!

Mancher mag sich wundern über die Vielfalt der Angaben. Die zweite Version entwickelte sich bei der Behandlung eines fortgeschrittenen Stadiums bei einem Keratokonus-Patienten. Man kann das nur in Zusammenarbeit mit dem Arzt entscheiden.

Farben

Bei der heileurythmischen Behandlung des Keratokonus Mittelblau anschauen;
I – A – O (für Augenpatienten).

Auf Pfirsichblüt schauen, dann umdrehen und die Farbe hinter dem Kopf erleben;

L — am Herzen klein beginnen, dann langsam diagonal hinaus in die Peripherie bis auf Stirnhöhe, von dort L vier- bis fünfmal horizontal bleibend, kleiner werdend zu den Augen bringen; dazu Schritte rückwärts.

Auf Pfirsichblüt schauen;

M — an den Seiten des Kopfes ansetzen nach hinten, klein, parallel in Schläfenhöhe bleiben, auch in Gegenbewegung; dazu Schritte rückwärts.

Blau am Hinterkopf;

S — mittelgroßes S, von der oberen Herzgrenze stets peripher gehalten bis Augenbrauenhöhe; peripher bleibend, langsam kleiner werdend, dabei vorwärts schreiten.

Blau am Hinterkopf;

B — in Augenhöhe, klein mit den Händen von der Peripherie allmählich zum Auge hin. Beim Neubeginn des B einen langsamen Schritt vorwärts. Wenn das B geformt ist, stehen bleiben.

Gelb im Rücken;

G — vor dem Zwerchfell symmetrisch, etwas schräg nach unten, dabei auch eventuell in die Knie gehen, aber keinen Sprung, rückwärts gehen mit Schritt, Gelb spüren im Rücken.

Gelb im Rücken;

P — weich, schmal über dem Kopf beginnen, seitlich nach

unten, Gelb im Rückwärtsschreiten immer stärker spüren.

L M B G P S mit den Füße üben ohne Farben.

Sehr wichtige Übungen sind:
«Sympathie – Antipathie»,
Hoffnung-U,
Liebe-E.

DANIELA ARMSTRONG

Die Brille beim Üben in der Heileurythmie

Zweifellos muss auch das Problem «Brille» in diesem Erfahrungsbericht angesprochen werden. Über die Erfindung der Brille als Sehhilfe hat Susanne Vogel in ihrer Schrift «Das Auge – Wunderwerk der Schöpfung»[38] hilfreiche Ausführungen gegeben. Zum Verständnis der Brille bei Astigmatismus sei auf die Ausführungen von Paul Blok im Anhang, S. 167 ff., hingewiesen. Für die Eurythmie wird oft die Frage gestellt, ob Kinder oder Erwachsene bei den Übungen die Brille ablegen sollen oder nicht, aus dem Empfinden heraus, dass die Brille ein Hemmnis sein könnte für die Wirkung der Eurythmie. Bei Kindern fängt man am besten so an, dass sie sich sozusagen «zu Hause» fühlen, bei der Ausführung einer Bewegung. Das ist bei *Myopen,* wenn sie keine Brille tragen, die kleine Bewegung nahe dem Körper. Die Formen, die ein solches Kind im Gehen erlernen soll, müssen also zuerst sehr klein sein. Bis zur dritten Übungsstunde etwa hat es zu Beginn kurz die Brille auf, die Stärke der Myopie bestimmt dann, wie lange man dem Kind das Üben ohne Brille zumuten kann. Etwa mit der dritten Stunde sollen die Formen allmählich größer werden, können also auch größer erlebt werden. Erst in der dritten, vierten Übungsstunde sollte man versuchen, das Kind zu ermuntern, auch einmal *alles* Geübte ohne Brille durchzumachen, an erster Stelle bei den Stabübungen. Das ist von erheblicher Bedeutung, um eine gewisse Selbstsicherheit zu gewinnen. Von da an kann es meistens beim Üben die Brille gleich weglegen.

Für *hyperope* Kinder gilt das Gleiche. Nur darf man dann,

wenn das Kind ohne Brille ist, als Augen-Heileurythmist nicht zu nahe vor ihm stehen. Man muss versuchen, zunächst in einem Abstand zu bleiben, der den Dioptrien der Augen Rechnung trägt, dann kann man den Abstand schon während der ersten Stunden verkleinern. Es ist sehr wichtig, zum Beispiel das Stabwerfen von vornherein vorsichtig auf diese Abstandsverkleinerung einzurichten. Da es für den Hyperopen allerdings schwieriger ist, dies ohne Brille zu üben, lässt man ihn zuerst mit der Brille üben.

Hyperope Kinder haben es viel schwerer, in den Wesensgliedern des Auges beweglich zu werden. Darum gibt man ihnen mehr als den myopen Patienten Gelegenheit, die Übungen mit der Brille zu machen, wenn starke Unsicherheiten auftreten.

Margarete Kirchner-Bockholt schreibt: «Bei allen Augenübungen sollen die Augen nicht der Bewegung folgen, die Brillen werden dabei nicht getragen ... Sind bereits Korrekturen der Augen durch Operation oder Tragen einer Brille gemacht worden, so sind dadurch die Ungleichheiten in den Wesensgliedern nicht behoben ...»[39]

Man wird bald ein Gespür dafür bekommen, bei welchem Patienten man die Brille auch nach dem Üben noch nicht wieder gleich aufsetzen lässt. Der Ruheraum sollte kein grell einfallendes Licht haben. Ideal wären Wände mit einem zarten gelblichen Chrysolithgrün. Der Patient ruht im Liegen, vom Fenster abgewendet und schließt die Augen. Manche Kinder finden es schwer, die Augen geschlossen zu halten. Dann legt man ihnen ein naturfarbenes Tüchlein auf die Augen. Die anwesende Mutter kann dabei etwas vorlesen. In der Praxis von Ilse Knauer waren wir in der glücklichen Lage, den Patienten vor seinem Heimweg zuerst einmal ohne Brille in den grünen Garten gehen zu lassen. Wenn nötig, kann dann die Brille wieder aufgesetzt werden.

Erwachsene Patienten tragen meist schon lange eine Brille. Dadurch ist die heileurythmische Behandlung wesentlich schwieriger als bei Kindern. Doch kann diese «innere Steifheit» manchmal erstaunlich schnell überwunden werden durch das Üben mit Farben, indem man die folgenden Farbenpaare einige Male im Wechsel anschauen lässt:

1. Zartgrün – Pfirsichblüt
2. Pfirsichblüt – Zartgrün

3. Rötlich – Hellblau
4. Hellblau – Hellgelb

Die Hilfe der Farben

Man lässt den Patienten zunächst nur auf eine Farbe schauen, ohne gleichzeitig eine Lautbewegung machen zu lassen. Er soll sich mit seinen Augen ganz in eine Farbe hineintasten, bevor man sie wechselt. Um sich leichter konzentrieren zu können und um das Wandern über die Fläche zu vermeiden, ist es hilfreich, einen kleinen zentralen Punkt in der Farbfläche zu markieren, zum Beispiel durch Aufhängen eines Sterns in Augenhöhe. In der nächsten Stunde darf man die Farben schon ein wenig schneller wechseln.

Was geschieht durch eine solche Farbtherapie? Man erregt, im positiven Sinne, die Wesensglieder im Auge und bringt vor allem den Ätherleib in Bewegung. Bald schon bekommt der Patient ein Nachbild der betrachteten Farbe. Zuerst erlebt er nur Ränder, die in anderer Farbe erscheinen. Aber je öfter er im Laufe der Zeit einer Farbe ausgesetzt wird, desto intensiver kann das Nachbild erlebt werden. Niemals sollte jedoch die Betonung auf die Entstehung von Nachbildern gelegt werden. Ganz von selbst wird er dazu gebracht, dass nach und nach immer deutlichere Nachbilder entstehen können. Die farbliche Wechselwirkung bewirkt eine Anregung zwischen Blut und Nerv und somit auch eine Anregung der Zäpfchen und Stäbchen der Netzhaut. Bis in die Netzhaut-Macula-Region werden die menschlichen Wesensglieder wirksam belebt.

Bei sehr müden oder älteren Patienten kann man erleben, dass sie gern ihre Brille abnehmen, wenn sie in sieben bis acht Minuten die wohltuende Wirkung einer solchen Farbtherapie ohne Brille verspüren.

Anfangs machte man diese Therapie mit einem bemalten Karton. Aber die Wirkung von farbiger Seide bei durchscheinendem Licht ist ungleich stärker und hat auch eine andere Wirkung, als wenn das Licht auf die Farbe fällt.

Bei Schielpatienten lässt sich erfreulich und erfolgreich mit einem mittelstarken Kobaltblau arbeiten, bei Kindern bis zum siebten, achten Lebensjahr mit Himmelblau. Das ganze Kopf-

Nervensystem wird entspannt. Deshalb kann man auch bei nervös gespannten Erwachsenen das Blau therapeutisch mit einem gewissen Erfolg wirken lassen, ehe sie ihren Einstieg in die Augen-Heileurythmie finden.

Bei bereits fortgeschritteneren Patienten kann die Wirkung der Farben verstärkt werden, indem man sie beim Farben-Anschauen mit den Füßen einen Laut üben lässt, und da man dies sowieso im Sitzen durchführt, ergeben sich keinerlei Schwierigkeiten. Man muss nur darauf achten, dass der Rücken ein gutes Durchströmen in die Beine und Füße zulässt. Die Hände ruhen locker im Schoß.

Mit den Füßen üben:	L	– vor Pfirsichblüt
	M	– vor Blau oder Zartgrün
	S	– vor Pfirsichblüt

Beim M mit den Füßen soll nur jeweils *ein* Fuß bewegt werden, da sonst leicht eine Bauchdeckenspannung entsteht.

PAUL BLOK

Die Netzhaut (Retina)

Beim fünfundzwanzig Tage alten Embryo beginnen sich auf jeder Seite des noch nicht geschlossenen Vorderhirns die ersten Anlagen der Augenbläschen als Ausstülpung des Neuralrohrs auszubilden. Dieser Ausstülpung begegnet eine Einsenkung der umhüllenden Haut, die sich ebenfalls zu einem Bläschen abschnürt und gleichzeitig das auf es zuwachsende Gehirnbläschen zurückdrängt und zu einer Becherform einstülpt. Diese Becherform hat jetzt eine Innenseite, die sich zum Innenblatt der Netzhaut verwandelt, sich in mehreren Reihen zu Stütznerven und Sinneszellen differenzierend. Die Außenseite bildet das nur eine Zellenreihe dicke Pigmentblatt der Netzhaut. Zwischen äußerem Pigmentblatt und innerem Netzhautblatt bleibt lebenslänglich ein virtueller Spalt bestehen, der bei Netzhautablösung von Bedeutung ist.

Die Sinnesphysiologie und -psychologie umfasst einen weiten Rahmen. Es sei hier für ein weiteres Verständnis auf die im Gesamtwerk Rudolf Steiners vorkommenden Anregungen verwiesen, die unter anderem von Hans Erhard Lauer in «Die zwölf Sinne des Menschen» und «Die Sinne des Menschen und die Entwicklung der Künste» zusammengestellt worden sind.[40, 41]

Von den Sinneszellen des Auges sind es die Zapfen, die die Farbempfindlichkeit vermitteln. Sie kommen hauptsächlich am hinteren Pol und namentlich in der Macula lutea vor. Wir benützen sie hauptsächlich beim Farben- und Tagessehen. Die Stäbchen sind mehr peripher lokalisiert und nur für Hell/Dunkel empfindlich. Sie dienen dem Dämmerungs- und Nachtsehen und namentlich dem Bewegungssehen.

Untersuchungsmethoden:

Mit dem Augenspiegel können wir bei klarer Linse und Glaskörper durch die Pupille die Netzhaut sehen, und wir können Einzelheiten wie den Sehnerveneintritt (Papille), den zentralen gelben Fleck (Macula lutea – Stelle des schärfsten Sehens), Blutgefäße der Netzhaut, Pigmentmuster und krankhafte Abweichungen beurteilen und eine Einteilung der Netzhauterkrankungen vornehmen.

Zusätzliche diagnostische Kriterien werden durch Beobachtung und Photographie vom Eintreten, Verteilen und Verschwinden injizierter fluoreszierender Kontrastflüssigkeit geliefert sowie durch Ultraschall und Röntgenverfahren.

RALF BURKART

Die Netzhaut (Retina)

Die Netzhaut ist die innerste der drei Augenhüllen – Lederhaut, Aderhaut, Netzhaut. Sie entsteht embryologisch durch die Einstülpung des Augenbechers, einer Ausstülpung des Vorderhirns. Die äußere Wand wird zum Pigmentepithel, die innere Wand entwickelt sich zu den übrigen neun Schichten der Netzhaut, die von drei Neuronen und deren Zwischenzellen gebildet wird.

Auf das Pigmentepithel folgen nach innen die Stäbchen (ca. 120 Millionen, Nacht- und Dämmerungssehen) und die Zäpfchen (ca. 6 Millionen, Tagessehen) als die eigentlichen Sinneszellen (1. Neuron), dann die Bipolarzellen (2. Neuron) und die Ganglienzellen (3. Neuron), deren Fortsätze in ihrer Gesamtheit den Sehnerven bilden.

Um das Sehvermögen zu maximieren, sind an der Stelle, die der Pupille gegenüberliegt, die inneren Zellschichten zur Seite gedrängt, so dass die Sinneszellen dem Licht direkt zugänglich sind. Hier finden wir auch keine Gefäße. Diese Stelle wird Macula lutea genannt. Sie hat einen Durchmesser von ca. 2 mm und ihr Zentrum ist die Sehgrube (Fovea centralis retinae), die Stelle des schärfsten Sehens. Hier finden wir nur Zäpfchen, die einzeln innerviert sind. Durch diesen Aufbau ist die Empfindlichkeit der Macula sowohl von der Licht- als auch von der Stoffwechselseite verständlich. Versorgt werden die inneren zwei Drittel der Netzhaut durch die Netzhautgefäße, das äußere Drittel über die Aderhaut. Eine sensible Innervation der Netzhaut besteht nicht, sie ist daher schmerzfrei.

Zusammenfassung der Untersuchungsmethoden

Ophthalmoskopie: Betrachtung des Augenhintergrundes in verschiedenen Vergrößerungen durch den Augenarzt.

Ultraschall.

Darstellung des Auges und der Orbita, Besonders bei Trübungen der optischen Medien.

Fluoreszenzangiographie: Dient im Besonderen zur Darstellung von vasculären Erkrankungen der Retina, wobei die Verteilung eines intravenös injizierten fluoreszierenden Farbstoffes in der Netzhaut beurteilt wird.

OCT: Die Optische Kohärenztomographie stellt die Schichten der Netzhaut und deren Umgebung (Glaskörper und Aderhaut) durch Infrarotlicht dar, wobei die unterschiedliche Lichtreflexion der einzelnen Schichten ausgenutzt wird.

Die OCT eignet sich optimal zur Lokalisation, Therapiekontrolle, aber auch zur Diagnosestellung von Netzhauterkrankungen.

Elektrophysiologische Untersuchungen: Elektroretinogramm, Elektrookulogramm und visuell evozierte Potentiale zeichnen die elektrische Antwort der Netzhaut auf kurze Lichtexposition mit Hilfe von Elektroden auf.

RALF BURKART

Die Netzhauterkrankungen

Die wichtigste Gruppe der Erkrankungen sind die Netzhautdegenerationen, zu denen die Netzhautablösung, die Myopie-bedingten Netzhautveränderungen und die altersbedingte Macula-Degeneration gehören.

Die Netzhautdystrophien sind erblich bedingt und glücklicherweise sehr selten. Am häufigsten ist die Retinopathia pigmentosa zu sehen.

Bei den Gefäßerkrankungen ist für uns die diabetische Retinopathie relevant. Zu erwähnen sind noch die entzündlichen Netzhauterkrankungen (z. B. AIDS, Tuberkulose ...), die medikamentös bedingten Netzhautschädigungen und die Tumore der Retina.

RALF BURKART, MARGRET THIERSCH

Die Macula

Die Macula liegt in der Netzhautmitte. Ihr verdanken wir unser scharfes, bewusstes Sehen bei Tag und das Wahrnehmen von Farben und Formen. Sie ist umgeben von einem Wall von Nervenfasern, die radial vom Zentrum nach außen führen, wodurch im Innern die lichtempfindlichen Sinneszellen sozusagen frei liegen. Der Bereich innerhalb des Walles wird auch Fovea genannt. Diese hat einen Durchmesser von 1,5 mm mit etwa 115 000 Zapfenzellen. Ihr Zentrum, die Foveola, ist ein winzig kleines Grübchen von 0,2 mm Durchmesser und umschließt etwa 25 000 Sehzäpfchen. Innerhalb der Foveola sind die rot- und grünempfindlichen Sehzäpfchen gleichmäßig angeordnet, nach außen kommen noch blauviolettempfindliche dazu. Diese äußerst dichte Ansammlung von Sehzapfen ist wie ein Bild für das konzentrierte Sehen. Eine gelbe Pigmentschicht überdeckt die Macula, was zu dem Namen Macula lutea führt. Dr. J. Grube: «Mit dem Augenspiegel sieht man die schöne ovale rötlich-gelbe Macula mit dem wie eine Perle erscheinenden zentralen Reflex, der Foveola.»

Im Umkreis der Macula nimmt die Anzahl der Sehzapfen rasch ab, wogegen diejenige der Sehstäbchen im hinteren Auge stark zunimmt. Zum vorderen Auge hin wird die Netzhaut peripher immer dünner, die Anzahl der Sehstäbchen nimmt ab. Durch die Stäbchen können wir unscharf und unwillkürlich Bewegungen und Raum wahrnehmen, auch bei Dämmerlicht und im Dunkeln die Sterne. Dabei machen wir die Erfahrung, dass wir die Sterne nicht besser sehen, wenn wir fokussieren durch zentrales Sehen. Wir merken, wir müssen den Blick weiten. Bei schwachen Sternen muss man sogar ein wenig daneben blicken, um sie zu sehen.

Bei konzentriertem Lesen oder Schreiben empfahl Dr. Knauer: «Immer wieder dazwischen in die Ferne schauen, wenn möglich auf Grün.» Das heißt, im zentralen Sehen loslassen und vom peripheren Sehen wie vom Umkreis getragen werden. Das ist besonders wichtig für Menschen am Bildschirmarbeitsplatz.

In unserer Zeit tritt die Maculopathie immer häufiger auf. Eine Ursache dafür wird in der Zunahme der Bildschirmarbeit und dem Blauanteil des Lichtes in allen Bildschirmen gesehen, eine andere in dem immer höher werdenden Lebensalter der Menschen.

PAUL BLOK

Maculakrankheiten

Bei der Einteilung der Maculakrankheiten unterscheidet man die Netzhautdystrophie – dabei ist die Macula ebenfalls befallen –, die Maculadystrophie im engeren Sinn, entzündliche Maculaerkrankungen und erworbene Maculaerkrankungen.

Bei der Netzhautdegeneration, speziell bei Maculopathie, kann es sich um einen vorzeitigen Alterungsprozess als Folge von Gefäßsklerose, Myopie, Diabetes mellitus und Nierenerkrankungen handeln. Das zentrale Sehen ist beeinträchtigt, das gezielte Anschauen mit genauem Beurteilen-Wollen ist unterbunden, das heißt, das Ich ist an dieser Sinnespforte in sich zurückgeworfen und um diese Kommunikationsmöglichkeit verarmt.

Außer der Behandlung der Sklerose versucht man durch anthroposophische Medizin und Heileurythmie, die Ich-gemäßen

Gestaltungskräfte im Ätherleib zu stärken, um dem Ich wieder die notwendige lebendige Grundlage für sein Eingreifen zu geben.

RALF BURKART

Altersbedingte Maculopathie

Die **altersbedingte Maculopathie (AMD)** ist in den Industrieländern heute immer mehr verbreitet bei Menschen über dem 65. Lebensjahr. Es handelt sich um eine chronische Krankheit. Sie ist die häufigste Ursache für den Verlust des zentralen scharfen Sehens.

Üblich bei der Diagnosenstellung ist noch immer die Fluoreszenzangiographie, die aber zunehmend durch das OCT (Optische Cohärenztomographie) ergänzt bzw. ersetzt wird. Das OCT ist eine Schichtdarstellung der Netzhaut und ihrer Umgebung durch Licht (Infrarot). Die hohe Auflösung erlaubt die Darstellung der einzelnen Netzhautschichten. Das OCT eignet sich daher besonders zur Lokalisierung krankhafter Vorgänge und zur Verlaufskontrolle. Dadurch können heute in der winzigen Macula die feinsten krankhaften Veränderungen wahrgenommen werden.

Es gibt eine trockene Form der AMD. Bei ihr kommt es aufgrund eines eingeschränkten Stoffwechsels in der Macula zur Ablagerung von Stoffwechselprodukten, die den Macula-Stoffwechsel weiter erschweren und dadurch zum Untergang von Netzhautzellen führen können.

Die feuchte Maculopathie entsteht durch die fortdauernde Minderversorgung der Macula, was zur Ausbildung neuer Gefäße mittels eines Botenstoffes (VEGF) führt. Es handelt sich meist um Gefäße der Aderhaut, die sehr durchlässig sind für rotes Blut und Serum und daher für zentrales Nervengewebe nicht geeignet sind. Die austretende Flüssigkeit führt zur weiteren Schädigung und zum Untergang der Maculazellen. Der Endzustand einer unbehandelten Maculopathie ist eine unterschiedlich große Maculanarbe und der Verlust des zentralen Sehens.

Schulmedizinisch ist eine Therapie der trockenen Maculopathie noch nicht möglich. Mit Nahrungsergänzungsmitteln wird versucht, den Stoffwechsel zu verbessern und dadurch weitere

Ablagerungen zu verhindern. Bei der feuchten Maculopathie wird bei nachgewiesener Gefäßneubildung ein Antikörper gegen den o.g. Botenstoff (VEGF) direkt in den Glaskörper gespritzt. Dadurch werden entstandene neue Gefäße zurückgebildet und die Tendenz zur Gefäßneubildung unterbunden. Da es sich jedoch um eine chronische Erkrankung handelt, kann maximal ein Stehenbleiben bzw. eine Verzögerung der krankhaften Vorgänge erreicht werden. Eine Wiedererlangung der ursprünglichen Sehkraft ist in den allerseltensten Fällen möglich.

MARGRET THIERSCH

Maculopathie

Der Heileurythmist muss vom Arzt erfahren, ob es sich um eine trockene oder eine feuchte Form der Maculopathie handelt. Die trockene Form kann in eine feuchte übergehen. Daher ist eine enge Zusammenarbeit mit dem Arzt nötig.

Bei trockener Maculopathie wirkt zu viel Formkraft und zu wenig Aufbau (Auflösung). Daher sollte neben den Übungen für die Augen im Kopfbereich auch alles, was der Patient sonst braucht, geübt werden, z.B. für Niere, Leber, Galle und Darm, sogar mit Sprüngen.

Bei der feuchten Maculopathie wirkt zu wenig Formkraft am Auge und zu viel Auflösung. Hier muss man vorsichtig sein mit Übungen im Kopfbereich. Aber es kann nach Rücksprache mit dem Arzt beispielsweise für die Nieren mit großer Ruhe am B, das Nieren-A und am S und U gearbeitet werden.

Bei Blutungen dürfen keine Übungen am Kopf gemacht werden; nur Übungen für die Konstitution.

MARGRET THIERSCH

Heileurythmie bei trockener Maculopathie

Die Laute L M G S U und I anfangs groß bewegen im Vor- und Rückwärtsgehen, auch mit Formen (Lemniskate).

L Ein Patient mit erkrankter Macula kommt zur Heileurythmie. Sein zentrales Sehvermögen wird schwächer. Das Üben einer großen L-Bewegung, bei der er von oben an rings das Licht ertastet, schenkt ihm Vertrauen, dass die Weite des Umkreises ihn trägt. Es trägt das periphere Sehen das zentrale. Und dieses periphere Sehen wird ihn nicht verlassen (anders als bei Retinopathia pigmentosa). Das zu erleben, stärkt ihn in seiner Mitte als Mensch. Dies große L regte Daniela Armstrong an zu üben mit den Worten:

«Lichterfüllte Welt
Leuchtendes Licht
Liebevolles Leben.»

Es kann im Stehen, im Vor- und Rückwärtsgehen, mit Formen geübt werden oder im Sitzen. Manchmal muss man mit einem kleinen L beginnen, das man wachsen lässt bis in die Höhe und ankommen lässt unter den Füßen. Man kann vom Herzen aus beginnen oder von unten. Später kann im Sitzen das L mit Beugen (beginnend vom Kreuz aus rückwärts) und ansetzen unter den Füßen geübt werden. Im Sichaufrichten bewegt es sich über den Kopf – Blick geradeaus – nach vorn (nicht hinauf!) und wird entweder seitlich gelöst, oder es geht mit neuem Beugen zum Einsatz bei den Füßen über.

M Mit Schritten: Atmend durch den Rücken von den Schultern aus mit beiden Händen und Armen parallel in leichtem Bogen vorwärts tastend. Viermal stufenweise tiefer herab mit je einem Schritt vor- oder rückwärts.

Erst später das M rückwärts an den Schläfen vorbei hinein in das obere Rückengebiet führen. Mit sorgsamem dreiteiligen Schreiten rückwärts, tastend wie im Moos.

G dient nicht nur der Ausscheidung im Stoffwechselgebiet, sondern auch der Einscheidung: «Die Abbaukräfte in Grenzen halten, den inneren Aufbau konzentrieren» (Kirchner-Bockholt).

Rudolf Steiner: «Das Äußere abwehren, das Innere zusammenhalten.»[42]

Im G-Bilden üben wir immer im Empfinden ein warmes Atmen nach unten durch die Füße hin zur Erde. Im Üben befreit das G den Atem. Es stärkt die Aufrichte und öffnet im Rücken für die Beziehung zum Licht.

Das G wird viermal horizontal geübt, nahe am Zwerchfell beginnend. Zuerst klein, und mit jedem neuen G weiter nach vorn. Dort öffnet es sich jedes Mal weiter im Bogen zu den Seiten. Mit 1 bis 4 wechselnden Schritten, vor- und rückwärts. Eventuell mit S oder L im Wechsel üben.

S groß atmend und warm, den unmittelbaren Umkreis strömend-formend im Vorwärts- und Rückwärtsschreiten auf der Ich-Linie.

S Im Wechsel zwischen G und S haben wir die Polarität von Erdlaut und Feuerlaut. S hat formgebende Kraft und wirkt auf Atem und Zirkulation.

U mit den Füßen gegen Sklerose, die bei Maculopathie auch eine Rolle spielt, kann immer wieder zwischen den Konsonanten geübt werden.
Saturn-Gebärde: «Geistinnigkeit». Die große U-Gebärde voll Wärme.
Und U: «Ich schaue auf».

I mit Vor- und Rückwärtsgehen; Ich-Linie. Im Rückwärtsgehen die Fußstapfen vom Vorwärtsgehen erinnern. I eventuell auch als große Vokalübung.

Farben können beim Üben der Laute vorn und im Rücken des Patienten sein. Beispielsweise bewegt er zwischen Rosa und Chrysolithgrün: L vorwärts zum Rosa, S rückwärts zum Grün. Wenden: S rückwärts zum Rosa, L vorwärts zum Grün. Dies wiederholen.

Dabei soll der Patient die Farbe im Rücken empfinden lernen. Das Entwickeln der Empfindung für die Rückensphäre ist Voraussetzung dafür, dass heilend auf den Augenhintergrund gewirkt werden kann.

Beim Wechsel zwischen den Farben (Rosa-Grün, Blau-Gelb) kann der Patient erleben, dass die Farben mit der Zeit leuchtender werden. Dies geschieht dadurch, dass Komplementärfarben entstanden, und zeugt davon, dass der Ätherleib angeregt wurde.

Weitere Beispiele: G und M zwischen Blau und Gelb, mit Umwenden. Eventuell auch G und S, oder G und L im Wechsel üben.

Zur Vorbereitung der Laute am Hinterkopf werden diese vorn an der Peripherie mit den Händen in Herzhöhe gebildet. Dabei

Atem aus dem Rücken durch Handgelenke strömen lassen. Mit sorgsamem dreiteiligen Schreiten, wenn nötig im Stehen oder Sitzen. Dabei sind die Farben vorn: Für L Rosa, für M Grün, für G Gelb und für S Rosa. U mit den Füßen vor Blau.

Wenn die Laute nun am Hinterkopf geübt werden, schauen wir zuerst auf die Farbe und wenden uns dann, mit dem Rücken zur Farbe, um den Laut am Hinterkopf zu üben. Dann sich umwenden und denselben Laut mit den Füßen zur Farbe schauend.

L Es soll vom Rücken und Hals aus als strömende Bewegung nicht über den Kopf hinaus viermal am Hinterkopf ausgeführt werden. Danach mit den Füßen.

M Mit parallel gehaltenen Händen den Ätherstrom so weit nach vorn führen, dass die Fingerspitzen noch nicht einmal die Stirn in Höhe des Haaransatzes erreichen. Dort angelangt wenden wir die Hände sanft um und führen die M-Bewegung strömend wieder sanft zum Hals und Rücken zurück. (Der Bewegungsstrom soll beim Wenden nicht abgebrochen werden.) Viermal wird dies M geübt. Dann folgt das M mit jedem Fuß einzeln.

G Wie schlafend die Hände zum Hinterkopf tragen. Die nach oben gewendeten Handflächen sind übereinander gelegt. Die Hände bewegen sich schräg etwas zu den Seiten nach oben (nicht höher als der Kopf), im Empfinden von sonnenhaftem Gold. Viermal üben, klein beginnend, langsam ein wenig größer werden, zugleich warm nach unten empfinden. G mit den Füßen mit der Innenkante des vorderen Ballens klein und behutsam nach außen bewegen. G – S im Wechsel: Es kann auch unmittelbar an die G-Bewegung anschließend ein S abwärts am Hinterkopf folgen. Dann G – S mit den Füßen.

U mit den Füßen.

S wird am Hinterkopf mit der gleichen Größe wie das L am Hinterkopf ausgeführt. Es ergeben sich zwei stehende Lemniskaten, eine für jede Hand, mit einem kleinen Freiraum dazwischen. Nach viermaligem Üben erfolgt sofort das S mit den Füßen, einzeln im Gehen, oder im Sitzen mit beiden Füßen zugleich, wenn nötig mit Anlehnen. Das S ist immer mit Wärme zu gestalten.

Außerdem sind, wenn nötig, Übungen für die Niere oder andere Organe zu üben.

Zum Abschluss:

L – «Lichterfüllte Welt ...» Atmendes S. Großes U von oben mit Wärme herab.

Saturn und U als «Ich schaue auf».

PAUL BLOK

Retinopathia pigmentosa

Die Netzhautdystrophie kommt in drei unterschiedlich schwer verlaufenden Formen vor. Sie beginnt meist in der Pubertät, doch bereits Jahre zuvor ist bei noch ungestörtem subjektiven Befinden ein gestörtes Elektroretinogramm ableitbar. Pathologisch-anatomisch kennzeichnend sind die Degeneration des äußeren Pigmentblattes der Netzhaut und der angrenzenden Sinneszellen. Die bekannteste Form zeigt zuerst eine Degeneration der Stäbchen mit fortschreitendem Verlust der peripheren Gesichtsfeldbezirke und einem Verlust des Dämmerungssehens. Es ist dabei aber noch jahrzehntelang das Freilassen eines röhrenförmigen zentralen Gesichtsfeldrestes (siehe Abb. 1) möglich, bis auch die Zäpfchen der fortschreitenden Degeneration zum Opfer fallen. Dann tritt die vollständige Erblindung ein.

Die Degeneration der Netzhaut wird von einer Rückbildung der Netzhautgefäße und der Sehnerven begleitet, was zum typischen Bild der wachsfarbigen Papille (Sehnervenkopf) mit fadendünnen Gefäßen führt. Die zugrunde gehenden Pigmentzellen verlieren ihr Pigment, das von anderen Zellen gespeichert wird und in einem bizarren kohlschwarz-sternförmig zusammenhängenden Muster in der mittleren Netzhautperipherie zusammengezogen liegt. Ilse Knauer gebrauchte dafür das Bild von ausgebrannten Sternen, das eindrücklich kontrastiert mit dem Bild des erleuchteten Sternenraumes, das Rudolf Steiner für das innere Auge gegeben hat: «Wenn Sie sich das ganze Firmament vorstellen, mit den Sternen, die das Licht auf die Erde hereinstrahlen ... und das dann ganz klein denken, dann haben Sie eigentlich das Innere des Menschenauges. Es ist eigentlich eine ganze Welt im Kleinen. Das

Auge ist innerlich wie ein erleuchteter Sternenraum. Das Licht … geht gar nicht ins Gehirn hinein … das Licht fühlen tut man mit der Seele.»[43]

Unter standardisierten Bedingungen und mit Verwendung computergesteuerter Elektronik werden zurzeit Gesichtsfelder angefertigt, wobei auch der Einfluss des Untersuchers als unsicherer, weil variabler Faktor ausgeschlossen ist. Dieses erlaubt eine noch zuverlässigere Beurteilung der Gesichtsfelder und ihrer in der Zeit erfolgenden Änderung (Verschlechterung), was wesentlich ist für die Verlaufskontrollen von zum Beispiel grünem Star, für die Kontrolle des Therapieeffektes und der Therapiedurchführung und für die Prognosestellung.

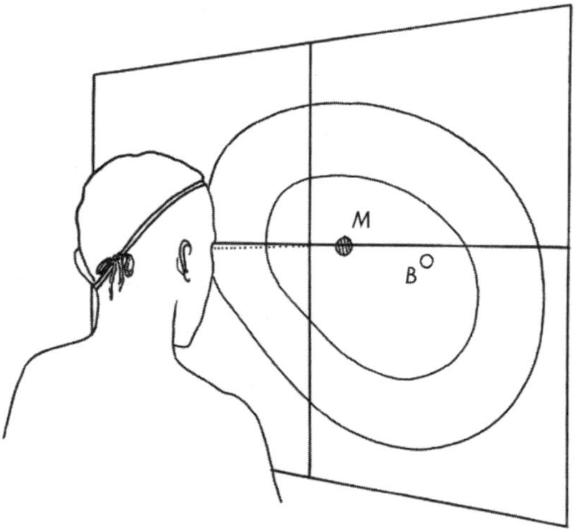

Abb. 20

Unter dem Gesichtsfeld eines Auges verstehen wir das Wahrnehmungsfeld rund um den jeweiligen Fixationspunkt, obenstehend auf einem Schirm mit M angegeben. Das nicht untersuchte linke Auge wurde mit einer Binde abgedeckt. Eine in Größe und Helligkeit konstante, auf den Schirm projizierte Testmarke lässt man gleichmäßig schnell von peripher nach zentral wandern. Die Grenzorte, wo der (M fixierende) Patient gerade anfängt, die Testmarke zu sehen, werden markiert und ergeben miteinander verbunden die Außengrenze (= Isoptere) seiner Lichtunterschiedsempfindlichkeit für diese Testmarke. Je kleiner und/oder schwächer leuchtend die Testmarke ist, umso mehr zentralwärts kommt die entsprechende Isoptere zu liegen. Der blinde Fleck B für das rechte Auge rechts, für das linke Auge links von M entspricht im Auge dem für Lichtwahrnehmung unempfindlichen Sehnervenkopf.

RALF BURKART

Retinopathia pigmentosa

Die Retinopathia pigmentosa ist eine Gruppe von vererblichen Netzhauterkrankungen, die zu Nachtblindheit, Gesichtsfeldausfällen und zu fortschreitendem Sehverlust führt. Bei der klassischen Form bilden sich die typischen knochenbälkchenartigen Pigmentablagerungen in der Netzhaut, die von außen bis ins Zentrum fortschreiten. Schwere Verlaufsformen führen zur Erblindung.

ILSE KNAUER, DANIELA ARMSTRONG

Retinopathia pigmentosa

Von dieser schwerwiegenden Netzhauterkrankung pflegte Ilse Knauer in ihren Augen-Heileurythmiekursen zu sagen, dass von der konventionellen Medizin noch kein Heilmittel dagegen gefunden worden sei, dass aber die heileurythmische Behandlung zusammen mit einer entsprechenden medikamentösen Therapie den sonst üblichen Ablauf entscheidend aufhalten und beeinflussen kann. Indem die Degeneration der Netzhaut langsam stattfindet, entwickelt sich ganz allmählich eine Erblindung. In diesen degenerativen Prozess greift die Heileurythmie ein. Der Patient bemerkt allerdings zunächst kaum etwas von einer Erkrankung und begibt sich erst relativ spät in augenärztliche Behandlung. Da meistens die Macula erst zuletzt einbezogen wird, können Patienten noch lange präzise Feinarbeiten ausführen und werden sich der Gefahr nicht bewusst. Ilse Knauer hat sehr darauf geachtet, dass Kinder, die nachtblind waren, im Heranwachsen sorgfältig beobachtet wurden und regelmäßig (mindestens einmal jährlich) einen Augenarzt konsultierten. Oft ist Nachtblindheit im Kindesalter der Vorbote einer kommenden Retinopathia pigmentosa, die mit zwölf bis 14 Jahren deutlich wird.

Heileurythmische Übungen bei Retinopathia pigmentosa

Da es sich bei der Retinopathia pigmentosa um eine Netzhautdegenerationserkrankung handelt, nehmen wir die Laute L, M, S, U und I, die genau so geübt werden müssen, wie es bei der Netzhautdegeneration beschrieben wird. Hinzugenommen werden aber hier Laute wie R, S, H, G, B, P, T und die Übungen «Sympathie – Antipathie», «Ja – Nein», «Wasserfall» (beide Arten), Stabrollen und -werfen. Der Patient darf und soll springen. Er braucht viele Rhythmen, viele Raumformen und viele Farben, auch Fußübungen mit Vokalen und Konsonanten. Es soll eine bunte Palette von Übungen mit Farben und Rhythmen entstehen, die Ätherleib und Astralleib in Bewegung bringen.

An Organen, die in der Behandlung berücksichtigt werden müssen, kommen insbesondere die Nieren in Frage, doch auch Leber, Galle, Pankreas und Darm sind hierbei zu beachten. Ilse Knauer wies immer darauf hin, dass die Ablagerungen im Auge mit Stoffwechselvorgängen zusammenhängen, die vom unteren Menschen her zu bekämpfen seien: «Der untere Mensch muss stark in Tätigkeit versetzt werden, dann löst man den oberen Menschen.»

Zu Beginn der Augen-Heileurythmiestunde – aber erst nach den Stabübungen – stellen wir den Patienten vor ein tiefes Türkisgrün. Im ruhigen Hinsehen auf diese Farbe wird er zunächst zu einer größeren Lebendigkeit in den Wesensgliedern der Augen angeregt. Man muss ihm genügend Zeit lassen, damit ein Nachbild entstehen kann, aber trotzdem sollte die Farbe nicht länger als 10 bis 20 Sekunden angeschaut werden; meistens wird nach dem dritten Mal ein sehr starkes Nachbild auftreten. Das Gleiche wird dann am Ende der Stunde wiederholt.

Raumorientierungsübungen:
Da der Verengungsprozess des Gesichtsfeldes sich langsam vollzieht, bemerken die Patienten kaum, wie sich ihr Verhältnis zum Raum verändert. Die Atmung wird unmerklich beeinträchtigt,

und allmählich wird auch die Seele dieser Patienten bedrängt. Die Raumorientierungsübungen stehen daher an erster Stelle. Das Bedürfnis, sich unbehindert im Raum erleben zu dürfen, äußern die Patienten oft dadurch, dass sie mit kurzen kräftigen Schritten – am Arm geführt – mit Tempo ausschreiten möchten. Diesem Bedürfnis kommen wir entgegen, indem wir sie in gezielte Richtungen laufen lassen, strahlig oder gebogen, dazu eine Vokalgebärde mit den Armen ausführend. Ein Gefühl für die drei Raumesrichtungen zu entwickeln, wirkt befreiend und – kombiniert mit Rhythmen – lässt langsam ein gesundes Selbstgefühl wiederkehren. Das benötigen wir für ein freieres Atmen in allen nun folgenden Übungen.

Die Patienten haben sehr verschiedene Stadien des noch verbliebenen Sehvermögens, darum müssen sie ganz individuell behandelt werden. Es ist sehr wichtig, sich gut in die Gesichtsfeldzustände der Augen einzuleben, um die Übungen besser einschätzen zu können. Bei fortgeschrittenen Zuständen muss man die Raumorientierungsübungen oft nach den akustischen Fähigkeiten des Patienten ausrichten und versuchen, diese für die Orientierung im Raum auszubilden, indem man zum Beispiel den gesprochenen Vokal jeweils von einer anderen Seite des Raumes ertönen lässt und dem Patienten die Aufgabe stellt, frontal in diese Richtung seine Bahn zu lenken. Er bewegt sich dadurch in immer neue Richtungen und wird sich bemühen, die notwendige Beweglichkeit zu erreichen. Damit das auch in heiterer Weise geschieht, kann man zum Beispiel zuerst mit Geschicklichkeits-E die neue Richtung durchschreiten. Dann können Übungen wie die Lemniskate oder S-Formen gelernt werden. Dass das I der Laut für die stärkste Bewusstwerdung ist, wird man bald entdeckt haben. Das Rückwärtsgehen der eben gelaufenen Formen kann eine mühevolle Geduldsprobe sein. Normalerweise ist der Gleichgewichtssinn mit dem Sehen verbunden. Der Patient muss lernen, das Gleichgewicht über den Gleichgewichtssinn im Inneren zu erleben; und allmählich erst bemerkt er, wie im Rücken ein Gefühl dafür entwickelt werden kann, ein Erlebnis, das er dann gerne zu wiederholen versucht.

Nach diesen ersten 15 Minuten setzen wir uns vor Gelb oder helles Türkisgrün und bleiben für die folgenden Übungen sitzen. Wir beginnen mit einigen ruhigen Ls, von den Füßen empor und weit seitlich wieder zu den Füßen zurück. Dann erst machen wir mit den Füßen L.

Es folgt M mit den Händen, bei den Schläfen beginnend, nach vorn auf Augenhöhe und wieder zurück, an den Schläfen vorbei, zum Hinterkopf und Rücken. Dann wird M mit den Füßen einzeln geübt. Der Rückenstrom (Hinterkopf – Schulterblätter – Niere – Beine), den man für die Füße braucht, wird, indem man das Üben mit den Händen beginnt, geweckt.

Nun folgt G am Hinterkopf, zuerst klein und nah am Kopf, allmählich größer werdend und schräg nach oben hinten sich bewegend. Für diese Übung ist es notwendig, dass sich der Patient mit dem Rücken zur Farbe wendet und versucht, die Einstrahlung vom Gelb zu erleben. Die Fußübung G wird wieder mit dem Gesicht zum Gelb gemacht.

S groß, atmend und zu zweit wird zum Abschluss geübt, im Raum hin und her auf der Ich-Linie laufend.

Für die Finger-Laute ist es günstig, sie nicht jeden Tag zu üben, da es dadurch leicht zu einer Art von Verkrampfung an den Augen kommen kann. Es braucht oft lange die Hilfe leichter Korrekturen, auch in Form von Bildern, um dieses erste «Schreiben» der Laute in die Luft zu einer feinen kleinen eurythmischen Gebärde umzuwandeln. Handgelenke und Finger müssen lernen, Wesensglieder vom Rücken her durchströmen zu lassen, um die feinen Lautgebärden äußerst peripher im Gesichtsfeldkreis bewegen zu können, von innen nach außen oder von außen nach innen, strahlig oder in schönen Bögen hinaus. Wichtig ist zum Schluss die Betonung vom Augenzentrum nach außen.

Im Anschluss an die Finger-Laute vor den Augen wird im Gehen (oder sitzend im Alter) das G geübt: vorwärts groß vor dem Zwerchfell (symmetrische Gebärde) und rückwärts am Hinterkopf, von nahe am Kopf bis schräg hinten nach oben. Dabei muss man achtgeben, dass der Patient sich nicht dabei überstreckt und in die physische Muskulatur verfestigend wirkt.

Jedes Mal muss auch bedacht werden, zu welchem Zeitpunkt die großen Vokalübungen A oder I am wirkungsvollsten sind. Sie sind im Allgemeinen angebracht nach den Stabübungen und vor den Raumorientierungsübungen. Es kann aber auch sinnvoll sein, vor dem Abschluss mit I A O eine Vokalübung machen zu lassen, da der Patient inzwischen ganz neu an das starke Wirken des Vokals herangehen kann.

Im Gegensatz zu anderen Netzhauterkrankungen darf der Patient mit einer Retinopathia pigmentosa springen. Meist zu Beginn der Raumorientierungsübungen fügen wir Sprünge ein und wecken dadurch die Geschicklichkeit der Füße. S mit dem Fuß und Schritt im Vor- und Rückwärtsschreiten trägt sehr dazu bei, die Bewusstheit vom Kopf fort in die Füße zu bringen. Dadurch können nach kurzer Zeit auch Sprünge besser ausgeführt werden.

Als Variante zu dem Hinterkopf-L kann man das sehr wirksame kleine L nehmen, bei den Ohrenläppchen beginnend und seitlich am Haaransatz nach oben geführt, wobei über der «Epiphysenstelle» eine kleine, leichte Drehung gemacht wird und der Laut sich öffnend – wie strahlend am Hinterkopf – entfalten kann. Dieses L wird bis zum Genick hinuntergeführt, und dann werden die Arme seitlich hinuntergenommen (dabei gut entspannen!). Man macht das L mit einigen Rückwärtsschritten. Wenn ein Patient (bei Arthrose in Hüfte, Knie oder dergleichen) diese Übung im Schreiten nicht bewältigen kann, lässt sie sich auch sitzenderweise durchführen. Abgesehen von diesen Grundübungen sind ausgesprochene *Gesichtsfeldübungen* von besonderer Bedeutung: Die Laute M I, L I, S I oder L, M, S und I werden vor den Farben als Hand- und Fingerbewegungen gemacht. Als Farbe wählt man zum Beispiel im Wechsel Rosenrot oder Goldgelb *oder* Grün (zum Gelblichen tendierend) oder auch ein helles Blau. Um das Hinschauen auf die Farbe zu intensivieren, befestigt man einen kleinen Gegenstand auf der Farbfläche, der aber groß genug sein muss, um für den Patienten erkennbar zu sein. Auf diesen Fixpunkt blickt der Patient gezielt und andauernd hin, während er mit Hand- und Fingerlauten in die Peripherie hinein arbeitet. Die einzelnen Laute können strahlförmig oder im Bogen in Augenhöhe ausgeführt werden. Diese Übungen werden abgeschlossen durch Fußübungen, wobei der Patient in großer Ruhe auf die gleichen Farben mit ihren Fixpunkten blickt.

Es kommen folgende Übungen als Programm in Frage:
I A O.
L und S auf der Ich-Linie zwischen Enzianblau und Gelb.
Großes heileurythmisches A,
wonach man sofort tiefes Türkisgrün anschauen lässt – dreimal –
und dazwischen Zeit lässt für das Entstehen eines Nachbildes.
Raumorientierungsübungen wie bei Computeraugenschäden;
Schaukel-L wie bei Myopie, weil die Verfassung ähnlich sein kann wie bei
Myopen, und
kleines Schaukel-L horizontal in Herzhöhe, auf der Ich-Linie.
Schaukel-M in Augenhöhe, weit nach vorne und weit hinter den Kopf
und zurück etc.; auch auf der Ich-Linie zu üben:
Großes G in Formen gelaufen nach allen Richtungen oder auch mit ∪∪–.
Im Sitzen
L M G mit den Füßen:
L vor Rosa,
M vor Grün,
G vor Gelb,
kurz dreiteilig schreiten lassen.
Großes heileurythmisches I
kurz dreiteilig schreiten lassen.
L M S am Hinterkopf sitzend (wie bei Netzhautdegeneration);
L M S mit den Füßen, eventuell S mit Schritt;
L M S schwingend groß im Raum zwischen Blau und Gelb oder Gelb und Blau;
andächtig vor- und rückwärts schreiten, eventuell einen Stab auf den Händen tragend.

Gesichtsfeldübung sitzend mit Fingern und Farben

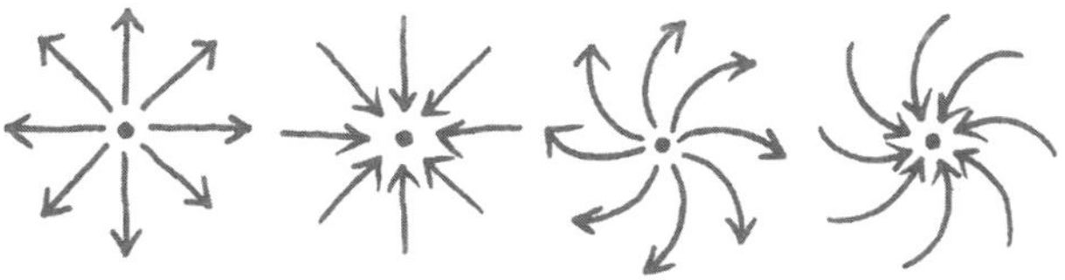

Die Farben können auch in Kreisen aus Seidenpapier angeordnet werden. Die Farbzusammenstellung wählt man im Zusammenhang mit dem Zustand der Augen und oft auch mit der Temperamentslage des Patienten.

Mit weich gestrecktem Arm werden die Fingerlaute L I, S I, M I vom Zentrum zur Peripherie des Gesichtsfeldes geführt. Je nach der Verfassung des Patienten kann auch zum Zentrum zurückgekommen werden. Die Fingerlaute können auch in anderer Folge gemacht werden, zum Beispiel M I, S I, L I usw. Auf das Zentrum der Farben konzentriert, schaut der Patient nicht seinen Fingerbewegungen nach. Unabhängig davon, ob er strahlige oder gebogene Formbewegungen macht, geht man immer etwas über die Gesichtsfeldmöglichkeiten hinaus, damit der Patient lernt, mit seinem Bewusstsein dorthin zu folgen. Die Füße üben diese Laute ebenfalls.

Diese ganze Übung macht man sitzend, weil sie von den Wesensgliedern des oberen Menschen einen starken Einsatz verlangen. Abschluss der Stunde – die bei diesen Patienten ca. sechzig Minuten dauern soll – ist das große atmende S zu zweit und dann I A O. Man streut einem solchen Programm gerne kleine Geschicklichkeitsübungen, besonders mit den Füßen, ein.

Einen starken Einfluss können die Stabübungen auf das Auge haben, wenn man sie direkt auf diese Übung folgen lässt. Dann aber sollte man nicht das heileurythmische A, sondern das heileurythmische I anschließen. Das heileurythmische A würde dann sehr schön *vor* den LMS-Hinterkopf-Lauten eingefügt zur Wirkung kommen.

Farben bei Retinopathia pigmentosa und bei Maculopathie

Zum Schluss soll noch einmal betont werden, wie bei den verschiedenen Stadien der Retinopathia pigmentosa durch die Farbübungen eine Belebung im Ätherischen erfahren werden kann. Anfangs zeigt sich, wenn Farben wie Zartgrün und Pfirsichblüt im Wechsel geübt werden, kaum ein Nachbild, auch wird das zarte Grün meist in Begleitung mit gelblich-braunen Flecken wahrgenommen, meist ohne Nachbild, und wenn der Hauch eines Nachbildes kommt, hat es ebenfalls Flecken. Man versucht es immer wieder, die Farberlebnisse zu intensivieren und die ätherischen Kräfte anzuregen, indem man zum Beispiel auch das Fuß-L auf Pfirsichblüt und das Fuß-M auf Zartgrün machen lässt. Dann verstärkt man das Pfirsichblüt durch ein starkes Rosa und das Zartgrün durch ein starkes, tiefes Türkis. Dabei ergibt sich meist ein Nachbild in Magentarosarot, dagegen zeigt sich beim starken Rosa meist ein mehr zum Bräunlichschmutziggrünen tendierendes Nachbild. Man nehme sich genügend Zeit, um die Erfahrungen in Bezug auf die Nachbilder zu realisieren, zum Beispiel dass ein Patient Kobalt- oder Preußischblau als Loch erlebt, aber auf ein nicht scharfes, sondern mehr goldenes Gelb noch reagieren kann.

Das Gleiche gilt für die Patienten mit Macula-Degeneration, denn auch hierbei geht es um die Stelle des deutlichsten Sehens und um die Erhaltung der Funktionen der Zäpfchen, die gerade an dieser Stelle am intensivsten, wie zusammengedrängt, die strömenden Kräfte der Zirkulation benötigen.

Mit größter Sorgfalt muss man die Belastungsfähigkeit der Augen herausfinden. Besonders bei der Macula-Degeneration braucht man vom Arzt exakte Angaben darüber, ob zum Beispiel eine trockene oder eine feuchte Degeneration vorliegt. Bei der trockenen können die Übungen wie bei der Retinopathia pigmentosa gemacht werden. Bei der feuchten muss man warten. Nichts darf ohne die Zusammenarbeit mit dem Arzt unternommen werden!

Heileurythmische Übungen bei Netzhautdegeneration

(Grundlagen im Kapitel «Die Netzhaut [Retina]» von Paul Blok, S. 87f.)

Infolge mangelhafter Durchblutung einzelner Netzhautbereiche durch eine allgemeine Arteriosklerose kann beim alternden Menschen eine Netzhautdegeneration entstehen. Zum Verständnis des damit verbundenen Wesensgliederverhaltens sei eine Schilderung der Sklerose aus dem Buch von Margarete Kirchner-Bockholt angeführt:

«Es kann auch geschehen, dass bei einer schwachen Ich-Organisation der Astralleib die Tätigkeit des Ich übernimmt. Dies tritt beim alternden Menschen auf, wenn das Ich sich zu früh aus dem organischen Wirken zurückzieht, der Astralleib sich jedoch nicht mitlöst und der Abbau zu stark auf den Astralleib übergeht. Dann tritt Mineralisches an falscher Stelle auf – es entsteht zum Beispiel die Arterienverkalkung. Das führt uns dazu, auch bei Alterssklerose das U zu verwenden. Wir müssen damit jedoch vorsichtig sein. Da das Ich schon geschwächt ist und der Astralleib zu selbständig abbaut, muss man zuerst Übungen verwenden, die das Ich stärken und den Astralleib wieder dem Ich gefügig machen. Rückwärtsschreiten, Ich-Linie, I-Übung, kurz alles, was das Ich erkraftet, verbinden wir mit A-Verehrung, mit M, mit L M und R – immer mit dem Ziel vor Augen, bis zur U-Übung zur gegebenen Zeit zu kommen.»[44]

Der Patient selbst bemerkt zunächst keine Störungen, denn es sind anfänglich noch genügend kompensierende Netzhautteile da. Der Prozess ist deswegen meist fortgeschritten, wenn er zur Behandlung kommt. Die Heileurythmie kann einen wesentlichen Beitrag zu dieser Behandlung leisten.

Wir nehmen die Laute L, M, S, – U, – E. Sie werden zuerst groß im Raum ausgeführt. Darauf folgen die Laute mit den Händen; bei den meisten Patienten lässt man sie im Sitzen machen, über den Knien, als Vorübung. Dann lässt man am Hinterkopf ein milde ausstrahlendes L machen. Es soll vom Rücken und Hals aus als strömende Bewegung nicht zu hoch viermal am Hinterkopf ausgeführt werden, anschließend lassen wir gleich das L mit den Füßen üben.

Nun folgt die M-Übung: Das M soll mit parallel gehaltenen Händen den Ätherstrom vom Hals aus über die Hinterkopfrundung so weit nach vorn führen, dass die Fingerspitzen noch nicht einmal die Stirn in Höhe des Haaransatzes erreichen. Dort angelangt, wenden wir die Hände sanft um und führen die M-Bewegung im Bewegungsstrom wieder sanft zum Hals zurück. (Der Bewegungsstrom soll beim Wenden nicht abgebrochen werden.) Viermal wird dieses M gemacht, und danach übt man das Fuß-M mit jedem Fuß einzeln.

Das S wird am Hinterkopf in gleicher Größe wie das L mit den Händen ausgeführt. Dieses S ergibt zwei stehende Lemniskaten, eine für jede Hand. So entsteht ein kleiner Freiraum dazwischen. Nach viermaligem Üben erfolgt sofort das S mit den Füßen, einzeln oder im Sitzen, wenn nötig mit Anlehnen – mit beiden Füßen zugleich. (Dabei darauf achten, dass keine Bauchdeckenspannung entsteht.) Das S ist immer mit Wärme zu gestalten. Sobald der Patient im Sitzen diese LMS-Übungen einigermaßen beherrscht, kann man sie im Rückwärtsschreiten (dreiteilig) versuchen.

Bei diesen Übungen wurden auch Farben erfolgreich angewendet, nachdem der Patient die genannten Laute erübt hatte: Auf einem Hocker sitzend, schaut der Patient kurz auf die Farbe, dreht sich um und übt mit dem Rücken zur Farbe den Laut am Hinterkopf. Bei den entsprechenden Fußübungen wird mit dem Gesicht zur Farbe geübt:

L mit Pfirsichblüt
M mit Zartgrün
S mit Pfirsichblüt

Die Augen schauen dabei immer geradeaus.

Zum Abschluss der Übungen mit den Farben wird still auf ein helleres Blau geschaut.

Dann folgen – ohne auf Farben zu schauen – U und I als große Vokalübungen. Dies muss mit besonderer Vorsicht geschehen. Zunächst werden die Fußübungen eingesetzt, erst danach kommt man zu den Übungen mit den Armen. Die Armübungen werden anfangs von oben nach unten gemacht, erst wenn die Erkrankung sich stabilisiert hat, können wir das Durchschwingen der Arme versuchen. Das große U wird in aller Ruhe geübt, es sollte im langsamen Durchschwingen erlebt werden, wobei die Handflächen nahe beieinander, jedoch nie aufeinander liegen sollen. Mit den Füßen wird das U wie bei Sklerose gemacht. Man kann abwechselnd an einem Tag das I, am andern das U üben lassen, wobei an keinem Tag das U mit den Füßen ausgelassen werden sollte. Ausdrücklich sei darauf hingewiesen, dass die Übungen nicht für alle Patienten im Sitzen gemacht werden müssen. Die LMS-Übung im Zusammenhang mit Farben kann auch im Schreiten gemacht werden, wenn die Patienten dazu in der Lage sind. – Es kann ja die Netzhautdegeneration schon im jugendlichen Alter auftreten. Dann darf man folgendermaßen verfahren: Der Patient steht vor der Farbe, nimmt sie in sich auf, bewegt sich dann, zwei bis drei Meter langsam rückwärtsschreitend, von ihr fort, dreht sich um und macht wieder rückwärtsschreitend die angegebenen Übungen zur Farbe hin. (Alles Schreiten geschieht dreiteilig.) Dann folgen die Fußübungen im Sitzen. Zuerst das L vor Pfirsichblüt, dann Wechsel mit dem Sitz zum Grün mit M und schließlich wieder zum Pfirsichblüt mit S. Auch bei diesen Patienten werden die Übungen abgeschlossen mit einem Anschauen von Blau.

Anfänglich hatte Ilse Knauer bei der Behandlung von Netzhautdegeneration eine G-Übung eingegliedert, ließ sie dann aber meist nur bei der Macula-Degeneration anwenden. Zusätzlich zu der mehr spezifischen Behandlung der Netzhautdegeneration gab sie zur Unterstützung: Liebe-E zur Durchwärmung, «Sympathie – Antipathie» und ein vorsichtiges Ballen und Spreizen. Ein großes S zu zweit (S in Lemniskatenform) reguliert den Atem und fördert die Durchblutung. – Die große S-Übung wird folgendermaßen aufgebaut: Spiegelbildlich symmetrisch formt der Patient links und rechts eine lemniskatenähnliche S-Bewegung. Die Kreuzung jedes einzelnen S liegt auf Herzhöhe. Zwischen den beiden S-Bewegungen bleibt ein freier Raum, der einen «Gegenraum» darstellt (in den später beim großen U die Wärme des U hindurchströmen kann). Die Entstehung dieses «Gegenraums» müsste nach einigem S-üben dem Patienten bewusst geworden sein.

Das Lemniskaten-S beginnt seitlich an der Peripherie von Hüfthöhe nach unten, von wo es – ständig an der Peripherie bleibend – hinauf- und hinunterströmt. Da die S-Kreuzung auf Herzhöhe liegt, können wir beim Hinuntergehen von dort aus die Arme sogleich rundend nach hinten zum unteren Rücken bewegen. Das S sollte warm, gleichmäßig geführt und ohne Schärfe gestaltet werden im Vorwärts- und Rückwärtsschreiten. Es sollte als ein großes, weich-plastisch sich formendes Gebilde erfahren werden. Die ganze Bewegung muss sich in großer Ruhe vollziehen. Die seitlichen Bewegungen von der Kreuzung aufwärts, wie später auch abwärts, sind weitausgreifend zu gestalten. Bei der hinunterströmenden Bewegung erfolgt eine leicht dynamische Beschleunigung, bis man, unten angekommen, die Bewegung sanft ausklingen lässt. Vor jedem Neueinsatz zur S-Bewegung entsteht eine Pause, die der Patient bewusst erleben soll. Dieses Pausenerleben ist sehr wichtig, damit der Patient einen ruhig atmenden Bewegungseinsatz geben kann. Eurythmist und Patient stehen sich verhältnismäßig nahe gegenüber, es muss immer einer von beiden rückwärts gehen.

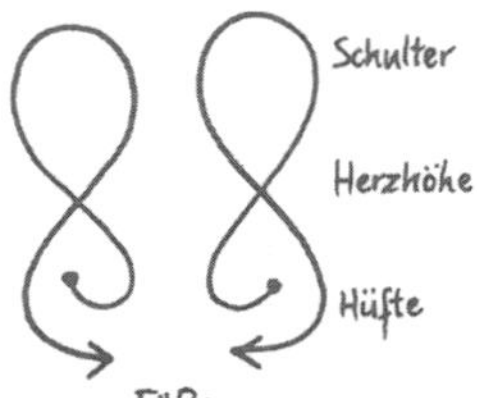

An dieser Stelle möchte ich nochmals darauf hinweisen, dass bei allen Augenerkrankungen selbstverständlich der ganze Mensch beachtet werden muss.

Berücksichtigung von Niere und Leber in der augenheileurythmischen Behandlung

Vorrangig zu beachten haben wir dabei den Zusammenhang einmal von Zirkulations- und Atemrhythmus, aber auch die Funktionen der Leber und der Niere. Für die Augen-Heileurythmie ist es unerlässlich, sich ein Verständnis für das Zusammenspiel der genannten Organe zu erwerben.

Es soll darum auch noch einmal auf die entsprechenden Kapitel in dem Buch «Das Bild des Menschen als Grundlage der Heilkunst» von Husemann-Wolff verwiesen werden. Zur Niere wird dort auf das Wechselspiel von Einatmung/Ausatmung hingewiesen und hervorgehoben, dass dies «Abwandlungen der Urpolarität von Sympathie und Antipathie» sind und es der Astralleib ist, «der in allen diesen Polaritäten lebt».[45]

Auch grundsätzliche Darstellungen, wie wir sie bei Rudolf Steiner finden, zum Beispiel im zweiten Vortrag von «Weltwesen und Ichheit»[46] über die Stofflichkeit von Blut und Nerven, sind wichtig, um zu einem Verständnis zu kommen, mit welchen Kräften wir es zu tun haben. Auf der einen Seite die Augenanomalien und Augenkrankheiten, auf der anderen Seite die inneren Organe – das muss von uns in seinen Zusammenhängen immer besser durchschaut werden können, um die Laute zu finden, die da hineinwirken können.

Zur Behandlung der Niere gehören die Laute A, B, P, eventuell auch noch S. Bei Netzhauterkrankungen ist jedoch zu beachten, dass man das große heileurythmische A, wie wir es durch Rudolf Steiner erhalten haben, zunächst nicht anwenden darf. Die heilsame Wirkung des A kann man trotzdem in einer besonderen Abwandlung einsetzen: Man macht mit einem Fuß einen kleinen Schritt nach vorn und formt ein A stehend in der Mitte zwischen den Füßen. Indem man sich auf die Fußspitzen hebt, entsteht auch A unter den Fußsohlen, und gleichzeitig bilden die Arme A seitlich nach unten. Immer noch auf den Zehen stehend, geht man dann senkrecht herunter in die Kniebeuge, beugt beide Knie gleich stark, so dass von den Kniekehlen aus – horizontal nach hinten – abermals das A entsteht. Man richtet sich wieder auf, noch immer auf den Fußspitzen stehend, kommt dann mit den Fersen herunter und löst gleichzeitig das A mit den Armen. Das Ganze wird mindestens sechsmal mit Schritt vorwärts geübt und danach auch im Rückwärtsschreiten. Nur mit diesem eben beschriebenen A darf man zunächst an Netzhauterkrankungen herangehen.

Bei ihren Darstellungen zu den Lauten B und P hebt Margarete Kirchner-Bockholt besonders die Wirkung dieser Laute auf die Wasserausscheidung hervor: «Die Erfahrung hat gelehrt, dass beide Laute bei jeder Wasserretention eine starke Wirkung haben. Auf diese Ausscheidungsfunktion wirkt die von außen nach innen, von oben nach unten kräftig gestaltete P-Gebärde noch mehr als das B.»[47]

Mit dem P dürfen aber bei Netzhauterkrankungen – außer bei der Retinopathia pigmentosa – keinerlei Sprünge gemacht werden.

Für die Behandlung der Leber nehmen wir O, E, G, «Sympathie – Antipathie», gegebenenfalls «Ja – Nein». Wir berücksichtigen dabei Rudolf Steiners zweiten Vortrag im Heileurythmiekurs: «... das O offenbart den Menschen als Seele»[48], jedoch auch Kirchner-Bockholt: «Das O bewirkt das Herausheben der Seele aus dem Stofflichen, wodurch die formenden Kräfte der Seele frei werden, so dass sie auf den Körper gestaltend und konfigurierend wirken können.»[49] Das O in der Behandlung der Leber bewirkt eine Förderung der sublimen Tätigkeit in der Leber. Es sollen ja die gestaltenden Kopfkräfte wirken, von denen die Leber unter Umständen wie verlassen erscheint, das Resultat ist unter Umständen ein mangelnder Gallenfluss, und so ist die ganze Verdauung in Mitleidenschaft gezogen. So ist es das Leberorgan, das bei den Augenkrankheiten berücksichtigt werden muss, worauf Ilse Knauer auch immer wieder aufmerksam gemacht hat.

Wir versuchen, die Leber mit einem warmen O in ihrem eigenen Wärmeelement anzuregen: Von dem O, mit den Armen gestaltet, lassen wir – wie in einem gleitenden Wärmeübergang – das E entstehen. Das darauf folgende G wirkt anregend auf die sanfte Stoßkraft, womit die Galle dann abgesondert werden kann. Nur mit großer Innigkeit sollen O, E und G hier zur Wirkung gebracht werden. Man kann sich des Wortes erinnern, das Lorenz Oken (1779–1851) ausgesprochen hat: «Die Leber ist ein fürchterlich erhabenes Organ.»

PAUL BLOK

Die diabetische Netzhauterkrankung

Die am frühesten auftretenden Veränderungen bei der diabetischen Retinopathie sind die Ausbuchtungen der Kapillaren im Netzhaut-Innenblatt. Das Blut bleibt demzufolge länger im kapillaren Strombett, und es schiebt sich der venöse Bereich in die Richtung des arteriellen Bereiches. Dadurch ist die Sauerstoffversorgung des inneren Netzhautblattes beeinträchtigt; Degeneration, Ablagerung von Abbauprodukten, Absterben der Gefäßwände mit Austritt von Blut in das Gewebe und in den Glaskörper sind die Folge. Allmählich kommt es zu einer Bindegewebsorganisation mit Eintrüben des Glaskörpers und Narbenschrumpfung, und das führt schließlich zur Netzhautablösung und totalen Erblindung. Durch den Mangel an Sauerstoff bilden sich kompensatorisch aufsprießende, minderwertige und rasch blutende Gefäßsprossen. Sie wachsen in chaotischer Form über die Netzhaut und in den Glaskörper hinein. So manifestiert sich der ungebändigt im oberen Pol auftretende Stoffwechsel, der sich auch in den vermehrt auftretenden Entzündungen der Lider und der Bindehaut sowie der Pyorrhoea alveolaris beim Diabetes zeigt. Die über Iris und Kammerwinkel ziehenden leicht blutenden Gefäßnetze verhindern den Vorderkammerabfluss, so dass dadurch in den Endstadien der Krankheit ein unbeherrschbares, äußerst schmerzvolles Sekundärglaukom entsteht, das sogar die Entfernung des Auges notwendig machen kann. Vor allem bei jungen Patienten haben wir es oft mit einem schweren Verlauf und ernsten Komplikationen zu tun. Die Ich-Organisation greift unter anderem vermittels des Zuckers in das Gefüge der Leibesglieder ein, um die Körperlichkeit auf das Menschliche hinzuorientieren. «Bei Diabetes mellitus liegt die Tatsache vor, dass die Ich-Organisation beim Untertauchen in den astralischen und ätherischen Bereich so abgeschwächt wird, dass sie für ihre Tätigkeit an der Zuckersubstanz nicht mehr wirksam sein kann», heißt es in «Grundlegendes für eine Erweiterung der Heilkunst»[50]. Der Mangel an gestaltender Organisationskraft führt schließlich zu den geschilderten chaotisierenden und degenerativen Vorgängen. Oft sind es erbliche Faktoren, aber auch Stresssituationen, die das Eingreifen der Ich-Organisation hindern. Im Nerven-Sinnesbereich bedeutet das ein autonomes, aber zugleich ein minderwertiges Ablaufen von Prozessen, die zuletzt zur «Entartung der Nervensubstanz» (diabetische Polyneuritis) führen. Das Eingliedern des Ich-Gerüstes ist nicht beherrscht. Es zerfällt, und das ist letztlich die Ursache von vermehrt auftretenden Entzündungen. Polar zu den entgleisten Abläufen im oberen Menschen kommt es im Stoffwechsel-Gliedmaßenbereich zu einer übermäßigen, nicht beherrschten Ausscheidung des Zuckers in das Blut, und die entsprechende Ausscheidungstätigkeit der Niere wird auf die Dauer korrumpiert. Die medikamentöse und heileurythmische Therapie muss auf das richtige Einkoppeln der Ichtätigkeit im unteren Menschen hinarbeiten.

RALF BURKART

Netzhautdegeneration bei Diabetes mellitus

In den Industrieländern ist die diabetische Retinopathie eine der Haupterblindungsursachen.

Der Diabetes mellitus kann sämtliche Gewebe des Auges schädigen. Zu Sehbeeinträchtigungen führt jedoch fast nur der Befall der kleinen Gefäße der Netzhaut.

Wir unterscheiden nicht proliferative von proliferativen Formen. Bei der nicht proliferativen Form kommt es aufgrund der Gefäßschädigung zu Ödemen, Blutungen und Arealen von Minderdurchblutung. Bei der proliferativen Form kommt die Bildung von neuen Gefäßen dazu, die zu schweren Blutungen, Netzhautablösungen und Glaukom und letztendlich zur Erblindung führen. Frühzeitig entdeckt ist heute durch die Behandlung mit Antikörpern gegen Gefäßneubildungsauslöser (VEGF) der Erhalt der Sehkraft über lange Zeit möglich.

DANIELA ARMSTRONG

Heileurythmische Übungen bei diabetischer Netzhauterkrankung

Bekommen wir einen Patienten mit Diabetes und dadurch bedingter Veränderung der Netzhaut, müssen wir äußerst behutsam vorgehen, wenn wir ihn in seine Übungen einführen. Wir unterscheiden drei Aspekte in der Behandlung:

1. die Diabetesbehandlung,
2. die Behandlung der Netzhautdegeneration und eventuelle Blutungen,
3. die Augenanlage: Hyperopie, Normalsichtigkeit, Myopie.

Man beginnt am besten mit den Lauten für Diabetes: D und T. Mit dem Bein-R wartet man, bis die Augen des Patienten diese Übung ertragen können.

D

Der Ausgangspunkt der Lautgebärde sollte in Schulterhöhe sein; die Ellenbogen werden im rechten Winkel gehalten. Dadurch weitet sich der Atmungsmensch und bringt den Wärmestrom, da er die Hände immer enger zueinander bringt, in die Beinregion. Es entsteht dabei eine konisch nach unten gehende D-Bewegung, da die Hände seitlich der Oberschenkel bleiben sollen. Den lila Charakter des Lautes müssen wir sehr beachten.

T

Das T übt man im Wechsel mit dem D, um den oberen Menschen durch diesen «geistigen Einschlag» bis in den Atmungsmenschen und von dort bis in die oberen Bauchorgane mit dem Licht inniger zu verbinden im Ätherischen. Wir lassen das T so üben, dass der Patient sich zugleich mit dem «sanften» T-Einschlag der Hände langsam auf die Fußspitze erhebt und dabei erleben lernt:

I

Ich hebe meinen Leib zum Licht empor, um es zu empfangen; es möge mich durchdringen. Die Augen sollen ständig geradeaus schauen. Seine Ich-Organisation kräftigt sich dadurch sehr bald.

Es sollten I-Übungen mit den Armen und Beinen gemacht werden. Manchmal muss man sie dem Patienten zuerst im Sitzen beibringen, um sie bald im Stehen und Gehen zu machen, wobei die Ich-Linie auch hier gern angewendet wird.

M und atmendes S zu zweit

Man schließt meistens mit dem M im Vorwärtsgehen, wobei das M von etwa Schulterhöhe schräg in leichtem Bogen nach unten gemacht wird. Der Blick des Patienten ist bewusst horizontal geradeaus gerichtet.

Durch das S wird der Astralleib des Patienten gefügig gemacht. Wir können wählen, ob wir die Kreuzungen in der Mitte gebrauchen wollen oder eine S-Bewegung anwenden, bei der die senkrechte Mitte frei bleibt von Kreuzungen. Dafür aber sollen die Kreuzungen, die der linke und der rechte Arm machen, bewusst in Herzhöhe gehalten werden. Dieses große atmende S wirkt sehr stark auf den Kreislauf. Besonders wenn es zu zweit ausgeführt wird (wobei ein Sich-gegenüber-Stehen der Ausgangspunkt wäre), wirkt es rasch auf den Patienten, da die Dynamik dieser S-Bewegung, von der Eurythmistin geführt, sich verlangsamen und beschleunigen lässt. Man kann damit den Puls unmittelbar regulieren.

Macht man im Zusammenhang hiermit dann eine M-Übung (im Rhythmus ∪∪–), vorwärts schreitend, dazu die M-Gebärde in großer Ruhe in leichtem Bogen schräg abwärts vom Herzen zu der Beinregion, so bekommt der Patient seine Mitte wieder in den Griff. Er fühlt sich dann freier für die Übungen am Kopf. Deren Reihenfolge ist: L D I – S T I – M D I.

Übungen am Kopf

4 x L in Herzhöhe, an der Peripherie vorne bleibend mit gerundeten Händen wie blau; es soll sich zum Schluss zusammenziehen bis in die Finger; dazu dreiteiliges Schreiten nach vorn. Oder später: das gleiche kleine L am Hinterkopf, Schritte nach rückwärts.

4 x D deutend *nach unten* (Luna-Zone) mit Kniebeuge, ohne Sprung.

4 x I das willensmäßig sein soll; in Ruhe kraftströmend von unten hinaufführen mit Schritten vorwärts. Gleich anschließend daran nach rückwärts einsetzen, dabei den I-Arm strahlend nach unten senken.

Pause

4 x S groß, atmend, zuerst vielleicht nur von oben nach unten führend, je nach dem Zustand des Patienten mit einigen Schritten vorwärts und rückwärts.

2 x T (oder 4 x) im Stehen (Eurythmiefigur!). Gerundete Arme – Handflächen nach unten – seitlich weit nach oben bewegen und beim «geistigen Einschlag» sich in Ruhe auf die Zehen heben, so dass man diesem Einstrahlen entgegengeht mit dem physischen Körper.

4 x I wie oben beschrieben.

Pause

4 x M mit parallelen Armen, ausatmend, schräg in leichtem Bogen abwärts mit je einem Schritt; vorwärts und rückwärts. Oder: Über dem Kopf hin und zurück zwischen Nacken (Hinterkopf) und Haargrenze in der Stirne; dort über den Haaren noch wenden für den Rückweg; mit Schritten vorwärts oder rückwärts. (Für geschickte Leute mit Gegenbewegung.)

4 x D wie zu Anfang (S. 115) beschrieben, mit Kniebeuge, ohne Sprung. Unten angekommen, bitte zuerst ganz entspannen in Hand und Arm und nun frei im Rücken wieder aufrichten (I): warme Verbindung bilden zwischen dem Kopf und der Erde.

4 x I wie vorher beschrieben.

Pause

Weiter wären zu üben:

U: die große heileurythmische Übung mit Betonung auf Abwärtsbewegung;

I: die große heileurythmische Übung.

S: Beine und Füße.

T: übergehend in M abwärts und deutendes D, ohne Sprung.

Zur Unterstützung der Niere: A mit den Beinen, mit den Füßen auf den Zehen, in die Kniebeuge gehen, dazu A mit den Armen. Kniekehlen als A erleben, zurück in Ruhe und langsam auf die Fersen herunter, Arme lösen. B und P mit Händen und Füßen üben.

Zur Unterstützung der Leber: L M O E G (oder L M O klein am Körper auf der Leberseite).

«Ja – Nein», Hoffnung-U.

PAUL BLOK

Netzhautablösung (Ablatio retinae)

Bei der Netzhautablösung fällt das innere Netzhautblatt in den Glaskörperraum hinein, das äußere Pigmentepithelblatt bleibt im Zusammenhang mit der angrenzenden Aderhaut. Solange der Glaskörper eine mit feinen Eiweißmolekülen durchstrukturierte Geleekugel ist, kann die Netzhaut nicht in diese Kugel eindringen. Wenn aber im Laufe des Alterns oder vorzeitig im Falle von Myopie oder durch Krankheit oder Unfall bedingt eine Degeneration auftritt, kann sich die Glaskörperstruktur auflösen. Dann dringt der verflüssigte Glaskörper bei Augenbewegungen in vorhandene Defekte des inneren Netzhautblattes ein und erfüllt den virtuellen Spalt zwischen den beiden Netzhautblättern, die dadurch auseinandergetrieben werden. Andererseits kann der am Netzhaut-Innenblatt haftende Glaskörper dieses Innenblatt von der Unterlage des äußeren Blattes wegziehen in den inneren Augenraum hinein, wenn bei Zuckerkrankheit zum Beispiel und bei Glaskörpereinblutungen eine Bindegewebsproliferation mit Schrumpfungstendenz auftritt. Auch bei Tumoren der Netzhaut und der Aderhaut können die beiden Netzhautblätter auseinandergetrieben werden.

Ein Ätherleib, der schwach ist, weil er nicht genügend von den höheren Wesensgliedern impulsiert wird, kann nicht mehr verhindern, dass einzelne Teile der Gestaltung dem Zusammenhang entfallen: Das Verflüssigen, das heißt Physisch-Werden des Glaskörpers und eine löchrige Zersetzung der Netzhaut sind das Ergebnis daraus. Obwohl man der gravierenden Sehbehinderung und einer nach der Ablösung rasch einsetzenden vollständigen Netzhautdegeneration am wirksamsten mit der modernen Netzhautchirurgie begegnet, kann man doch dadurch an der Disharmonie und der Schwäche der Wesensglieder nicht viel ändern. Darum muss mit medikamentöser Therapie und Heileurythmie – Letztere frühestens sechs bis sieben Wochen nach der Operation – behandelt werden.

Die gleichen Gesichtspunkte gelten auch für die prophylaktischen Maßnahmen, die wir einsetzen, wenn wir die Gefahr einer Netzhautablösung kommen sehen (Myopie!) oder wenn eine prophylaktisch angewandte Lichtlaserphotokoagulation vorgenommen wird.

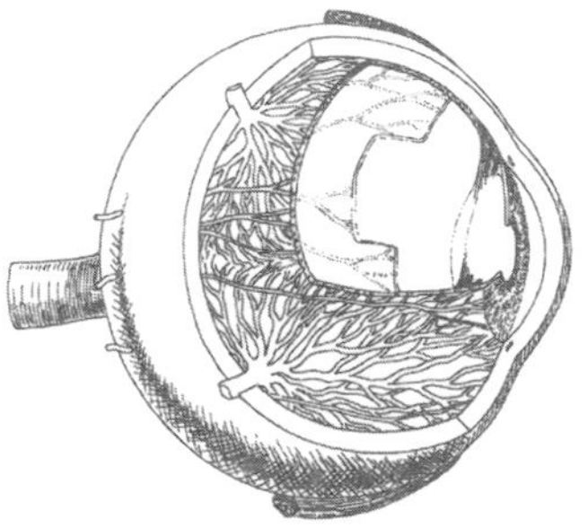

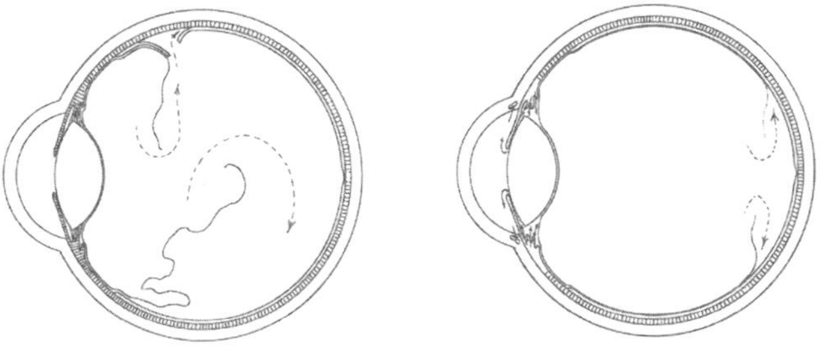

Abb. 21
Schnitt durch die Sehachse des Auges mit schematischer Darstellung der Augenhüllen von außen nach innen. Hornhaut weiß. – Regenbogenhaut, Strahlenkörper und Aderhaut gestrichelt. Netzhaut weiß (Becherform, deren Öffnung ungefähr 5 mm vom Strahlenkörper entfernt ist). – Glaskörper Grenzmembran, gezogene Linie, die den Glaskörper vorne gegen Linse und Strahlenkörper, hinten gegen Netzhaut abgrenzt.

Unten links: Hinterer Glaskörper-Grenzmembranteil gesprungen (Altersdegeneration). Der im Alter verflüssigte Glaskörper dringt hinter die Membran (gestrichelte Pfeile) und wühlt diese von der Netzhaut ab. – Kammerwasserproduktion, -zirkulation und -verschwinden in den Schlemm'schen Kanal (mit kleinen Pfeilen dargestellt).

Unten rechts: Total abgelöste hintere Grenzmembran, die oben beim Zug an der Netzhaut noch ein Loch eingerissen hat, wo hinein jetzt verflüssigter Glaskörper dringt und beide Netzhautblätter auseinandertreibt, so dass das innere Netzhautblatt in den Glaskörperraum hinein verdrängt wird; wie zuvor die hintere Glaskörpergrenzmembran: Netzhautablösung.

RALF BURKART

Weiteres zur Netzhautablösung (Amotio retinae)

Eine Netzhautablösung ist die Abhebung der neurosensorischen (inneren) Netzhaut vom Pigmentepithel.

In den meisten Fällen entsteht die Ablösung durch das Eindringen von Flüssigkeit durch ein Netzhautloch.

Dafür ist die Glaskörperabhebung mit teilweiser Verflüssigung des Glaskörpers Voraussetzung.

Netzhautlöcher ohne oder mit nur geringer Abhebung können mit dem Laser behandelt werden, ansonsten erfolgt die Versorgung operativ. Sehr viel seltener kommt es zu Netzhautablösungen durch Taktionen, Entzündungen (exsudativ) oder durch Tumoren.

ILSE KNAUER, DANIELA ARMSTRONG

Heileurythmische Übungen bei Netzhautablösung

Reihenfolge: L M N

L horizontal in O-Größe (klein) auf Herzhöhe mit Schaukelschritt vorwärts;

M parallel mit beiden Armen nach rückwärts;

M klein am Hinterkopf bis zur Haargrenze und zurück, in die Rückenströmung hineinarbeiten (immer nur seitlich lösen!) rückwärtsschreitend;

N mit einem Schritt rückwärts: N in Augenhöhe nach vorne und zurück an den Schläfen vorbei zum Hinterkopf (vor jedem Rückwärtsschritt eine kleine Gewichtsverlagerung nach vorne);

Fuß-I und Fuß-S im Schreiten vorwärts und vor allem rückwärts;

E große Übung, noch ohne Durchschwingen, eventuell die Arm-E-Übung, welche von den Fingern zum Ellenbogen und zurück läuft.

L horizontal vor dem Herzen beginnen und langsam in Stufen bis in die Luna-Zone bringen, dazu Schaukelschritt vor- und rückwärts.

M mit Schaukelschritt (die Gegenbewegung entsteht zwischen Händen und Füßen, indem man beim Schritt vorwärts die Hände von vorn nach hinten bewegt). Vorne vorsichtig im Bogen über die Schultern, dazu einen kleinen Schritt rückwärts.

«Antipathie» mit den Füßen, sowohl rechts wie links mit Schritten nach hinten.

Nieren- und Leber-Übungen.

Achtung:

Erst sechs Wochen nach der Operation mit Heileurythmie beginnen. Keine Sprünge!

Ausführung:

Um dem Patienten gleich die Beziehung von vorn zum hinteren Raum nahezubringen, bewegen wir zuerst aufrecht in großer Ruhe das N von unten nach oben und lassen es langsam gleitend übergehen in die horizontale Bewegung von vorne nach hinten. Wir machen das zunächst in Schulterhöhe und lassen den Patienten dazu jeweils gleichzeitig mit der N-Bewegung einen kleinen leichten Schritt rückwärts machen. Erstaunlich bald wird er sich dabei wohlfühlen, und das Nach-hinten-Schreiten wird ihm zu einer selbstverständlichen Übung. Man kann schon jetzt ein zartes Lila im Hintergrund aufhängen, dem er sich, Schritt um Schritt übend, rückwärts nähert. Dann beginnt man in Augenhöhe das N bewusster nach hinten zu führen, und Handgelenke und Handrücken beleben sich: Der Patient lernt, die Wärme, die er zuerst voll Interesse durch seine Innenhand nach vorne strömen lässt, im N nach hinten zu geleiten durch die Handgelenke, während er an den Ohren vorbei rückwärts bewegt. Schließlich spürt er selber, dass hier durch diese N-Bewegung ein Wärmestrom erzeugt wird, der zuerst horizontal nach vorne und dann nach hinten, weit hinter Kopf, Hals und Schultern strömt.

Als Nächstes versucht man, den Laut M rückwärts mit Schritt zu üben, in paralleler Haltung der Arme und Hände an den Ohren vorbei über die Schultern, und man nimmt nun Grün für den Hintergrund.

N horizontal rückwärts mit «Antipathie»-Schritt und M in rückwärtiger Bewegung sind die ersten und zunächst wichtigsten Laute.

L darf zuerst nicht anders geübt werden als horizontal, am Zwerchfell beginnend und mit Schaukelschritt vorwärts, ähnlich wie bei der Glaukombehandlung. Das L bis Luna hinunterzuführen, ist erst nach einiger Zeit möglich.

Anschließend die große heileurythmische E-Übung, aber *ohne* Durchschwingen, lediglich ein langsames Durchziehen nach unten wäre erlaubt, die Arme werden dann seitlich hochgenommen für ein neues Durchziehen nach unten.

Die E-Übung, die von den Fingerspitzen bis zu den Ellenbogen hin- und herläuft, wäre hier auch angebracht. Weil das E hier horizontal gemacht wird, gibt es keine Gefahren für den Patienten. Wir beginnen die E-Bewegung an den Fingerspitzen und gehen hinauf bis zu den Ellenbogen. Dabei gehen wir im Schreiten nach vorne. Gehen wir dann wieder zu den Fingerspitzen mit der E-Bewegung, müssen wir im Schreiten rückwärts gehen. Die Richtungen der Schreitbewegungen müssen entgegengesetzt zu den Horizontalrichtungen der E-Bewegungen genommen werden.

Ist der Patient so weit gefestigt, dass man mit den Lauten am Kopf beginnen darf, dann übt man vor dem Herzen an der Peripherie ein L um das Handgelenk, aber nicht strahlend wie bei der Netzhautdegeneration, sondern ein blaues kleines L, das beruhigend wirken soll, wenn man es dann am Hinterkopf ausführen lässt. Die Beziehung von der Handinnenfläche zum Inneren des Kopfes soll hier zum Ausdruck kommen. Hierzu lässt man Schritte rückwärts machen.

Auch das M wird zuerst klein vor der Brust geübt, um es dann – beginnend am Nacken – mit der Rundung des Kopfes nach vorne zum Haaransatz zu bringen. Hier wenden sich die Hände, ohne in die Stirne hineinzuströmen, und gehen dann den Weg zurück zum Nacken, wo sie wiederum wenden, um diese M-Bewegung zu wiederholen. Man macht es mit nur einer Wiederholung, bis der Patient sich daran gewöhnt hat. Zuletzt sollte er vier dieser Doppelbewegungen ausführen können. Hierzu lässt man ihn einige leichte Schritte rückwärts machen.

Um die Kopfsphäre wiederum in Harmonie mit dem Atmungsmenschen zu bringen, ist es notwendig, jeweils Fußlaute zwischendurch üben zu lassen. Die Übungen L und M am Hinterkopf müssten dann folgendermaßen mit den Fußübungen kombiniert werden:

L am Hinterkopf mit Schritten rückwärts zum Rosa;

L mit den Füßen, sitzend, dabei die Farbe anschauen;

M über dem Kopf, am Nacken beginnend, mit Schritten rückwärts zum Grün;

M mit den Füßen, sitzend, jeweils mit einem Fuß, dabei die Farbe anschauen.

Hier wirken wir also besänftigend auf die Astralität am Kopf und aufbauend im Ätherischen. Nun muss eine Zirkulationsübung folgen, zumindest bei Anfängern, da sie durch das konzentrierte Üben öfters den Atem anhalten. Dazu nehmen wir

S groß und atmend zu zweit, später allein (siehe Glaukom: großes S zu zweit) und gleich anschließend

S im Schreiten mit dem Fuß,
I im Schreiten mit dem Fuß, ferner
Liebe-E – Hoffnung-U und später
dreiteilig Schreiten rückwärts.

Langsame Rhythmen sind zu wählen, hauptsächlich auf der Ich-Linie, erst später kleine Formen laufen.

PAUL BLOK

Glaukom – grüner Star

Im normalen Auge besteht ein leichter Überdruck, der die kugelige Augenform mit der daran gebundenen Funktion gewährleistet. Erinnern wir uns daran, dass die Kugelgestalt den größtmöglichen Inhalt bei kleinster Oberfläche erlaubt und dass Flüssigkeit sich – hier innerhalb der nichtelastischen Lederhauthülle – nicht komprimieren lässt. Das am Strahlenkörper im Auge austretende Kammerwasser umspült und ernährt die Linse und steht mit dem Glaskörper im Austausch. Es fließt dann mit Stoffwechselschlacken durch die Pupillenöffnung in die Vorderkammer. Von dort gelangt es in den Kammerwinkel, passiert durch ein siebartiges Gewebe die Lederhaut und entleert sich in die Bindehautvenen, um wieder in den Körperkreislauf aufgenommen zu werden.

Zu starke Kammerwasserproduktion im Verhältnis zur Abflussmöglichkeit lässt den Augeninnendruck steigen, bis sich auf einem höheren Druckniveau ein neues Gleichgewicht einstellt, sei es, dass unter Einfluss der Drucksteigerung eine raschere Abfuhr im Kammerwinkel oder ein Rückstau an der Quelle des Strahlenkörpers verwirklicht wird. Denkbar ist auch, dass das normal funktionierende Regelsystem bei höherem Augendruck ein neues Gleichgewicht herstellt. Der Glaskörper spielt eine noch wenig erkannte Rolle als Speicherorgan und Filter dieses Kammerwassers. Um die Dekompensation der Druckregelung bei Glaukom zu verstehen, werden verschiedene Faktoren postuliert wie Verstopfung oder Degeneration des Filters, Überproduktion des Kammerwassers, Dekompensation der lokalen oder zentralen nervösen Regulierung. Als Folge der Drucksteigerung werden die den Sehnervenkopf (Sehnerven-Eintrittsstelle im Auge) versorgenden Blutgefäße zusammengedrückt. Dadurch werden die Sehnervenfasern von ihrer Ernährung abgeschnitten, sie sterben ab, und damit hört die bewusste Betätigung des Sehens auf, das heißt, es erfolgt die Erblindung.

Neben dem zentralen Sehen spielt die gleichzeitige Wahrnehmung der Gegenstände rings um den Fixierpunkt eine wesentliche Rolle. Dieser Wahrnehmungsbereich wird «Gesichtsfeld» genannt. Gerade an den typischen Gesichtsfeldausfällen in zeitlicher

Folge kann man den glaukomatösen Zerfallsprozess erkennen und den Therapieerfolg ermessen und kontrollieren.

So wie man das Auge als fast physikalischen Apparat auffassen kann, wird man auch mit physikalischen Begriffen und Erklärungen ein gutes Stück vorankommen, und mit den daraus sich ergebenden Behandlungsmethoden kann man einige Erfolge verzeichnen in dem Sinne, dass die Reduzierung des Augeninnendrucks auf Normalwerte (zwischen 10 und 21 mm Hg Überdruck über den uns umgebenden Luftdruck von 1 Atm.) das Fortschreiten der Funktionsausfälle aufzuhalten vermag.

Die wirksamsten drucksenkenden Mittel wurden empirisch gefunden. Da in den meisten Fällen keines dieser Medikamente auf Dauer ein Fortschreiten der Erkrankung mit erneutem Druckanstieg und Zerfall des Gesichtsfeldes aufzuhalten vermag, dass sogar deren manchmal bedrohliche Nebenwirkungen eine wiederholte Anwendung unmöglich machen, zeigt, dass man das Glaukom nicht ausschließlich physikalisch-chemisch erfassen kann.

Durch Rudolf Steiner haben wir den Hinweis, dass die Ursache des Glaukoms auf einem «Zu-physisch-Werden» des Glaskörpers beruht. Die organische Tätigkeit des Ätherleibes im Körper ist zu schwach geworden. Der Ätherleib kann nicht mehr an den Glaskörper heran. Damit er ihn wieder durchsetzt und belebt, regte Rudolf Steiner an, dass beim an Glaukom erkrankten Patienten die Ausatmungstätigkeit gefördert werden müsse. Die Verstärkung der Ausatmung regt die aufbauende organische Tätigkeit im Kopf an und damit auch die Belebung des Glaskörpers.[51] Er empfahl deswegen als medikamentöse Therapie kohlensauren Kalk aus Knochenerde, vermischt mit einem Saft aus Luftwurzeln. Die Anregung des Ausatmungsprozesses zeigt sich auch in einer besseren Durchgestaltung des Wasserorganismus deutlich. Die Leber als Regulator des Wasserhaushaltes sowie die Niere (Durchatmung des Organismus) müssen in die Behandlung selbstverständlich einbezogen werden. Bei jeder Einatmung wacht der Mensch verstärkt für die physische Umwelt auf: Überwiegen des Abbaus. Bei der Ausatmung zieht er sich leise von der Umwelt zurück: vermehrte innerorganische Tätigkeit, Aufbau. Dem Aufnehmen von Eindrücken folgt ein geistig-produktives «In-sich-Verarbeiten». In diesem Sinne wird der Ausspruch Rudolf Steiners verständlich, dass Glaukom und Hyperopie in Beziehung stehen.[52]

Lassen wir nun das Bild eines Glaukomkranken, so wie er uns anschaut, auf uns wirken: wach, in fixierter Aufmerksamkeit Eindrücke aufnehmend. Der polar sensitive Teil des Auges (Netzhaut und Glaskörper) ist überwältigt, die *Einatmung* überwiegt. Beim Gesunden spielt sich demgegenüber Sich-Lösen von der Wahrnehmung ab, In-sich-gekehrt-Sein, Sich-Besinnen auf das Wahrgenommene, Verarbeitung, schöpferische Tätigkeit, Phantasie, *Ausatmung*. Die ausgeatmete Kohlensäure lässt Äther zurück, der die menschliche Organisation geeignet macht, sich den geistigen Einflüssen zu öffnen.[53] So verläuft das Leben im Gestalten und Wieder-Auflösen, damit neu gestaltet werden kann. Wenn nun zu stark in der Geste des Einatmens verharrt wird, ist eine Umgestaltung nicht mehr möglich. Der zu physisch gewordene Glaskörper verhindert den Flüssigkeitsaustausch. Wenn also das Kammerwasser nicht im belebenden Austausch mit diesem Glaskörper verkehren kann, führt es dem Filter (Trabeculum) ein Übermaß an aus dem Lebenszusammenhang gefallenen Schlacken zu, die den Filter «verstopfen». Das Absterben des Sehnervs spiegelt den oben erwähnten Prozess genau wieder. Die peripheren, am wenigsten bewusst erlebten Gesichtsfeldpartien leiden zuerst, die Dunkeladaption nimmt ab. Damit wird das Ich in seiner Wahrnehmung ganz allmählich, fast unbemerkt, von den peripheren Gesichtsfeldeindrücken abgeschnitten und immer mehr an einen röhrenförmig verbleibenden zentralen Gesichtsfeldrest gefesselt. Ein Gesamteindruck der Umgebung fehlt. Unbewusst wird eine Verlagerung der Aufmerksamkeit von Punkt zu Punkt eingeleitet. Die Wahrnehmung kann nur noch mit bewusster, verstärkter Anstrengung, vom Ich aus suchend, vollzogen werden. In einer neuen Umgebung beispielsweise puzzelt sich der Patient so seine Orientierung zusammen.

In der Mehrzahl verlaufen die Glaukome langsam, über Jahrzehnte sich erstreckend, chronisch progressiv mit Gesichtsfeldzerfall.

Die akute Form tritt bei engem Kammerwinkel auf, vornehmlich bei kurz gebauten hyperopen Augen, wenn dieser Kammerwinkel plötzlich verlegt wird. Das kann geschehen durch die nach vorne kommende Linse – stärkere Akkommodation bei längerem Lesen, durch Bauchlage oder rasch erhöhte Kammerwasserproduktion nach plötzlicher übermäßiger Flüssigkeitsaufnahme.

Durch den rapide ansteigenden Augeninnendruck werden heftigste Schmerzen mit bald allgemeinem Unwohlsein den Patienten in einem heilsam frühen Stadium zum Augenarzt treiben. Dann kann die Behandlung des grünen Stars meist rechtzeitig eingeleitet werden.

Eine kindliche Form des Glaukoms kann bisweilen *vor* der Geburt auftreten durch ausbleibende Resorption einer Gewebsschicht, die das Filterwerk noch abdeckt. Da die Lederhaut in dieser Zeit noch elastisch ist, kann das Auge sich unter der Druckeinwirkung erheblich ausdehnen. Die Kinder werden dann mit sehr großen Augen geboren, und man bewundert die «Schönheit» dieser Augen, wird aber vielleicht abgelenkt von der zugrunde liegenden Erkrankung.

DANIELA ARMSTRONG, ILSE KNAUER

Heileurythmische Übungen beim Glaukom

Da es sich bei dem Glaukom um einen Überdruck der Wasserorganisation im Augeninneren handelt, müssen wir vor allem auf die Durchdringung und die Beweglichkeit des Ätherleibes hinarbeiten. Um den Ätherleib des an Glaukom erkrankten Auges in Bewegung zu bringen, geht man den Umweg über große Gliedmaßenbewegungen.

Ilse Knauer ging zunächst davon aus, dass beim an Glaukom erkrankten Patienten *eine* vergleichbare Situation *wie bei* der Atmung eines Asthmakranken vorliegt, und sie versuchte, vorsichtig mit den Lauten L, A (O), U und M den Patienten zu helfen. Dabei fand sie, dass man das O nicht in allen Fällen anwenden sollte und dass man mit allen Ansätzen der Laute anders umzugehen habe als beim Asthma. Erst sehr viel später ergaben sich Laute wie D zum Beispiel (erste Angabe von Rudolf Steiner für das D von 1912)[54]. Ilse Knauer *versuchte dieses* D mit gleichzeitiger leichter Kniebeuge, *ferner* A im Schritt mit Kniebeuge. Dazu die Leber/Galle-Laute wie O, E, G.

Insgesamt benutzte man folgende Übungen:
L A (O) U M und/oder

A D S
U D S
O E G

Großes A und großes U, nur von oben nach unten und mit den Füßen.

Hoffnung-U und «Sympathie – Antipathie»;

Großes atmendes S zu zweit im Raum;

S im Sitzen mit allen vier Gliedmaßen, nur von oben nach unten geformt;

R im Stehen und mit Schritt, nur mit Bein und Fuß;

Ballen und Spreizen im Sitzen, in neuer Art.

I A O

Schauen wir uns nun die Übungen L-A-U-M an – oder auch L-M-A-U. Das L soll auf keinen Fall vertikal gemacht werden mit diesen Patienten. Diese Bewegung bewirkt, dass der ätherische Strom vermehrt nach oben, also ins Auge, gelangen kann und dort sich stauen könnte. Darum legen wir das L horizontal an, und zwar in Zwerchfellhöhe, wobei wir sehr darauf achten müssen, dass es nicht zu einer Schwimmbewegung ausartet. Der Patient sollte – auch im Zusammenhang mit dem Schaukelschritt – die Empfindung haben, dass er mit den Händen – vor allem mit den Fingern – nur zart die Wasseroberfläche eines Quells berühren würde, dass er diesen zarten Strom, den er durch die Armbewegung entstehen lässt, ebenso zart zum Herzen zurückführt.

Das M führen wir mit jedem Schritt, etwa von Schulterhöhe aus, in ausatmender Parallelbewegung schräg in leichtem Bogen nach unten, loslassen. Dann werden die Arme und Hände sacht und langsam zum Ausgangspunkt zurückgenommen. A wird auf jeden Fall nur von oben nach unten bewegt, und zwar wird jedes Mal, bevor die äußere Bewegung einsetzt, das A vom Herzen aus durch die Schulter innerlich hinaufströmend kurz erlebt, während die Arme ruhig herunterhängen. Die Arme werden erst danach bewegt, von der Schulter aus seitlich des Kopfes mit den Händen ansetzend, um das A über dem Kopf entstehen zu lassen. Dann führt man die Arme kräftig hinunter bis unter den Rücken. Gleichzeitig macht man möglichst viele Schritte und spürt dabei die Bahn des A, welche man entstehen lässt.

Das U wird vorbereitet, indem der Patient die Arme gut entspannt mit abwärts gewendeten Händen, leicht, aber niemals rasch, seitlich hochnimmt, um das U über dem Kopf entstehen zu lassen. Dabei soll das Bewusstsein im Rücken stark mit den Fußsohlen verbunden bleiben – fortwährend Wärme strömend –, solange die Arme seitlich hochgehen. Dann aber strömt das U seine volle Wärme weit hinaus in den Raum (mit möglichst vielen Schritten).

A vorwärts, dann U rückwärts oder A rückwärts, dann U vorwärts.

Nach jedem Vokal folgt sofort das D. Man geht dabei im Schritt mit beiden Knien in die Beuge, das Gewicht ruht auf beiden Füßen. Man fühlt sich zwischen beiden Füßen in der Mitte und richtet sich auf, indem das Empfinden hinunter geht. Die Arme und Hände bleiben entspannt seitlich der Hüften. So ergreift der Mensch die Willenssphäre, den Gliedmaßen-Verdauungs-Menschen, ichhaft kräftig, obschon der Patient den D-Sprung nicht macht: *Ein Glaukom-Patient soll nicht springen!* Dieses D macht der Patient mindestens viermal im Anschluss an die Vokale. Nun orientiert er sich nach rückwärts, und im Schreiten dorthin bewegt er ein S in kleinen Wellen links und rechts, weit seitlich, von oben nach unten.

Es folgen dann die Leber/Galle-Laute O, E, G:

O auf Zwerchfellhöhe, E aus dem O sich formend in Wärme zu den Handgelenken und in die Hände, G auf Zwerchfellhöhe, eventuell mit X-Beinen.

Das große heileurythmische A, das jetzt geübt werden soll, darf sowohl im Aufbau als auch im Durchschwingen nur von oben nach unten gemacht werden.

Zusätzlich soll das A im Schritt stehend erlebt werden. Der

Patient hebt sich auf die Fußballen und lässt zugleich das A durch Arme und Finger entstehen, geht dann in die Kniebeuge und erlebt das A, das sich nach hinten öffnet. Danach kommt er wieder hoch auf die Fußballen, löst das A mit den Armen und senkt die Fersen. Diese A-Übung ist für das Glaukom sehr wichtig.

Das große heileurythmische U wird ebenfalls nur von oben nach unten ausgeführt, sowohl im Aufbau als auch im Durchschwingen.

Beim A wie beim U löst man die Arme jeweils erst dann, wenn man unten angekommen ist, und bringt sie ruhig nach oben (U seitlich, A von den Schultern aus) für das nächste Durchschwingen.

Es folgen die Übungen Hoffnung-U und «Sympathie – Antipathie». Dann übt man eine der S-Übungen und zum Schluss R nur mit den Beinen und/oder den Füßen.

Abschließend noch ein Wort zum Ballen und Spreizen, das man zu Beginn oder am Schluss vielleicht machen lässt: Man kann es mit einem Glaukom-Patienten nicht in der Form ausführen, in der es üblicherweise gemacht wird. Man könnte es im Sitzen versuchen, so dass der Patient sich sitzend zu einem I im Rücken aufrichtet: *Ich stelle mich in die Welt,* dann die Arme ins große E ausbreitet: *in meiner wahren Größe.* Es folgt eine A-Bewegung in Schulterhöhe: *Ich schaue die Welt an. Ich verbinde mich innig mit ihr:* ein zartes Beugen wie «Innigkeit» und sofortiger Übergang in: *Und nun entfaltet sich eine neue Seelenfähigkeit, und ich freue mich:* Freude-Bewegung, nicht über Augenhöhe, sehr an der Peripherie und dann gleich nach unten mit: *Ich schenke meine Freude allen Pflanzen und Tieren und Blumen und Kräutlein:* Dabei wird die Freude-Bewegung so fortgesetzt, dass der Patient unten im Bogen vorwärts und rückwärts mit «Lachen» bewegt. Man kann vor den Füßen enden. Der Patient bückt sich aber keineswegs, er bleibt aufrecht.

RALF BURKART

Niederdruckglaukom

Von Niederdruckglaukom spricht man bei fortschreitenden glaukomtypischen Sehnervenkopf- und Gesichtsfeldveränderungen ohne erhöhte Augeninnendruckwerte. Die Ursache liegt in einem verminderten okulären Blutfluss. Es bestehen ein niederer Blutdruck (besonders nachts), eine gestörte Autoregulation und Gefäßkrämpfe (wie z. B. auch bei Migräne). Typisch sind kalte Hände und Füße.

Die Therapie besteht neben der Augeninnendrucksenkung in der Förderung und Stabilisierung der Augendurchblutung.

Heileurythmie bei Niederdruckglaukom

Übungen für den rhythmischen Menschen wie beim erhöhten Augeninnendruck. Zusätzlich Übungen zur Besserung der peripheren Durchblutung.
Nierenbehandlung.
Solche Übungen finden sich in vielen anderen Behandlungsbeschreibungen.

MARGRET THIERSCH

Niederdruckglaukom

Immer häufiger kommen heute Glaukom-typische Veränderungen am Sehnervenkopf vor ohne erhöhten Augeninnendruck. Der Blutdruck ist zu niedrig. Dadurch degenerieren die Nervenfasern, die im Sehnerv zusammenlaufen, schon durch einen Augendruck unter 20 mm Hg.

Heileurythmie bei eingetretener Sehnervenatrophie ohne erhöhten Augeninnendruck kann – nach Rücksprache mit dem Arzt – Lautübungen für die Netzhaut am Hinterkopf mit einbeziehen:
L – M – S / G – S – G – S (nach Knauer).

Weiter ist für die Zirkulation zu üben. Ansonsten wie beim Glaukom mit erhöhtem Innendruck üben für die Ausatmung, aber immer wieder auch für die Zirkulation. Dr. Knauer sagte: Der Glaskörper ist bei Glaukom zu physisch geworden. Rudolf Steiner: «Glaukom ist Asthma im Auge.» Immer hängt die Glaukomerkrankung zusammen mit dem Rhythmischen System.

Farben: **kein Rötlich.**

Blau, Pfirsichblüt, zartes Chrysolith-Grün. Rudolf Steiner nennt dies ein gelbliches Grün wie bei einer unreifen Zitrone.

Bessert sich der Befund: dann auch Blau – Gelb: L – S / S – L.

Bei Glaukom mit erhöhtem Augeninnendruck werden keine Übungen am Hinterkopf gemacht.

PAUL BLOK

Katarakt – grauer Star

Die Augenlinse trägt ungefähr ein Drittel zur Gesamtbrechkraft des augenoptischen Systems bei. Ihre große Bedeutung liegt in der Veränderlichkeit dieses linsenbedingten Brechkraftanteils, womit das ganze optische System veränderlich einstellbar wird und so imstande ist, für das emmetrope Auge Objekte von unendlich fern bis zu weniger als zehn Zentimetern vor dem Auge wechselweise scharf auf die Netzhaut abzubilden. Verwirklicht wird das dadurch, dass zwei antagonistisch wirkende Muskelsysteme die Linse – je nach Bedarf – abwechselnd abplatten (die radiär strahlenförmig verlaufenden Muskelfasern im Strahlenkörper) oder den Linsenaufhängeapparat durch Zusammenziehen kreisrund verlaufender Muskeln im Strahlenkörper erschlaffen lassen und damit die Linse ihrer eigenen Elastizität überlassen, die sich abrunden kann und so stärker lichtbrechend wird. Eine flach ausgezogene Linse ermöglicht die Scharfeinstellung auf weit entfernte Objekte, die sich selber überlassene abgekugelte Linse die Scharfeinstellung auf naheliegende Objekte.

Diese an die angeschauten Objekte angepasste Einstellung wechselt nach Bedarf in Sekundenbruchteilen und ist im täglichen Gebrauch praktisch unermüdbar. Die Einstellungsgrenzen umfassen die sogenannte Akkommodationsbreite, die in der Kindheit am größten ist und im Alter durch langsamen Verlust der Elastizität abnimmt. Im hohen Alter ist dann die Elastizität weitgehend aufgehoben. Das ganze System wird starr, und es ist eine fixe Sehschärfe für eine bestimmte, der Augensituation entsprechende Distanz erreicht, die nicht mehr willkürlich geändert werden kann. Deshalb müssen wir dem alterssichtigen (presbyopen) Auge mit einer Brille zu Hilfe kommen, um eine Scharfeinstellung zum Beispiel in der gewünschten Lesedistanz zu ermöglichen.

Die Linse wird bereits in der vierten Embryonalwoche veranlagt und senkt sich aus der Hautanlage in die ihr entgegengestreckten becherförmigen Ausstülpungen der beiden Gehirnbläschen ein und wird dann abgeschnürt. Als Reaktion darauf wird sie von Bindegewebe umgeben und in ihm, als einer sich zur Regenbogenhaut und Aderhaut differenzierenden Hülle, hinter der Pupille aufgehängt. Das ganze Geschehen trägt die Merkmale einer planvoll verlangsamten, zusammengeschobenen Entzündung um die Linse herum, die sich wie ein «eingedrungener Fremdkörper» darbietet. Wohl am deutlichsten können wir hier beim Auge den Hinweis Rudolf Steiners nachvollziehen, dass sich die Außenwelt gleichsam wie ein Golf in ein Sinnesorgan hineinerstreckt.[55]

Das Linsenbläschen wird durch die sich am Äquator vermehrenden und nach innen vordringenden Zellen bald zu einem soliden Organ. Es enthält seinen Neuzuwachs von außen, und ein extremes Zusammendrücken mit gleichzeitiger Entwässerung der inneren Schichten trägt dafür Sorge, dass das Wachstum lebenslänglich erfolgen kann, ohne dass die Linse zu groß wird. Die normale, erwachsene Linse hat an ihrem Äquator einen Durchmesser von 11,5 mm, in der Vorne-Hinten-Richtung einen solchen von ungefähr 4 mm.

Der regelmäßige Aufbau der Schichten und der Verzicht auf eigene Blutgefäße und auf ein eigenes Ernährungssystem sind die Voraussetzung für die notwendige und vollkommene Transparenz dieses Organs. Dadurch resultiert aber auch die starke Abhängigkeit von der die Linse umspülenden Kammerwasserströmung, die Sauerstoff und Nährstoffe liefert, Kohlensäure und Schlacken abführt. Störungen in dieser Versorgung treffen natürlich am empfindlichsten die gerade im Entstehen befindliche äußerste Linsenfaserschicht. Diese äußerste Schicht trübt dann ein und legt als gestörter «Jahresring» zwischen den vor- und nachkommenden Schichten lebenslänglich Zeugnis davon ab, dass der Patient in der entsprechenden Zeit eine Krankheit durchgemacht hat: Schichtstar.

Das Wort Star bedeutet Trübung. Beim Altern leiden durch ein Zusammendrücken und Abrücken von der Ernährungsflüssigkeit zuerst die innersten Linsenfasern. Sie werden äußerst langsam trübe, im hohen Alter dann braun-gelblich verfärbt: ein Ausfallen der lebendigen Substanz im physischen Bereich. Die Linse gibt bis in ihre Form und Lage ein Bild kosmischer Einflüsse. Wie ein allseitig gebildeter und getragener Kristall (französisch: Linse = cristallin) repräsentiert sie im Menschen das kosmische Sinnesorgan, durch das die höheren Hierarchien im Menschen die Welt anschauen (vergleiche Wochenspruch 51 und Leitsatz 171)[56]. Der menschliche Ätherleib hindert die Substanz am Ausfallen in die tote kristallinische Materie. Sogar noch in sehr hohem Alter von über achtzig Jahren gibt es Menschen mit klaren Linsen, das zeigt die individuell unterschiedliche sklerosierende Tendenz in diesem Bereich.

Der Altersstar mit verminderter Transparenz absorbiert mehr Licht, so dass die Patienten abends gerne eine stärkere Leselampe einschalten. Der leicht trübe Alterskern ist stärker lichtbrechend, und damit wird das Auge kurzsichtig, eine für alte Menschen willkommene Begleiterscheinung: Als es noch keine Brille gab, kam eine weise Natur ihrem alternden Geschöpf mit einer immer mehr auf den Nahraum beschränkten Aufmerksamkeit entgegen, und so wurde das Verfinsternde einem Höheren dienstbar gemacht.

Dieser Prozess, die Entstehung des Altersstars, kann aber auch zu früh einsetzen oder – einmal in Gang gekommen – sehr rasch verlaufen. Er kann als Komplikation bei Augenerkrankungen sowohl entzündlicher (Regenbogenhautentzündung, Chorioidea-Entzündung) als auch degenerativer Natur (Myopie, Retinopathia pigmentosa, nach Glaskörpereinblutung bei Zuckerkrankheit) einsetzen, nach Unfällen und Strahlenschäden oder auch nach Infekten auftreten. Röteln zum Beispiel können während einer Schwangerschaft beim Neugeborenen trübe Linsen verursachen und dadurch die Sehentwicklung in Frage stellen. Die Linsen müssen dann chirurgisch entfernt werden. Allen Formen gemeinsam ist das Herausfallen, das Auskristallisieren der Substanz aus dem Lebendigen.

Therapeutisch geht es darum, die belebende Kraft des Ätherleibes zu intensivieren. Der Ätherleib ergreift ja im Wahrnehmen die in das Sinnesorgan sich hineinerstreckende Außenwelt. Deshalb darf die Linse als hineingeopferte und verklärte Substanz nicht aus dem Lebenszusammenhang herausfallen und in den Todesbereich geraten. Hier leuchtet geradezu die heileurythmische Behandlung mit L M G (Tierkreisgebärden!), U und S ein – nebst der medikamentösen Therapie mit verschiedenen Substanzen aus den Naturreichen. Es soll mit dieser Therapie nicht ein physiologisch ablaufender Alterungsprozess behandelt werden, sondern es soll das unverhältnismäßige Physisch-Werden der Linse zurückgehalten werden bzw. durch eine Belebung auf ein physiologisches Maß zurückgeführt werden

ILSE KNAUER, DANIELA ARMSTRONG

Heileurythmische Übungen bei Katarakt – grauem Star

Der Heileurythmist hat es meistens mit einer durch das Alter bedingten Katarakt zu tun. Indem man auf das Ätherische des Auges einerseits und auf den Alterungsprozess im ganzen Menschen andererseits mit viel Geduld einwirkt, kann man hoffen, diesen Absonderungsprozess der Linse zu verlangsamen. Sie wird aus dem lebendigen, ätherischen Geschehen des Auges herausgesondert – wie Paul Blok es beschrieben hat –, und ihre sublime Lichtesklarheit unterliegt mehr und mehr einem Trübungsvorgang.

Beim Frühstadium des «Schichtstars» dagegen darf man eine wirkliche Besserung erwarten, vorausgesetzt, dass die Katarakt zeitig genug diagnostiziert wurde.

In beiden Fällen arbeitet man mit den Konsonanten L M G und S und mit den Vokalen U und I. Die Niere wird mit A (im Schritt, leicht in die Knie gehen, Kniekehlen und Arme machen A) behandelt oder auch mit dem großen heileurythmischen A. Hinzu kommt dann das P mit Armen und Beinen/Füßen, um eventuell auftretende Stauungen im oberen Menschen zu verhindern oder dem Herausfallen des Wasserorganismus in die Schwere entgegenzuarbeiten.

Nachdem man die Laute zuerst in großen Gebärden geübt hat, bildet man sie mit den Händen an den Augen, später mit den einzelnen Fingern, ähnlich wie bei Myopie. Besonders das Finger-G vor den Augen ist hier bedeutend sowie das Finger-L. Fußlaute werden jeweils dazwischengefügt.

Sehr wirksam sind bei Katarakt:

L um den Kopf (wie ein Häubchen),

M vom Kopf hinunter zu den Füßen,

G in Zwerchfellhöhe,

U vom Kopf zu den Füßen.

Diese vier Laute verbindet man so, dass die strömende Bewegung der Laute und die Übergänge in ihrer Umgestaltung zum nächsten Laut nie einen Unterbruch erfahren. Anschließend kommen

U Füße – Schritt,

A Beine – Schritt,

E Füße – Schritt,

I Füße – Schritt.

M Hände/Arme vom Herzen in leichtem Bogen herab zu den Füßen nach vier Schritten.

Dann folgt das große Lemniskaten-S im Gehen, vorwärts und rückwärts. Es soll eine ruhige, atmende Bewegung angestrebt werden. Die S-Bewegungen des linken und des rechten Armes sollten sich bei Katarakt nicht kreuzen, weil das Atmende der Gebärde dann viel besser entstehen kann. Darum macht man diese Übung auch gerne zu zweit, wobei man in kurzem Abstand voneinander bleibt.

Die darauffolgende Übung «Sympathie – Antipathie» wirkt sodann sehr stark auf den Kreislauf ein.

Oft kann man eine Geschicklichkeitsübung, wie zum Beispiel E mit der Ferse aufs Knie, mit erstaunlichem Erfolg ausführen lassen: der Patient erlebt, dass seine starr gewordenen Beine sich in Bewegung bringen lassen.

Eine immer wieder auftretende Frage in der Behandlung der Katarakt-Patienten ist, warum das Schreiten erst relativ spät geübt werden soll. Die Praxis hat gezeigt, dass das dreiteilige Schreiten in der Regel erst möglich wird, wenn der Patient im Erleben der Lautgebärden sein Gleichgewicht sehr viel besser beherrschen gelernt hat, das durch die Sehbehinderung oft ziemlich gestört ist.

Man kann viele verschiedene Rhythmen mit Katarakt-Patienten üben. Es kommt jeweils auf das Temperament des Patienten an und auf den Kreislaufbefund. (Zusammenarbeit mit dem Arzt!)

Wirkungsvoll sind beim Katarakt-Patienten die Farben Pfirsichblüt, mittelstarkes Blau und Gelb im Zusammenhang mit den Lautübungen. Beim Üben der Laute kann man vor Pfirsichblüt im Hin- und Hergehen auf einer Lemniskatenform *L groß* machen lassen, indem man es in der Kreuzung der Lemniskate beginnen lässt. Dann kann man *M groß* und *G groß* auf der Ich-Linie anlegen, so dass man mit dem Gesicht zum Blau M übt und rückwärts schreitend einige Male G mit Gelb im Rücken ausführen lässt. Man würde dies folgendermaßen aufbauen: Gesicht zum Blau, Gelb im Rücken: mit M vorwärts, G zurück, M vorwärts. Dann wendet der Patient sich mit dem Gesicht zum Gelb und übt: G vorwärts, M rückwärts mit einer M-Bewegung, die vorne in Augenhöhe beginnt und horizontal nach hinten während des Rückwärtsschreitens bewegt wird, mit dem Gefühl für das Blau im Rücken. Dann geht der Patient mit G auf das Gelb zu und so fort.

S wird geübt, ohne die Farben anzuschauen, aber mit warmer Gebärde.

Beim Üben mit den Füßen sitzt der Patient am besten auf einem Drehhocker, da er sich so leichter der einen oder anderen Farbe zuwenden kann. Er übt nun mit den Füßen: L vor Pfirsichblüt, M vor Blau, G vor Gelb. Bei den Fingerlauten übt man auch im Sitzen und hat die Farben vor sich, die Fußlaute werden jeweils zwischendurch gleich angeschlossen. Mit den Hand- und den Fingerlauten kann man auch den Vokal I kombinieren, zum Beispiel: M-I und G-I. Das L kann eventuell mit U kombiniert werden.

MARGRET THIERSCH

Heileurythmie bei Presbyopie – Altersweitsichtigkeit

Dr. Knauer: «Die Altersweitsichtigkeit ist eigentlich keine Krankheit.» Sie empfahl B – S zu üben im Wechsel und dann «anwenden aufs Lesen». Damit ist gesagt: Die physische Ursache im Auge ist altersbedingt. Es ist eine Vorstufe des grauen Stars. Wenn dieser gleich im Anfangsstadium mit Medikamenten und Heileurythmie behandelt wird, kann er sich vollständig auflösen. Vorbeugend kann Dr. Knauers Lautfolge zur Starbehandlung L M G S U – I vom Kopf herab zu den Füßen geübt werden. In den Wesensgliedern kann durch den Wechsel von Polaritäten wie B (Erdenlaut) und S (Feuerlaut) im Üben die Beweglichkeit so angeregt werden, dass man wieder lesen kann. Das hat sich bewährt.

Man könnte sagen, dass wir hier «hygienische und prophylaktische Eurythmie» üben.

So wie B und S ist eine Vielfalt von Polaritäten möglich, auch im Anschauen von verschiedenen polaren Farben Rot – Blau; Gelb – Blau; Rot – Grün; Rosa – Hellgrün; auch polare Rhythmen und Stabübungen.

SUSANNE VOGEL

Computerschäden

Arbeit am Bildschirm und das menschliche Auge

Seit etwa zehn Jahren machen sich immer mehr Augenbeschwerden bemerkbar, die sich aus der Arbeit am Bildschirm ergeben. Bei einer solchen Arbeit sitzt man oft über Stunden an einem Eingabegerät, das der Schreibmaschinentastatur ähnlich ist. In etwa

60 cm Entfernung steht der Bildschirm, auf dem die eingegebenen Zeichen sichtbar sind. Früher erschien die Schrift schwarz auf weiß oder umgekehrt, grün oder bernsteinfarben, aber weil diese Farben sich als zu anstrengend für die Augen erwiesen, werden nun Farbtöne verwendet auf dunklem oder weißlichem Hintergrund. In der Nähe befindet sich der Drucker, der die Eingaben, die evtl. noch auf dem Bildschirm korrigiert wurden, ausdrucken kann.

Während der Arbeit am Bildschirm muss man außergewöhnlich viel Konzentration aufbringen, muss unablässig auf Zahlen, Buchstaben, graphische Darstellungen schauen, die auf der meist kleinen Bildfläche erscheinen. Man selbst verhält sich relativ bewegungslos: Man sitzt und «starrt» in die gleiche Richtung. Normalerweise schweift das Auge durch den Raum, verändert ständig seine Einstellung zu den Gegenständen, passt sich den verschiedenen Entfernungen an, reagiert auf Farben und dunklere und hellere Schattierungen. Selbst beim Lesen eines Buches bleibt das Auge nicht unentwegt in die gleiche Richtung oder Entfernung gebannt.

Nun klagen die Patienten, die eine solche Arbeit über Jahre hin ausüben, oft über stärkere Ermüdbarkeit und Kopfschmerzen. Die Ursachen hierfür liegen darin, dass nur etwa 15 Prozent der Menschen wirklich orthophor sind, während die anderen leicht einwärts oder auswärts schielen. Normalerweise kann das gut aus eigener Kraft korrigiert werden. Da am Computer ein Fixieren über Stunden mit einer gleichbleibenden Entfernung zwischen Auge und Gerät verlangt wird, ist es verständlich, dass die Binokularität auseinanderbrechen kann. Sie wird zwar immer wieder aus eigener Kraft eingestellt, doch dieses Ausgleichen ist im Laufe der Arbeitszeit mit zunehmender Anstrengung verbunden, starke Ermüdbarkeit und Kopfschmerz resultieren daraus.

Mit den oben beschriebenen Bedingungen der Computerarbeit hängt auch das sogenannte «trockene Auge» zusammen. Das Sehen wird über längere Zeit hindurch in eine Richtung gezwängt bei gleichbleibenden Abständen. Diese dem Auge widernatürliche Starrheit geht mit einer Verhärtungstendenz einher, deren Folgen noch nicht abzusehen sind.

Beim Schauen auf den Bildschirm wird nur ein Teil der Netzhaut beansprucht, nämlich die Macula, das Netzhautzentrum. Die Peripherie, die das Wahrnehmen von Grautönen und Schattierungen ermöglicht, wird kaum angeregt, und wir wissen, dass Bereiche, die nicht benutzt werden, sich zurückbilden. Patienten, die über zehn Jahre am Bildschirm gearbeitet hatten, berichteten, dass sie, nach einem langen Arbeitstag auf dem Weg nach Hause, zunächst nichts bemerkten, das außergewöhnlich gewesen wäre. Kamen sie aber von der hellen Straße in einen dämmrigen U-Bahnschacht, fühlten sie sich plötzlich stark geblendet und konnten zunächst kaum etwas sehen. Im Dämmerlicht wird das peripherische Sehen stärker gefordert, und dies begann nun zu versagen. Dies ist ein Phänomen, dem man Aufmerksamkeit schenken sollte.

Außer den eigentlichen Augenschäden birgt die Computerarbeit eine weitere Bedrohung, die nicht so leicht bemerkbar ist. Man ist normalerweise gewöhnt, räumlich zu sehen. Diese Fähigkeit des dreidimensionalen Sehens hat sich die Menschheit erst langsam erworben. Im Benutzen des Bildschirms wird nun die Welt auf die Zweidimensionalität reduziert, die Seele wird dadurch in alte Entwicklungsstufen zurückversetzt, anstatt dass sie den Schritt vorwärts macht zur Erkenntnis der vierten Dimension. Durch das Erüben der Heileurythmie wird der Patient bewusst die Dreidimensionalität wiederum zu ergreifen lernen und sich dadurch ichhaft im Raum orientieren.

DANIELA ARMSTRONG

Computer-Augenschäden

Susanne Vogel ist 1988 in einem Vortrag zu der Aussage gekommen, dass Bildschirmarbeit «letztlich nichts anderes darstellt, als einen Angriff auf das Ich des Menschen. Es interessiert die am Bildschirm arbeitenden Menschen nicht mehr, was für Fragen sie eingeben und welche Antworten herauskommen. Es ist etwas ganz Erschreckendes, wenn man sich bewusst wird, wie hier dem Menschen die innere Aktivität genommen wird.»

Um zu einem Therapieansatz für die durch die Tätigkeit am Computer entstandenen Schäden zu kommen, muss man sich die Frage vorlegen: Wo finden wir im oder am Auge diese Angriffspunkte?

Da ist zuerst die glasklare Linse, die das Nah- und Fernsehen ermöglicht dadurch, dass ihre Form sich verändern kann, indem sie sphärischer und wieder flacher werden kann. Sie bekommt diese differenzierte Beweglichkeit vor allem durch den Ziliar- oder Strahlenkörper, der auf kunstvolle Weise mit ihr verbunden ist. Ohne ihn wäre die Linse ein zäher, verharrender Körper, der nur passiv in der sphärischen Wölbung bleiben könnte.

Die vor der Linse befindliche Iris mit ihren sensiblen Funktionen reguliert die von außen in das Auge kommende Lichtfülle, während die Linse gemeinsam mit dem Ziliarkörper die vom Augeninnern nach außen strömende Aktivität des Ich hindurchlässt. Dies kann aber nur geschehen, wenn der Äther- oder Lebensleib die hierzu nötigen Bedingungen herstellen kann und das Auge also keine Störungen wie Myopie, Astigmatismus, Hyperopie oder latentes Schielen aufweist.

Bei der Arbeit am Computer ist der Abstand zwischen Auge und Gerät nahezu gleichbleibend. Die von unseren Ich-Kräften durchsetzten Funktionen der Iris einerseits und der Linse mit dem Ziliarkörper andererseits verlieren beim konstant bleibenden Abstand zwischen Auge und Tastatur beziehungsweise Bildschirm allmählich ihre Beweglichkeit, denn nur das fortwährende Wechseln beim räumlichen Sehen – und damit auch ein ständiges Ändern des Lichteinfalls bei Formen und Schatten – bewirkt das Akkommodieren. Der gleichbleibende Abstand von Auge und Gegenstand bei langandauernder Computerarbeit dagegen verursacht einen «Krampfzustand», und im Weiterarbeiten-Müssen – trotz Ermüdung – verliert der Astralleib seine Spannkraft: die Tendenz zum «Glotzen» tritt ein. Das Zusammenwirken von Astral- und Ätherleib fällt auseinander. Nun wird auch die Netzhaut in das Geschehen miteinbezogen, der Krampf setzt sich nach innen fort. Die andauernde einseitige Aufmerksamkeit bremst Aufbau und Atmung im Auge, die Blutzirkulation im Bereich der Zäpfchen am Augenhintergrund kann dem Übermaß an Abbautätigkeit nicht standhalten. Die Stäbchen, die das Wahrnehmen der Grautönungen vermitteln, werden kaum benutzt und beginnen, allmählich zu atrophieren, die für das Scharfsehen benötigten Zäpfchen werden überbelastet.

Erkrankungen der Macula, dem Zentrum des scharfen Sehens, nehmen enorm zu.

Heileurythmische Übungen bei Computer-Augenschäden

Der Heileurythmist wird sofort spüren, dass zuerst die Beine bewegt werden müssen, dann der mittlere Mensch und dass danach erst Augenübungen angebracht sind.

Lemniskate mit einem Stab, frontal, nur beim Eintauchen geschmeidig biegen.

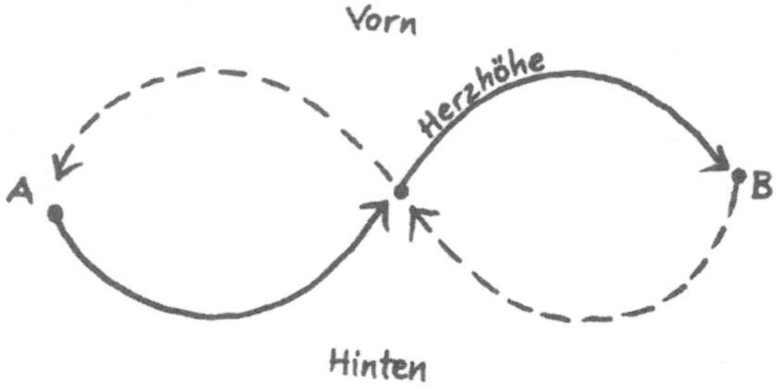

Bei A hält die rechte Hand den Stab vor den linken Arm, taucht von links ein, schwingt auf Herzhöhe, dann nach rechts, dort übernimmt die linke Hand den Stab, spiegelbildlich zurück zu A.

Viermal durchschwingen, dann in großer Ruhe im Mittelpunkt der Lemniskate schwingend ankommen, und von dieser Mitte aus:

I mit dem rechten Arm nach oben, Schritt vor, gleich wieder zurück und den Arm wieder herunterführen, dann

I mit dem linken Arm langsam nach oben während vier Schritten, rückwärts schwingend, dann ausklingen lassen. Anschließend

I mit dem rechten Arm ruhig und beherrscht von oben nach unten mit vier Schritten vorwärts; dann vorsichtig die Gebärde zurückbringen bis in Herzhöhe im Stehen.

S groß mit einem Stab um die Gestalt:

Mit gespreizten Beinen stehen (ähnlich wie A); den Stab rechts nach oben nehmen, die Diagonale zum linken Fuß spüren. Das S seitlich abwärts beginnen und bis zur Mitte der Gestalt bewegen; weiter nach links außen locker in den Knien nach unten; unten im weiten Bogen um das rechte Bein und nach hinten, bis man hinter dem linken Fuß ankommt. Dann den Weg wiederum zurück und, oben angekommen, den Stab über dem Haupt in die linke Hand geben. Von dort das gleiche S spiegelbildlich.

Man kann in diesen Übungen stark schwingen lassen, aber auch sehr bewusst differenzieren zwischen raschem (astralischem) oder ruhig atmendem (ätherischem) Bewegen. Diesen Unterschied kann man zwischen oben und unten üben lassen, oder zwischen rascherer Abwärts- und ruhigerer Aufwärtsbewegung. Die Wirbelsäule spielt hier eine ganz wichtige Rolle. Sie hält sich wie in einer Schraubenbewegung stark tragend. Sind wir mit dem Stab unten angekommen, haben auch die Halswirbel jeweils eine starke Drehung mitmachen müssen. Dem Kopf muss es ermöglicht werden, gleichzeitig mit der Schulter/Arm-Bewegung die Wendung nach hinten mitzumachen. Dabei soll das Rückgrat aufrecht, aber geschmeidig bleiben. Die Augen verfolgen ständig das äußere Ende des Stabes.

L groß und strahlend bis unten zu den Füßen.
Nimmt man U, dann die Gebärde hinaufbewegen, wenn man zur Peripherie schwingt, und im Zurückschwingen das U bis zu den Füßen hinunter erleben.

Sonnenblumen-L oder U-Übung:

hinten

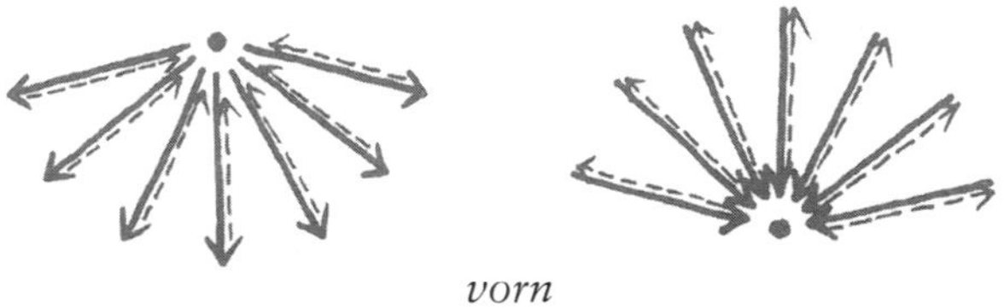

vorn

Augenübungen

Nach dem strahligen Üben an der sogenannten Sonnenblumenform und nach der zielbewussten Raumbewegung, die wir dabei entwickeln mussten, kommen nun die Laute G und K. Die Schütze-Haltung ist hier sehr angebracht, um zu einem guten Üben mit dem G zu kommen.

Die Schütze-Haltung und das daraus folgende diagonale G, mit Rückwärtsschreiten im Raum, bewirken das Entstehen einer Willensspannung für die dann möglich gewordene Zielsetzung: Die K-Gebärde wird begonnen mit locker erhobenen Armen über den Kopf, mit lockeren und leicht gerundeten Händen, so dass das geistige «Durchstürzen» des K bis in das weit entfernte Ziel erreicht werden kann. Es darf nichts Hartes, Physisches in dieser Bewegung sein. Aus der Fülle des Geistigen um uns ergreift man, im weiten Bogen zielend, diese kosmischen Kräfte und bringt sie nach vorn in die Ferne, um das Ziel helfend zu erreichen. Mit einem sonnigen L zum neuen Ausgangspunkt kommen.

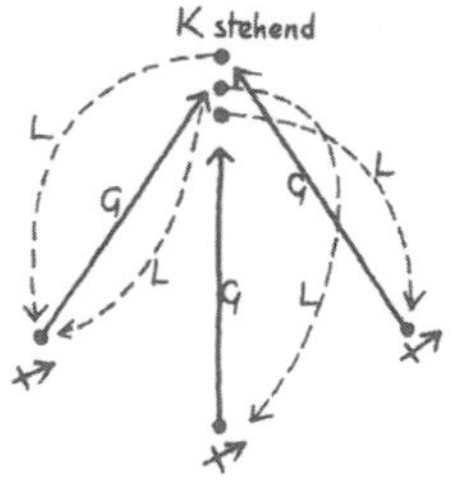

Der Patient schaut auf ein helles Rosenrot, dessen Fläche die ganze Körpergröße umfassen sollte (ca. 180 bis 200 cm hoch). Dann dreht er sich mit dem Rücken zur Farbe, um I mit einem Arm zu machen. Zu jedem langsamen und dreiteiligen Schritt hebt sich der Arm und kommt fast bis hinter dem Kopf hoch. So bei jedem Schritt I bildend, schreitet er rückwärts zum Rot.

Nach und nach entwickelt sich ein Gefühl für die wärmende Einstrahlung der Farbe, das vom Hinterkopf bis zur Ferse geht, ohne dass man es dem Patienten erzählen muss.

Das I, das mit einem Arm von unten nach oben bis hinter den Kopf bewegt wird, soll in der *kurzen* Pause vor dem Einsetzen des nächsten Schrittes ruhig und seitlich gelöst werden, während man den anderen Arm gleichzeitig innerlich vorbereitet, ins Nächste hinaufgehen zu können und dabei das I durchströmen zu lassen, um es wiederum beim Beenden des neuen Schrittes zum vollen Durchstrahlen gebracht zu haben. Bei diesem dreiteiligen Schritt soll sehr beachtet werden, dass zusammen mit der Pause eine Vierteilung des ganzen Bewegungsablaufes erreicht wird. Für die

Wesensglieder entsteht dadurch ein Verhältnis von 4:1, von der Mitte (Herzhöhe) aus geführt. Die Atmung wird frei! Der Blick bleibt auch hier ruhig und geradeaus gerichtet.

Das F, das dann folgen soll, wird ausgeführt wie bei Myopie. Nur soll es hier auf Enzianblau gemacht werden. Auch die kleinen Fingerbewegungen sind hier ganz wichtig, dazwischen F mit den Füßen; Krebsgebärde zum Schluss.

Dann kommt das M mit Schaukelschritt. Welche Variante gewählt wird, kann der Therapeut entscheiden. Am meisten jedoch soll die M-Bewegung mit Schritt nach vorne und gleichzeitiger Gebärde nach vorn geübt werden.

Sitzend zuerst, später auch schreitend, übt man L M S am Hinterkopf als wichtige Augenübung (wie bei Netzhautdegeneration). Und gleich anschließend I F M (als wäre der Patient myop). Die Füße üben dann L M F, S I.

Stabübung: «So ist es».

Die Übungen Liebe-E und Hoffnung-U sind große Hilfen, ebenso manchmal Vokale mit den Beinen und «Ich schaue auf» mit Gegenbewegung der Arme zu der Körperbewegung.

Der Abschluss soll dann mit Farben sein.

Manchmal wirkt es sehr gut, wenn man die erste Übung mit der Lemniskate auch wieder als letzte nimmt.

Ein Beispiel einer Behandlung von Computer-Schäden

«Ich denke die Rede»

Siebenteilige Übung
Stabwerfen über den Kopf mit
Fußstellung vorn – hinten
«Wasserfall» durchziehen
«Wasserfall» rückwärts und vorwärts
mit Fallenlassen
«Ja – Nein»

Schreiten mit Stab
auf den Händen getragen

L – Skoliose, Schaukelschritt
D – deutend mit kleinem Sprung
R – groß (und von der Hüfte hinunter extra)

Bei Myopie: Schaukel-L und F, auch Füße üben auf Pfirsichblüte-Rot.

Bei Hyperopie: N, horizontal, Augenhöhe, Schritt rückwärts, Pfirsichblüt-Rot im Rücken.

Rhythmen, kombiniert: ◡◡–, –◡◡, ◡◡–, –◡◡
mit rechtem Fuß anfangen, taktierend schreiten.

Füße, sitzend: R – M – A – U – L – I – F

Hände: L im Wechsel mit M auf Herzhöhe
M im Wechsel mit rhythmischem R
Arme und Hände zusammen S

Und alles, was für die Wesensglieder des ganzen Menschen nötig ist, wie Nieren- und Leberbehandlung.
I A O

MARGRET THIERSCH

Das trockene Auge

Wo die Augenlider sich der Welt gegenüber öffnen und schließen können, an dieser Grenze zum Umkreis ist die Sphäre des Auges von einem Tränenfilm überzogen, der bei jedem Lidschlag immer wieder erneuert wird. Diese Feuchtigkeit dient der Durchsichtigkeit der Hornhaut und schützt die Wärme des Auges. Bei Austrocknung entstehen Müdigkeits- und Kälteempfindung, reibende Schmerzen, bis zur Entzündung dieser äußeren Augenhaut.

Wir haben eine ähnliche Situation wie bei unseren Gelenken, wo der Gelenkkopf mit Feuchtigkeit überzogen ist, durch die er in der Gelenkpfanne gleiten kann. Bei Austrocknung entstehen auch hier starke Schmerzen, die zur Entzündung führen können.

In diesem Feuchtigkeitsfilm lebt im Auge und in den Gelenken ein physiologischer Entzündungsprozess fort seit der embryonalen Bildung. An trockenen Augen leiden heute viele Menschen. Das kann innerlich organische und äußerlich von der Umgebung herrührende Ursachen haben.

Der Tränenfilm

Der Tränenfilm gliedert sich im Wesentlichen in drei verschiedene Schichten. Jeder Lidschlag bringt die Tränendrüse zum Fließen und verbreitet den Tränenfilm über die Hornhaut. Ihre Außenseite ist wasserabweisend. Der Tränenfilm benetzt sie daher mit einer Schleimschicht (Mucinschicht), die von den Becherzellen des Bindegewebes im Augenlid abgesondert wird. Das in dieser Schicht vorhandene Eiweiß dient auch der Ernährung der Hornhaut. Nach außen schließt sich als der Hauptanteil des Tränenfilms die salzige Tränenwasserschicht an. Sie strömt aus den oberhalb der äußeren Augenwinkel unter dem knöchernen Orbitarand liegenden Tränendrüsen. Die Verdunstung dieses Wassers wird durch eine feine Ölschicht verhindert, die obenauf schwimmt. Die «Lipidschicht» wird von den Meibom-Drüsen am Lidrand bei den Wimpern abgesondert. Diese Drüsen neigen zur Verhärtung. Durch Wärme können sie angeregt werden, weich zu werden und ihr Öl abzusondern.

Dieser fein organisierte Aufbau des Tränenfilms kann bei mangelndem Lidschlag, beispielsweise durch den starren Blick bei Bildschirmarbeit, beeinträchtigt werden und das Auge nicht genügend befeuchten. Dabei kann es rasch zur Trockenheit der Augen mit allen weiteren Folgen kommen.

In diesem Zusammenhang kann allgemein Augen-Heileurythmie geübt werden. Liegen die Ursachen ausgesprochen in organischen Schwächen, so muss darauf heileurythmisch individuell eingegangen werden.

Heileurythmie bei Trockenheit der Augen

Ist Gesundheit ein Gleichgewicht im Wirken des Lichtes von innen und von außen, so kann man die Ursache der Trockenheit der Augen im Übermaß des Lichtes von außen empfinden.

Toneurythmie

Die «Träne» ist etwas, was der Mensch in sich hervorbringt durch den Laut A. So heißt es im Toneurythmiekurs.

A ist moll, ist Träne, führt unmittelbar in die Toneurythmie. (Ihm entspricht die Terz, und dieser das Luftelement.)

Beispiele: Dur und moll atmen mit den Armen, die sich rund weiten ins Licht und wieder nah herankommen zum Herzen. Im Übergang dazwischen ist jeweils das I zu empfinden.

- Im Schritt stehend: Dur auf dem rechten Fuß vorn, -I- Übergang, moll auf dem linken hinten -I-.
- Im Rückwärts- oder Vorwärtsgehen.
- Oder: Dur -I- moll -I- Atem mit Laufen von ein- und auswickelnden Spiralen.

O ist Dur, Freude. Seine Konkordanz ist die Sekunde. Ihr ist das Wasserelement zugeordnet.

Beispiel: Dur-Atem ins Licht kommt ins O. Übergehen in die Sekunde; Wasser -I- Übergang ins A nach unten und moll-Atem zum Herzen -I-. Dies viermal wiederholen.

Rudolf Steiner: «Im Auge vibriert alles ineinander im Verhältnis von 1:4.»

Septim zurückfluten in die Prim. «Leben werfen ins Leblose».

Septim gründlich üben mit «Drehen, Schütteln, Schlenkern». Die Prim ist durstig und trinkt dies «Lebenswasser».

– TAO für Eurythmisten. Die TAO-Meditation beginnt mit der Septim und endet mit A O, dem Übergang von Luft ins Wasser.

Lautübungen

– Mit Rosa – Blau / Rosa – Grün im Wechsel.
– L M B als große Übungen und Fingerübungen jeweils im Wechsel.

Im Schaukelschritt: L (Wasserlaut) mit Beugen wie bei Hyperopie / L wieder beugen und im Aufrichten 7 aufwärts sprudelnde L um die Handgelenke. / L um den Kopf: «Haube». / Die Arme nach oben öffnen in ein A, dieses herabatmen lassen und übergehen ins Nieren-A. Viermal. / L ganz nahe um die Augen / dieses L mit den Fingern / mit den Füßen/Zehen herab zur Erde. Jedes viermal.

– M (Wasserlaut) mit Schaukelschritt, eine große M-Übung: im Atem von hinten in großem Bogen vorne herab mit Beugen, unten bewegt das M nach hinten mit Aufrichten – wenden – unten von hinten nach vorn mit Beugen und weiter von unten nach oben im Bogen über vorne nach rückwärts, mit Aufrichten. / M atmend in der Mitte. / M mit den Händen von den Schläfen abwärts (wie die Lider) – wenden – und M aufwärts. / M mit den Händen vor den Augen herab und hinauf wie die Lider / mit den Fingern ebenso / mit Füßen und Zehen. Jedes viermal.

– B groß umhüllend mit Armen und Beinen im Gehen. / An den Augen wie bei Hyperopie von ferne bis nahe heran mit den Händen. / Mit den Fingern ebenso. / Füße und Zehen.

– Hoffnung – U und I A O.

SUSANNE VOGEL

Konjunktivitis

Die Bindehaut besteht aus Epithel und subepithelialem Bindegewebe. Sie ist durchsichtig, am Hornhautrand und am Tarsus (Lidknorpel) fixiert, ansonsten frei verschiebbar. Sie hat viele Blutgefäße, von denen am reizfreien Auge nur wenige zu sehen sind. Bei der geringsten Reizung jedoch kommt es zu einer starken Durchblutung und damit zu einer Rötung des Auges, die von Schwellung und eventuell auch eitriger Sekretabsonderung begleitet werden kann. Bei einer Konjunktivitis ist nur die Bindehaut, nicht aber die Hornhaut oder die Regenbogenhaut betroffen. Neben einer bakteriellen oder viralen Infektion können Konjunktivitiden auch durch Pilze ausgelöst werden, durch Allergene oder durch sonstige äußere Reize. Auch beim zu trockenen Auge kann es zu einer Bindehautentzündung kommen. Krankheiten aus dem rheumatischen Formenkreis zeigen oft eine Hornhaut-Bindehaut-Entzündung.

Bei der Behandlung der Konjunktivitis durch Heileurythmie müssen wir ein sogenanntes «trockenes Auge» anders behandeln als eine infektiöse oder allergische Bindehautentzündung. Bekommt der Arzt heute meist die akut entzündlichen Erkrankungen relativ schnell unter Kontrolle, so sind doch alle chronischen Erkrankungen, zu denen speziell die des rheumatischen Formenkreises und die Allergie zu zählen sind, oft sehr schwer einer Therapie zugänglich.

DANIELA ARMSTRONG

Heileurythmische Übungen bei Konjunktivitis

Wir können dem Patienten bei den chronisch rezidivierenden Formen mit der Heileurythmie helfen, und zwar mit den Lauten M, B und S.

In *allen* Stunden muss mit den Füßen zuerst geübt werden. Bei den Lauten M und B schauen wir auf ein mittelstarkes Blau. Man lässt den Patienten dabei sitzen. Zunächst hat er noch keine anderen Übungen gemacht als nur das I A O (für Augenpatienten). Nach M und B mit den Füßen vor Blau steht er auf und übt S mit Schritt und schaut auf Gelb, das nicht grünlich sein darf. L wird zuerst in O-Größe nur mit Armen und Händen bewegt, in Zwerchfellhöhe. Erst später, nach einigen Heileurythmiestunden, auch mit den Füßen. Es wird dann vor *zartem* Pfirsichblüt geübt.

Sehr wirksam ist es, danach das sogenannte «Kniekehlen-A» zu üben, weiter nach unten deutendes D oder das heileurythmische D mit Beugen der Knie ohne Sprung.

Dann folgen das große heileurythmische I, Zwerchfell-O oder Hoffnung-U und «Ja – Nein», was die Heileurythmiestunde abschließt.

Erst nachdem dies mit Geduld einige Zeit geübt wurde, kann man am Kopf direkt in Augenhöhe hüllebildend M und B anwenden. Der Laut wird an der Peripherie geformt, dann von dort dem Auge immer näher gebracht, während dabei rückwärts gelaufen wird, auch mit einfachen Formen. Der Patient schaut auf Goldgelb, im Rücken hat er Enzianblau. Auch das M um den Kopf in Varianten (seitlich und oben über dem Scheitel in Gegenbewegung) ist eine große Hilfe. Nur soll danach das M schräg im leichten Bogen abwärts mit Schritt vorwärts folgen, ebenso das B mit den Füßen. (M und B beides mit Blick geradeaus.) Erst später, wenn diese Übungen sich eingeprägt haben, kommt das große S zu zweit, atmend im Raum, dazu, ferner die Übungen Hoffnung-U, Liebe-E und viele Schreitübungen.

DANIELA ARMSTRONG

Iritis, Iridocyclitis und Chorioiditis

Hierzu gibt es keine Angaben von Ilse Knauer. Sie sagte: «Bei den I-tissen keine Augen-Heileurythmie.»

Immer für die Wesensglieder im ganzen Menschen arbeiten. So können gerade bei rezidivierenden Entzündungen gewisse Übungen angewendet werden, um die Astralität zu harmonisieren. Es sollte jedoch nur in Absprache mit dem behandelnden Arzt geschehen. Von den Erfahrungen bei Iritis und Iridocyclitis soll hier berichtet werden. Erfahrungen bei Chorioiditis liegen nicht vor. Prinzipiell sollen die Übungen nach unten bewegt werden.

D – nach der ersten Angabe von Rudolf Steiner, danach heileurythmisches N ohne Sprung, nur leicht wippend in den Füßen dort, wo ein Sprung hätte sein sollen.

A in den Armen nach unten öffnen und mit einem Schritt nach vorn A mit den Beinen entstehen lassen. Die Gestalt ist während der ganzen Übung aufrecht in der Mitte zwischen beiden Beinen, das Gewicht gleichmäßig auf beiden Füßen. Nun hebt sich der Patient langsam auf die Zehen und erlebt das A, das unter den Fußsohlen nach hinten sich bildet. Durch eine kleine Kniebeuge öffnet sich in den Kniekehlen ein weiteres A nach hinten. Dann in großer Ruhe die Knie lösen, die Arme schließen und die Fersen senken.

U von hoch über dem Kopf in weitem Bogen über vorn nach unten strömen, im Gehen und stehend, dann das I im ganzen Menschen, den Menschen erfüllend, aufblühen lassen in die U-Wärme. Dabei nicht auf die Zehen gehen, sondern durch die Fußsohlen gut den Wärmestrom der Erde mitteilen. Vorwärts und rückwärts auf der Ich-Linie üben.

T auf den Kopf, von dort auf die Schultern, zum Herzen, auf den Fuß. (Es darf am Fuß kein E entstehen!)

Stabübungen:

Siebenteilige Stabübung,
«Wasserfall» mit Fallenlassen des Stabes, dazu rückwärts gehen.

Iritis-Behandlung bei Disposition zu Tbc (ein Versuch mit gutem Erfolg):

Liebe-E,

Augen-Behandlung

Hoffnung-U,

«Sympathie – Antipathie»,

Leber-OEG (im Sitzen).

Rhythmen: Vorwiegend fallende Rhythmen, Ballen und Spreizen vorsichtig!

L in Herzhöhe horizontal mit Schaukelschritt.

Kupferkugel auf Herzhöhe horizontal, als Lemniskate vom Herzen ausgehend führen, nach den Seiten nicht zu weit werden. Die intimere Sphäre will gepflegt sein. Dazu langsam lernen, die Lemniskate im Gehen als Form zugleich mit der Lemniskate der Kugel als Einheit zu erleben.

U als große Heileurythmieübung.

S in großen Wellen von hoch oben und kreuzend zwischen rechts und links in Herzhöhe. Nur von oben nach unten! S auch in Raumformen im Gehen.

B wie bei Bindehautentzündung mit der Hand bis nahe am Auge. Und: Nieren-B.

M mit nur einer Hand (wechselnd) in Stufungen in leichtem Bogen nach unten im Vorwärtsschreiten, dann Vokale klein vor dem Herzen, danach M wiederholen.

Bei allen beschriebenen Lautübungen mit den Armen, diese Laute auch vielmals mit den Füßen dazwischen arbeiten. Bei allen Übungen den Blick immer horizontal geradeaus!

L A U O M G D in Luna-Sphäre (das ist keine Reihe!)
Dieses auch mit den Füßen üben, Blick immer geradeaus.
Es hilft oft ein in Herzhöhe horizontal auf den Händen, weg vom Körper getragener Stab.

Bei chronischer Iritis:

Kniekehlen-A,

zuerst L M G, dann A U S in Luna-Sphäre; auch mit den Füßen diese Laute üben.

Das dreiteilige Schreiten ist sehr wichtig, es sollte darum viel geübt werden.

Myopie, Hyperopie und Schielen müssen berücksichtigt werden, um sich eine Vorstellung in Bezug auf die Situation der Wesensglieder zu machen. Es soll jedoch keine Behandlung deswegen durchgeführt werden, solange die Entzündungsbereitschaft nicht zur Ruhe gekommen ist. Alles, was spezifisch im Kopfbereich geübt wird, reizt die Entzündlichkeit in den Augen.

Iridocyclitis:
Behandlung wie Iritis.

Dazu die Laute in *schnell wechselnden Raumformen* üben lassen. Rhythmen sehr oft zwischen fallenden und steigenden wechseln, Ballen und Spreizen in Raumrichtungen legen, mit großer Vorsicht.

Knauer: «Immer für die Wesensglieder im ganzen Menschen arbeiten»
auch Nierenbehandlung: B S A
und Leberbehandlung: O E G.

Iridocyclitis kann im Zusammenhang mit rheumatischen und anderen Krankheiten auftreten. Nach Abklingen der Entzündung kann es zu Trübungen von Kammerwasser und Glaskörper kommen. Dafür riet Dr. Knauer, den Laut G zu üben.

Auch Verklebungen von Iris und Linse können entstehen, wofür sie nach Abklingen der Entzündung empfohlen hat, für die Augen L M G S U und I zu üben, ähnlich wie bei Katarakt.

ANHANG I

Zwei Briefe an den Erzieher eines blinden Knaben

(Rudolf Steiner zugeschrieben, ohne nähere Angaben)

I.

Es kommt in diesem Falle alles darauf an, die Seelenkräfte so in Bewegung zu versetzen, dass von Zeit zu Zeit systematisch Interessen für dies oder jenes erregt werden, und diese Interessen dann wach erhalten werden durch einige Zeit, etwa einige Tage oder eine Woche hindurch. So zum Beispiel: man erzählt dem Knaben eine Begebenheit und knüpft daran einige Bemerkungen über Moralisches oder dergleichen. Man muss dabei so verfahren, dass das Interesse des Knaben wirklich wachgerufen wird. Am nächsten Tage kommt man auf die Sache zurück und bringt sie in einem neuen Zusammenhange vor. Es ist gut, wenn man das Vorgebrachte in Verbindung setzen kann mit etwas, was der Knabe schon weiß oder gelernt hat. Man versucht dann, wo möglich so die Sache zu verhandeln, dass eigene Vorstellungen des Knaben dabei aus der Seele herausgelockt werden. Das setzt man einige Tage oder, wenn die Sache interessant genug ist, eine Woche lang fort. Dann geht man zu einer neuen Sache über und macht es ebenso. Man muss nach einiger Zeit wieder auf die erste, die zweite etc. Sache zurückkommen und sie mit dem mittlerweile in der Zwischenzeit Vorgebrachten in Verbindung setzen. Es müsste bei alledem ganz sorgfältig beobachtet werden, dass niemals Vorstellungen benützt werden, welche vom Sehen hergenommen sind. Solche Vorstellungen würden immer eine Beeinträchtigung des Interesses bedeuten.

Dagegen sollte viel mit geometrischen und Zahlenvorstellungen gearbeitet werden. Es sollte Geometrie mit Hilfe des Tastsinnes gelehrt werden. Die beste Methode ist dabei, verschiebbare Stäbchen zu gebrauchen und damit die Lehre von den Parallelen, von Dreiecken, von Vierecken, von der Kongruenz, von der Ähnlichkeit der Figuren, vom pythagoräischen Lehrsatz etc. und mit krummen Stäbchen die Lehre vom Kreis etc. durchzunehmen. Es ist dabei genau zu beobachten, dass der Knabe mit solchen Übungen nie länger als täglich eine halbe Stunde verbringen sollte. Er würde dadurch zu einem tätigen Denken angeregt, was wieder günstig auf seinen Seelenorganismus und auch auf den geistigen Organismus zurückwirken würde. Dagegen wird der Knabe, wenn er täglich länger als eine halbe Stunde mit arithmetischen oder geometrischen Übungen sich beschäftigt, lähmend auf seinen Seelen- und physischen Organismus wirken. Die arithmetischen Übungen sollten ohne Zuhilfenahme von äußeren Gegenständen, höchstens mit Benützung der eigenen Finger vorgenommen werden. Zählen und Rechnen sollte also nicht mit einer Rechenmaschine etc. vorgenommen werden, sondern bloß im Kopfe. Man muss sich eine feine Empfindung davon aneignen, wann der Knabe ermüdet ist. Dann muss man mit allen geistigen Übungen aufhören. Wenn der Knabe zwei oder zweieinhalb, höchstens drei Stunden während des Tages mit geistigen Übungen wie Zuhören von Erzählungen, Rechnen, Geometrie, auch geschichtlichen Tatsachen etc. beschäftigt ist, dann darf er auch am Tage, völlig sich selbst überlassen, liegend oder sitzend ruhen. Denn dann wirkt der Erfolg des Geisteslebens nach und wirkt gesundend auf den Organismus. Mit Musik darf sich der Knabe zwei bis zweieinhalb Stunden des Tages befassen. Doch sollte dabei immer jemand anderes dabei sein, und es sollten die Eindrücke, die musikalischen Erlebnisse etc. viel besprochen werden. Man muss stets im Auge behalten, dass ein solches Kind *nicht* dazu veranlagt ist, *direkt* ein großes Interesse an irgendeiner Sache zu fassen, dass es vielmehr *indirekt* nur dadurch Interesse fassen kann, wenn der Erzieher in seiner Umgebung dieses Interesse selbst in der eigenen Seele erlebt und es sich dann wie suggestiv auf die Seele des Kindes überträgt. So zum Beispiel will ich dem Knaben beibringen, dass es gleichseitige, gleichschenklige und ungleichseitige Dreiecke gibt: Ich nehme zuerst drei gleichlange Stäbchen und mache durch den Tastsinn die gleiche Länge dem Kinde begreiflich, dann mache ich einen Einschnitt an jedem Stäbchen und setze das Dreieck zusammen. Ich lasse das Ganze von dem Kinde abgreifen und es dieselbe Figur machen. Dann mache ich dasselbe für das gleichschenklige und ungleichseitige Dreieck. Wenn ich nun an alle diese Vorgänge

Bemerkungen knüpfe, die mein eigenes Interesse für das Verständnis des Kindes bekunden, so lebt das Kind meine eigenen Seelentätigkeiten mit und fühlt sich fortwährend suggestiv angeregt.

Von Zeit zu Zeit muss immer auf das schon Vorgenommene zurückgekommen werden. Dadurch erhält das Kind das Gefühl des Vorwärtskommens und empfindet das ihm so nötige Wohlgefallen an dem systematischen Wachsen des Gedächtnisses.

Am Morgen sollte stets mit dem Kind das Folgende geübt werden:

Ich bin aus dem Fühllosen
Eingezogen in das Fühlbare.
Im Geiste lebte ich,
Als ich fühllos schlief.
Im Sinne lebe ich,
Wenn ich fühlend wache.
Göttlich nennen soll ich
Das Fühllose wie das Fühlbare.
In Gott
Bin ich wachend,
Auch schlafend bin ich
In Gott,
Von dem ich herkomme,
Zu dem ich hingehe.

Und es sollten dem Kinde in immer neuen Vorstellungen die obigen Sätze ganz begreiflich gemacht werden.

Am Abend sollten mit dem Kinde diese Vorstellungen in der folgenden Weise geübt werden:

Zu Gott
Gehe ich hin,
Von dem ich herkomme.
In ihm bin ich schlafend,
In ihm bin ich wachend.
Das Fühlbare wie das Fühllose
Soll ich göttlich nennen.
Im Sinne lebe ich,
Wenn ich fühlend wache.
Im Geiste lebe ich,

Wenn ich fühllos schlafe.
Durch den Schlaf
Zieh ich ein in das Fühllose.
Es ist das Fühllose
Im Geiste.
Ich werde schlafend
Im Geiste sein.

Im Spazierengehen sollte oft mit dem Kinde der Erzieher sprechen. Der Erzieher soll sich ein Gefühl aneignen, wie auf den Menschen wirkt nasse, kalte Luft und warme, trockne Luft ohne Zuhilfenahme des Sehsinnes. Und er sollte viel mit dem Knaben von solchen Eindrücken sprechen, die der Knabe miterleben kann. So sollte von Bäumen, von Steinen gesprochen werden, und ein Bild der Natur sollte sich bilden, in dem sich Erzieher und Knabe ganz verstehen, *ohne* dass der Knabe oft daran erinnert wird, dass der Erzieher einen Sinn mehr zu Hilfe nehmen kann als er selbst. Es sollte der Knabe sehr viel durch die Natur geführt werden, und es sollte darauf geachtet werden, dass der Knabe ein einfaches, aber in sich zusammenhängendes, systematisch geordnetes Bild der Natur erhält.

Man muss im Auge behalten, dass ein blindes Kind die Sehvorstellungen nicht hat und dass, weil der Mensch auf die Sehvorstellungen hin viel mehr als auf andere organisiert ist, die Seele nicht in organischer, sondern in chaotischer Weise versorgt wird, wenn der Erzieher nicht darauf achtet, dass alle Vorstellungsreihen des Kindes in sich zusammenhängend seien.

Diese Vorschriften werden hier nicht bloß mit Rücksicht auf die intellektuelle, schulmäßige Ausbildung des Kindes gemacht, sondern sie sind seelisch-therapeutisch gemeint. Sie wirken wie seelische Arzneien, welche nach sich eine organische Entfaltung des Gehirns und der Nerven ziehen. Bei dem Knaben müssten, wenn es nicht gelänge, solche Vorschriften zu beachten, die Gehirn- und anderen Nerven in sich erlahmen und das Kind dadurch in Lethargie verfallen. Es wird immer wie belebend auf das Kind wirken, wenn das Kind fühlen kann, wie der Erzieher ein Interesse entwickelt, welches von dem Kinde miterlebt werden kann. Alles, was vom Knaben und Erzieher gemeinsam durchdacht, durchempfunden, durchlebt werden kann, wirkt belebend auf den Knaben.

Es sollte darauf geachtet werden, dass Sinneseindrücke wie Geschmäcke und Gerüche sich in Begriffen auch wirklich in der Seele darstellen. Das kann nur bewirkt werden, wenn man von diesen Eindrücken mit dem Kinde spricht. Es ist nicht genug, dass der Knabe diese Dinge bloß erlebt, er soll sie auch zusammenhängend durchdenken. Er soll einen deutlichen Unterschied in Begriffen von Sinneseindrücken sich machen. Es ist nicht genug, was in dieser Beziehung mit dem Knaben schon geschehen ist. Sein Organismus zeigt ganz klar, dass er vieles erlebt hat, wovon er sich keine Begriffe gemacht hat, weil davon nicht zu ihm gesprochen worden ist.

Dann müssen auch systematisch Willensübungen gemacht werden. Es muss mit dem Knaben besprochen werden, zum Beispiel um 10 Uhr morgens: Heute nachmittag, wenn du von Tische aufgestanden sein wirst, dann wirst du dies oder jenes tun. Der Knabe soll sich selbst etwas vornehmen. Dann soll er dies auch wirklich ausführen. Es sollen gerade durch solche Vornahmen und Ausführungen des Vorgefassten die Zeitvorstellungen dem Knaben lebhaft gemacht werden. Ferner soll man darauf achten, ob der Knabe Träume hat. Der Erzieher soll sich diese erzählen lassen und lebhaftes Interesse daran bekunden, auch Besprechungen an die Träume knüpfen. Dadurch wird gesundend auf den Knaben eingewirkt.

Der Knabe soll alle Gegenstände selbst an einen Ort stellen, und sie auch selbst auffinden, zum Beispiel seinen Hut, seinen Spazierstock, seinen Regenschirm etc. Man soll ihn aber nicht, auch nicht mit Worten, strafen, wenn er einmal einen Gegenstand nicht findet, sondern ihn so anleiten, dass ihn die eigene Erinnerung sukzessive und systematisch zur Sache führt.

Der Knabe soll ganz kurz im Rhythmus auf und ab gehen, zum Beispiel spricht er hintereinander das Wort: Begebenheit, Begebenheit, Begebenheit

Bei Be tritt er mit dem	linken Fuß	schwach,
bei ge-	rechten	stark,
bei ben-	linken	schwach,
bei heit	rechten	stark auf.

So soll er dem Wort parallel marschieren und den Wortrhythmus in Leibesrhythmus verwandeln. Er soll auch so turnen, dass das

Wort immer entsprechend in einer Leibesbewegung zum Ausdruck kommt. Zum Beispiel:

linke Hand heben bei *je,*

rechte « « « *suis,*

die beiden Hände entgegenstrecken dem Erzieher bei *nous* und beide Hände des Erziehers ergreifen bei *sommes.*

Diese Übungen können in der mannigfaltigsten Weise vervielfältigt werden. Sie haben nichts Kindliches und Spielerisches, sondern sollen den Charakter von Turnübungen haben, welche in Worte und Wortfolgen eingesponnen werden.

Die Seele bewegt sich in der geistigen Welt.

Wenn man dieses empfindet, dann ist es, als ob man in der physischenWelt etwas mit der Hand berührte. Und wenn man etwas will, dann ist es, als ob einen in der physischen Welt etwas berührte (als ob etwas zu uns komme).

Einatmen	–	Ausatmen
Fühlen	geistig	Einatmen
Wollen	geistig	Ausatmen.

II.

Alles, was im Sinne der vorigen Instruktion war, soll fortgesetzt und immer von neuem wiederholt werden. Man soll große Sorgfalt legen darauf, dass die Dinge, welche der junge Mann schon weiß, oft wiederholt werden. Durch die Wiederholung bekommt seine Seele den Zusammenhang der einzelnen Vorstellungen und dadurch innere Lebendigkeit.

Man soll versuchen, den jungen Mann an das Anhören kleiner Erzählungen zu gewöhnen, und darauf sehen, dass er solche Dinge wiedererzählen kann. Doch sollen solche Erzählungen ausgesucht werden, in welchen nichts vorkommt, was sich auf den Gesichtssinn bezieht. Es wäre gut, wenn das Interesse des jungen Mannes für das Behalten solcher einfachen Erzählungen in Anspruch genommen werden könnte, zum Beispiel:

Ein Mensch sagte zu einem anderen Menschen:
Ich kann schnell laufen.
Der andere sagte:

Ich kann noch schneller laufen.
Sie liefen nun, so schnell ein jeder konnte.
Der zweite Mensch konnte schneller laufen, deshalb wurde der erste Mensch zornig. Der zweite Mensch blieb stehen, nachdem er einige Zeit gelaufen war, weil er den ersten Menschen nachkommen lassen wollte und ihm sagen: «Ich kann schneller laufen.» Er wollte sich darüber freuen, dass er dieses zu dem anderen sagen konnte. Dadurch konnte der erste Mensch zu ihm nachkommen und den Zorn wirken lassen, indem er dem andern Menschen einen Schlag gab.

Nun versuche man, sich mit dem jungen Mann zu unterhalten über die Begriffe: Der eine Mensch war eitel, denn er wollte zu dem andern sprechen darüber, was er besser kann; der zweite war zornig, aber hätte seinen Zorn nicht zu einem Unrecht können kommen lassen, wenn der andere nicht eitel wäre, dann es hätte ihm doch der andere, wenn er nicht eitel wäre, davonlaufen können.

Man sucht so Unterhaltungen herbeizuführen, durch welche man in der Seele des jungen Mannes die Begriffe «eitel»/«zornig» festhält. Es kommt eben darauf an, dass die Aufmerksamkeit der Seele auf die Betrachtung des moralischen Wertes der Seele gelenkt werde. Man soll bei solchen Betrachtungen nie sich beirren lassen, indem man sich sagt, dieses oder jenes weiß doch der junge Mann schon. Gerade darauf kommt es an, dass man immer wieder von neuem die Möglichkeit herbeiführt, dass der junge Mann die Aufmerksamkeit auf Vorstellungen hinlenkt, die er kennengelernt hat. Es wäre gut, in dieser Weise regelmäßige Unterhaltungen herbeizuführen, in welchen sich das Interesse heftet an Vorstellungen wie «eitel», «zornig», «fleißig», «faul» und so weiter.

Man nehme zwei Bänder und lehre den jungen Mann, dieselben zu einem Knoten zusammenzubinden. Nun unterhalte man sich mit ihm darüber, dass dadurch aus zwei – eins geworden ist.

Man lasse nun auf ein Stückchen Papier einen Wassertropfen fließen; dann einen zweiten, man lasse den jungen Mann durch Berühren sich überzeugen, dass zwei Tropfen vorhanden sind. Dann bewirkt man, dass man die zwei Tropfen in einen zusammenfließen lasse. Nun versuche man, sich mit ihm darüber zu unterhalten, wie sowohl bei den Bändern etwas eins geworden ist, was zwei war, wie auch bei den Tropfen. Von solchen Betrachtungen ausgehend, kann man in der Seele solche Vorstellungen hervorrufen:

In der Welt bestehen die Dinge aus Teilen, und die Teile sind zusammengesetzt.

Man versuche namentlich auf die Vorstellung das Wachens und Schlafens die Vorstellung zu lenken, dann das Interesse so zu lenken, dass der junge Mann darauf achtet, wie er im Wachen seine Glieder bewegt, im Schlafe aber ruhig lässt. Dadurch kann man immer wieder auf den Begriff der Seele hinweisen, welche beim Einschlafen aufhört, die Glieder zu bewegen, beim Aufwachen wieder beginnt. Nun unterhält man sich über Folgendes:

Ein Mensch beginnt zu schlafen. Ein anderer Mensch steht neben ihm. Dieser andere Mensch tut etwas, zum Beispiel er nimmt Gegenstände aus einem Gefäß und schüttet sie in ein anderes. Der erste Mensch wacht wieder auf und er benützt das erste und das zweite Gefäß, dadurch weiß er,
dass der zweite Mensch etwas getan hat, während er selbst geschlafen hatte.

Nun bringe man den jungen Mann aus dieser Unterhaltung zu der Vorstellung: «Schlafen ist nicht wissen, was vorgeht!» Durch solche Vorstellungen werden die Begriffe über die Seele immer mehr belebt. Und dann können die Unterhaltungen über die Seele, die schon begonnen worden sind, gerade in Anlehnung an solche Unterhaltungen fortgesetzt werden. Man wird sehen, dass gerade solche Unterhaltungen das Seelenleben rege machen.

Man gewöhne den jungen Mann daran, die folgenden Worte täglich wenigstens einmal sich selber vorzusagen. Er soll sie so lange vorgesagt bekommen, bis er sie auswendig weiß, dann soll er veranlasst werden, sie täglich für sich herzusagen, und er soll sie niemals mechanisch hersagen, sondern ihren Inhalt empfinden:

Die Seele hört,
Die Seele berührt mit der Hand andere Dinge,
Die Seele berührt mit der Hand sich selbst,

Die Seele geht,
Die Seele schläft.

Es soll alles mögliche, was sich ergibt, dazu verwendet werden, die Vorstellung der Seele hervorzurufen, so dass die obigen Sätze zu einem immer besseren Verständnis erhoben werden. Es macht gar nichts, wenn anfangs nicht das volle Verständnis der obigen Sätze vorhanden ist. Man sollte sehen, dass der junge Mann sie täglich wiederholt und dass man sich täglich gerade über den Inhalt dieser Sätze mit ihm unterhält.

Es ist gut, gerade aus dem Begriff des Schlafens die Gottesvorstellung zu entwickeln. Man versucht durch alle sich ergebenden Möglichkeiten, die Aufmerksamkeit des jungen Mannes auf folgende Gedanken zu lenken:

Wenn ich im Zimmer bin, bin ich im Innern von etwas.
Wenn ich aus dem Zimmer gehe, bin ich außer etwas.
Ich bin außer dem Zimmer in der Luft.
So ist die Seele im Schlafe außer dem Leibe.
Sie ist nicht in der Luft, sie ist in Gott.

Ich wollte mit dem hier Aufgeschriebenen die Dinge bezeichnen, auf welche in der nächsten Zeit der Unterricht des jungen Mannes hingelenkt werden soll. Alles, was bisher gemacht worden ist, soll fortgesetzt werden. Es werden sich durch die Beobachtung dessen, wofür der junge Mann Aufmerksamkeit zeigt, wenn man es mit ihm vornimmt, die Mittel finden, durch welche man erreicht, dass er zum Beispiel mit einem gewissen Verständnis die zwei Sätze hintereinander spricht:

Die Seele berührt mit der Hand andere Dinge.
Die Seele berührt mit der Hand sich selbst.

Man soll solche Sätze weder zu leicht noch zu schwer finden, man soll sich alle Mühe geben, dass der junge Mann sie mit vollem Verständnis und mit Interesse vorstellt. Man wird sich dann überzeugen, wie ungeheuer bedeutsam es für den jungen Menschen ist:

Dass er ganz bewusst mit der Hand einerseits eine Tischecke berührt und andererseits die Hand zum Beispiel an sein Knie oder seinen Kopf legt und dabei das eine Mal den ersten Satz und das zweite Mal den zweiten Satz mit vollem bewussten Verständnis denkt.

Dass er bei beiden Sätzen von der Seele spricht, kann dann die Unterhaltung lenken darauf, dass ein Unterschied ist, wenn der Mensch bemerkt, wie ein lebloser Gegenstand an die Tischecke gestellt wird. Da kann man auch sagen, der leblose Gegenstand berühre die Tischecke, aber nicht «die Seele berührt die Tischecke». Man muss keine Mühe scheuen, in solche Einzelheiten bei der Unterhaltung einzugehen.

ANHANG II

Zum Wahrnehmungsprozess

Rudolf Steiner an Walter Johannes Stein (20. 9. 1917)
Aus: W. J. Stein / Rudolf Steiner: Dokumentation eines wegweisenden Zusammenwirkens. Hg. Thomas Meyer. Dornach 1985, Seite 83 f.

Führen Sie sich den Wahrnehmungsprozess in seiner Ganzheit vor Augen. Was geschieht, wenn ich «gelb» wahrnehme?

1. Im Auge selbst ist vom Objektiven her: *belebtes Gelb.*
2. In dieses belebte Gelb dringt von innen vor der Ätherleib des wahrnehmenden Subjektes; dadurch *wird* das vom äußeren Äther durchsetzte und eben deshalb belebte Gelb: totes Gelb. Es ist also im Auge totes Gelb, weil dessen Leben vom inneren Leben (Ätherleib) verdrängt ist. Dadurch hat das Erkenntnis-Subjekt statt des äußeren belebten Gelb – das von innen belebte Bild des Gelb, aber dieses Bild mit dem Einschlag des Leichnams des Gelb. So weit ist der Vorgang objektiv – subjektiv. Es wäre damit aber nur ein innerlich lebendiges Gelb erzeugt, von dem das Erkenntnis-Subjekt nicht *wissen* könnte. Es könnte sein eigenes subjektiv-objektives nur *erleben,* nicht bewusst erleben.
3. In das subjektiv-objektive neu belebte Gelb dringt der Astralleib des Erkenntnis-Subjektes ein. Dieser erzeugt *an* dem belebten Gelb das *belebte «Blau»; dieses* Blau wird tatsächlich innerhalb des Organismus geschaffen, geht aber nicht über den Organismus räumlich hinaus. Es ist also vorhanden:
   1. das astralisch erzeugte Bild «blau»,
   2. die Wirkung dieses astralischen Bildes auf den Ätherleib – als subjektiver Lebensvorgang,
   3. physiologisch der physische Vorgang im Auge – der nach *innen, nicht* nach außen blau wirkt.

Alles dieses aber wird nicht Gegenstand des Ichbewusstseins, das Ich weiß erst, wenn innerlich das erst im Auge belebte «Gelb» abgedämpft (abgelähmt) wird – dann ist vorhanden:

1. Abdämpfung des Lebens im Gelb durch das Ich, bewusstes Auftreten des nicht mehr lebendigen Gelb im Astralleib,
2. das vom toten Gelb überleuchtete, daher unbewusst bleibende astralisch erzeugte Bild «blau»,
3. dessen Wirkung im eigenen Ätherleib,
4. der physiologische Vorgang im Auge.

Wird nun das Objekt, von dem das Gelb kommt, weggenommen, so hört die Auslöschung des vom Astralischen erzeugten Bildes «blau» auf – und dieses klingt ab, bis der innere geistig-seelisch-physische Organismus sich wieder hergestellt hat. Man kann aber den Wahrnehmungsprozess nicht umkehren, weil das «Blau» nicht eine räumliche Entität ist, sondern vom Astralleib kommt, und seine physische Wirkung nur innerhalb des Organismus bleibt.

So wie das durch das objektive Gelb subjektiv in der *Innenwelt* ausgelöste Blau nicht objektiv auf einen Schirm geworfen werden kann, so kann ja auch nicht umgekehrt der objektive Vorgang, der auf ein wirkliches Wollen folgt, wieder auf das Subjekt zurückwirken. Man müsste sonst, wenn man vorwärts geht von A nach B – durch die beim Zurücklegen des Weges in der Außenwelt erzeugte Wirkung auch wieder von B nach A zurückgebracht werden können.

PAUL BLOK

Die Brille

Für die Heileurythmisten ist ein klares Erfassen des vom Patienten mitgebrachten Brillenrezeptes wesentlich, damit Klarheit herrscht über das Vorliegen von Hyperopie, Myopie und Astigmatismus sowie dessen Zylinderachse.

Wir werden im Folgenden sieben Beispiele von Brillengläsern erläutern.

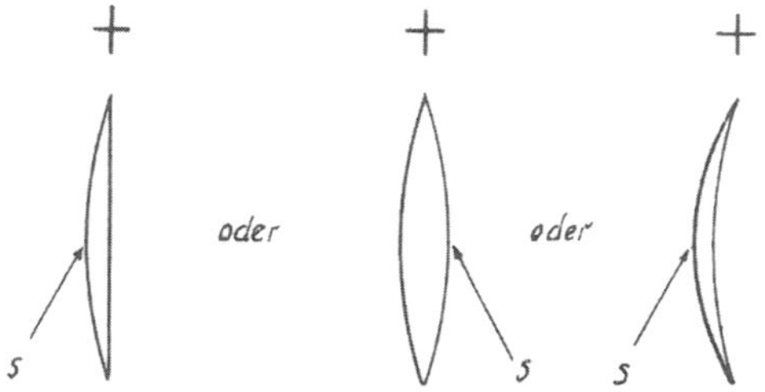

Abb. 13: Beispiel 1

Positive sphärische Sammellinsen in Schnittdarstellung durch ihr Zentrum (= optische Mitte, Scheitelpunkt S). Vom Zentrum zur Peripherie ist die Krümmung in allen Richtungen gleich stark.

Merke: Linsen zentral am dicksten.

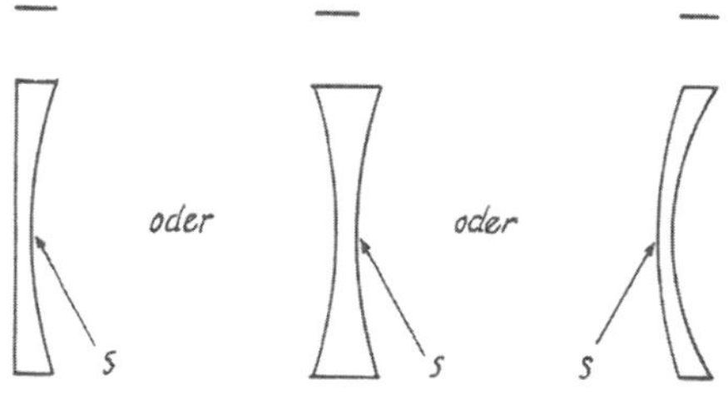

Abb. 14: Beispiel 2

Negative sphärische Streulinsen in Schnittdarstellung.
Merke: Linsen zentral am dünnsten.

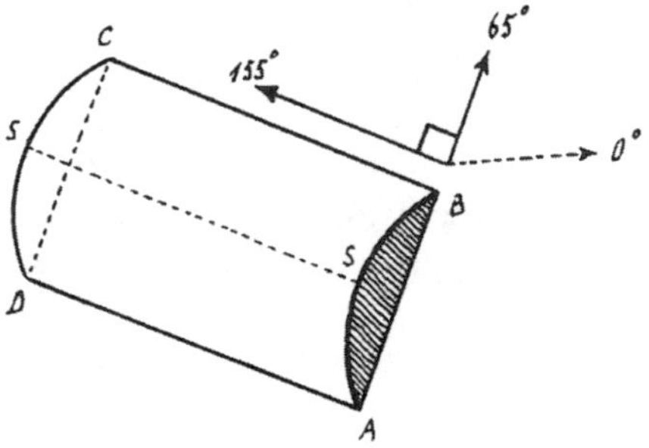

Abb. 15: Beispiel 3

Positive zylindrische Sammellinse in perspektivischer Darstellung. Hilfsvorstellung: abgeschnittenes Stück eines Zylinders parallel seiner Längsachse.

S ist hier kein Punkt, sondern eine Scheitellinie.

Merke: Linse bei der Mittellinie am dicksten.

Die Krümmungsfläche zeigt nur in der Richtung AB (65°) eine positive sphärische Krümmung, in der Richtung AD senkrecht darauf (155°) keine Krümmung, also plan.

Nach Ausschneiden eines kreisrunden Stückes, senkrecht auf die Basis ABCD orientiert, erhalten wir eine geeignete Brillenglasform, hier nicht dargestellt (vergleiche dafür Beispiele 5 und 6).

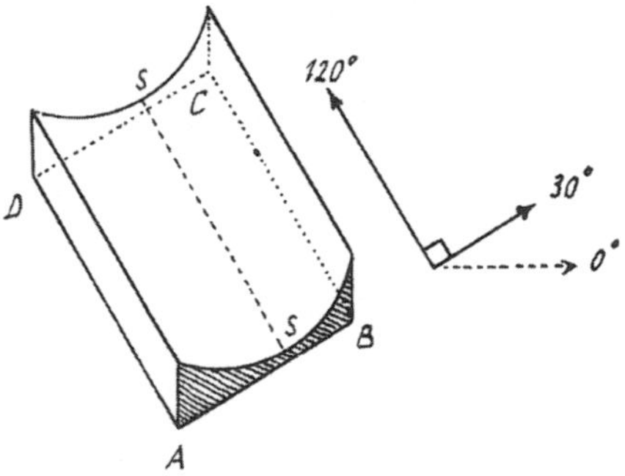

Abb. 16: Beispiel 4

Negative zylindrische Streulinse in perspektivischer Darstellung. Hilfsvorstellung: Abguss (Hohlform) einer Konservenbüchse. S ist hier ebenfalls eine Scheitellinie.

Merke: Linse in der Mittellinie am dünnsten.

Die Krümmungsfläche zeigt nur in der Richtung AB (30°) eine negative sphärische Krümmung, in der Richtung AD senkrecht darauf (120°) keine Krümmung, also plan.

Eine für die Brillenfassung geeignete Form kann herausgeschnitten werden, hier nicht dargestellt (vergleiche Beispiele 5 und 6).

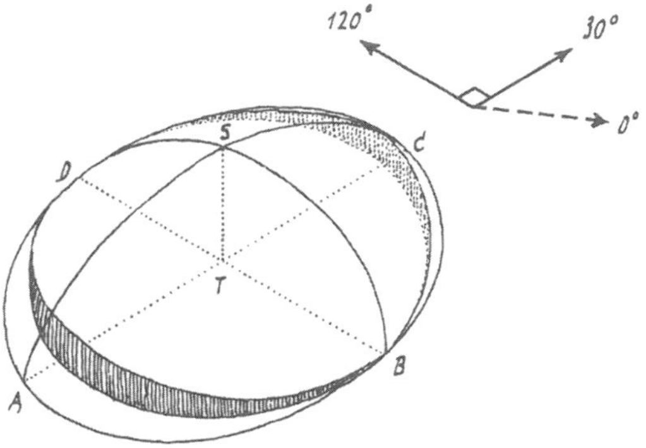

Abb. 17: Beispiel 5

Kombinierte positive sphärische mit positiver zylindrischer Sammellinse in perspektivischer Darstellung.

Hilfsvorstellung: Cabochonschliff eines Edelsteins oder Stück von einem Ei, seiner Längsachse parallel abgeschnitten, wie die äußerste Begrenzung der Abbildung es darstellt.

S ist Schnittpunkt der zueinander senkrecht stehenden stärksten (kürzesten) und schwächsten (längsten) Krümmungsmeridiane (= Achsen). Nach Ausschneiden eines kreisrunden Stückes, senkrecht auf die Basis ABCD orientiert, erhalten wir eine geeignete Brillenglasform, in dieser Abbildung um S zentriert. Je nach Brillenfassung kann dieser Ausschnitt, an die Pupillenmitte angepasst, anders (beziehungsweise S in exzentrischer Lage) gewählt werden.

Merke: Linse in S am dicksten (ST), am Rande – trotz Abschleifens an den Polen A und C – dünner.

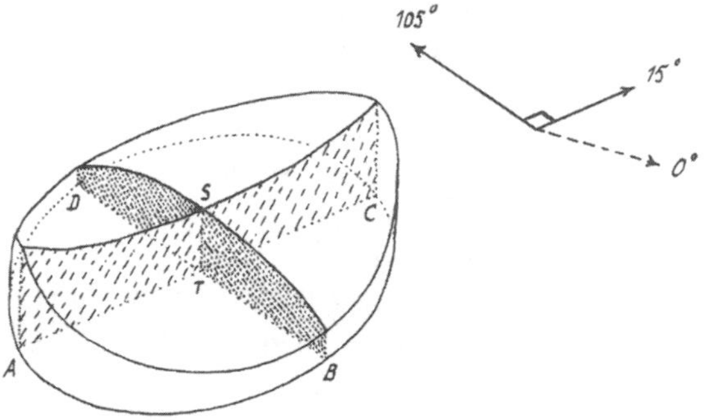

Abb. 18: Beispiel 6

Kombinierte positive sphärische mit negativer zylindrischer Linse, wobei hier die Anzahl zylindrischer Dioptrien gegenüber der sphärischen Dioptrienzahl überwiegt. Perspektivische Darstellung eines um S zentrierten kreisrunden Ausschnittes.

Hilfsvorstellung: Die resultierende optisch wirksame Oberfläche ist mit einer Satteloberfläche vergleichbar.

Merke: Dicke im Zentrum des Glases (ST) überschreitet die Randdicke in dem positiven Meridian BSD, unterschreitet die Randdicke in dem negativen Meridian ASC senkrecht darauf. In dieser Abbildung wurde der Glasrand nicht schraffiert, dafür jedoch die senkrecht zueinander stehenden optisch bestimmenden Meridiane ASC und BSD, um die sattelförmige Linsenoberfläche anzudeuten.

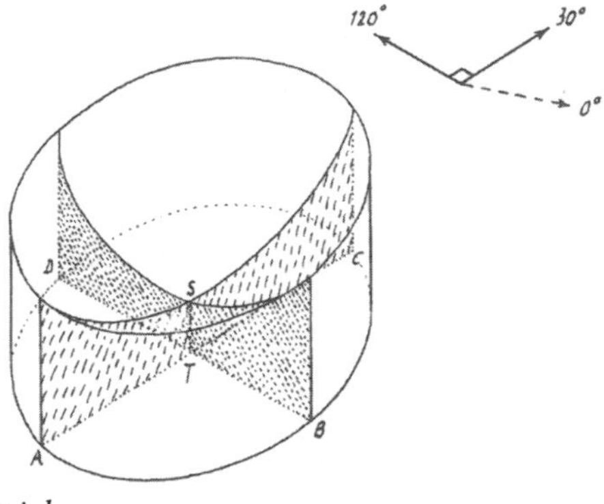

Abb. 19: Beispiel 7

Kombinierte negative sphärische mit negativer zylindrischer Streulinse.

Hilfsvorstellung: Eiabdruck-Hohlform in Tonerde. Die Abbildung stellt einen oval zusammengedrückten Glaszylinder perspektivisch dar, worin oben der Eiabdruck ausgespart worden ist: Man schaut von oben in diese Delle hinein. Auf den Boden sind die optisch bestimmenden Krümmungsmeridiane als AC und BD projiziert. Die Hohlform ist in der Richtung BD stärker negativ gekrümmt als in der Richtung AC.

Für ein Brillenglas eignet sich ein Ausschnitt mehr oder weniger um S zentriert, wie unter Beispiel 5 besprochen wurde, in dieser Abbildung nicht dargestellt. Dafür wurden die optisch bestimmenden zueinander senkrecht verlaufenden Meridianschnitte schraffiert, um die Hohlform möglichst klar ersichtlich herauszuarbeiten.

Merke: Glas im Zentrum (S) dünner als am Rande. Der für das Brillenglas geeignete Ausschnitt wird einen Rand aufzeigen, der über B und D immer dicker ist als über A und C (umgekehrtes Verhalten verglichen mit Beispiel 5), hier nicht dargestellt.

Wie diese Brillengläser aus dem augenärztlichen Rezept herausgelesen und verstanden werden können, wird in Anhang III behandelt.

ANHANG III

Zu den Beiträgen von Dr. Paul Blok

Erläuterung zu Abb. 6, Seite 36

Je länger die Brennweite (Distanz zwischen Linse und ihrem Brennpunkt) einer Linse ist, umso schwächer ist ihre Brechkraft oder, anders ausgedrückt: die Brechkraft einer Linse verhält sich umgekehrt proportional zu ihrer Brennweite.

Wählen wir die Linse mit Brennweite = 1 Meter als Einheit, so haben Linsen mit einer Brennweite von 1/3, 1/4 und 1/5 Meter die 3-fache, 4-fache resp. 5-fache Brechkraft, verglichen mit der Einheitslinse. Umkehrung der Bruchzahl ermöglicht, die Brechkraft unterschiedlicher Linsen in ganzen Zahlen (3, 4, 5) oder Dezimalbrüchen (2.5, 1.75, 4.25) ausgedrückt miteinander zu vergleichen und so für Linsenkombinationen ihre Stärken einfacher zu addieren und zu subtrahieren, als es mit Bruchzahlen möglich wäre. Es wird immer mit möglichst dünnen Linsen gearbeitet.

Als Einheit der Brechkraft wurde die Dioptrie eingeführt, abgekürzt *dptr.* Sie entspricht der Brechkraft unserer obengenannten Einheitslinse: + 1 dptr, wenn es sich um eine sphärische Sammellinse handelt, –1 dptr, wenn es sich um eine sphärische Streulinse handelt.

Die Brechkraft von schwächeren Linsen gibt man mit Dezimalbrüchen <1 an, die von stärkeren Linsen mit Ganzzahlen >1 oder mit Dezimalbrüchen >1.

Beispiel: Die Linsenkombination +7 dptr +2 dptr –0.75 dptr addiert ergibt +8.25 dptr Brechkraft und hat eine Brennweite von

$$1\ (\text{Meter}) : 8.25\ (\text{dptr}) = 0.1212\ \text{Meter} = 12.12\ \text{cm}$$

Merke:

$$\frac{100}{\text{dptr-Zahl}} = \text{Brennweite in cm}$$

$$\frac{100}{\text{Brennweite in cm}} = \text{dptr–Zahl}$$

Unser Beispiel entspricht der alltäglichen Brillenglasbestimmung (auch Refraktion genannt) mit Probelinsen im Brillengestell dicht hintereinander aufgestellt.

Das Lesen und die Interpretation des Brillenrezeptes. Gläserstärke und ihre Bedeutung

Für die Heileurythmisten ist eine klare Erfassung des vom Patienten mitgebrachten Brillenrezeptes wesentlich, damit Klarheit herrscht über das Vorliegen von Hyperopie, Myopie und Astigmatismus sowie dessen Zylinderachse.

Wir werden im Folgenden anhand von sieben Beispielen das Brillenrezept richtig deuten lernen und am Schluss imstande sein, auch eine ungeeignete Schreibweise (mit positiver Angabe der Lage der Zylinderachse = Formulierung α) zu verwandeln in eine gleichwertige Schreibweise (Formulierung β) mit negativer Zylinderachse, worauf wir uns bei der Behandlung basieren.

Am Schluss lernen wir mit Hilfe eines einfachen Schemas die Verwandlung von α- in β-Formulierung rasch vorzunehmen. Ein Vorgehen, das – einmal angeeignet – in der täglichen Routine dann kaum mehr Zeit erfordert.

Beispiel 1, siehe Abb. 13, Seite 167

Rezept: OD +3.00 sph.

Wir lesen: Positive (+) sphärische (Oberfläche ist Teil einer Kugeloberfläche) punktuell abbildende Korrekturlinse für das hyperope rechte Auge (OD) mit einer Stärke von 3 Dioptrien (man denke an den Brennpunktabstand in diesem Falle von 1/3 Meter).

Es liegt Hyperopie (Weitsichtigkeit) vor.

Beispiel 2, siehe Abb. 14, Seite 167

Rezept: OS –2.00 sph.

Wir lesen: Negative (–) sphärische punktuell abbildende Korrekturlinse für das myope linke Auge (OS) mit einer Stärke von 2 Dioptrien (scheinbarer Brennpunktabstand 1/2 Meter vor der

Linse, von wo aus nach Durchtritt durch die negative Linse die Lichtstrahlen gestreut zu werden scheinen).

Es liegt Myopie (Kurzsichtigkeit) vor.

Beispiel 3, siehe Abb. 15, Seite 168

Rezept: OS plan = + 1.75/65° zyl (oder auch: OS + 1.75/65° zyl) (plan wird oft nicht angegeben).

Wir lesen: Positive (+) zylindrische (Oberfläche ist Teil einer Zylinderoberfläche) astigmat (nichtpunktuell) abbildende Korrekturlinse für das einfach hyperop-astigmatische linke Auge (OS) mit einer Stärke von 1.75 Dioptrien in der Achse 65° (Brennlinienabstand von 1/1.75 Meter). «Einfach» gesagt: auf das Korrekturglas einfallendes Licht wird nur in einer Richtung gebrochen, in Richtung senkrecht (155°), nicht: «plan».

Ganz vollständig müsste man lesen: Plan, kombiniert mit (durch das = Zeichen angegeben) positiver zylindrischer astigmat abbildender Korrekturlinse für das einfach hyperop-astigmatische linke Auge (α-Formulierung, vergleiche weiter unten).

Es liegt einfacher positiver Astigmatismus (Stabsichtigkeit) vor.

Beispiel 4, siehe Abb. 16, Seite 168

Rezept: OD plan = –2.50/30° zyl.

Wir lesen einfachheitshalber das «plan» weglassend: Negative (–) zylindrische astigmat abbildende Korrekturlinse für das einfach myop-astigmatische rechte Auge (OD) mit einer Stärke von 2.50 Dioptrien in der Achse 30° (scheinbarer Brennlinienabstand 1/2.50 Meter vor der Linse) (β-Formulierung, vergleiche unten).

Es liegt einfacher negativer Astigmatismus (Stabsichtigkeit) vor.

Beispiel 5, siehe Abb. 17, Seite 169

Rezept: OD +5.00 sph = –3.00/30° zyl.

Wir lesen: 5 Dioptrien positive sphärische Korrekturlinse kombiniert mit (=) 3 Dioptrien negativer zylindrischer Korrekturlinse in der Achse 30°. Die positive sphärische Korrektur wird also eigentlich um 3 Dioptrien in der Richtung 30° *abgeschwächt* (β-Formulierung). Man kann diese Tatsache auch anders, aber gleichwertig ausdrücken: 2 Dioptrien positive sphärische Korrekturlinse, kombiniert mit 3 Dioptrien positiver zylindrischer Korrekturlinse in der Achse 120° (senkrecht auf 30°). Die positive sphärische Korrektur wird um 3 Dioptrien in der Richtung 120° *verstärkt* (α-Formulierung): OD +2.00 sph = +3.00/120° zyl.

Die eine oder andere Schreibweise erscheint, je nachdem man von der Brechkraft (Dioptrienzahl) in der Achse BD ausgeht und in Verhältnis dazu die verminderte Brechkraft in der Achse AC mit negativer Dioptrienzahl charakterisieren muss (β-Formulierung) oder umgekehrt von der Brechkraft in der Achse AC ausgeht und in Verhältnis zu dieser die um 3 Dioptrien vermehrte Brechkraft in der Achse BD mit positivem Zeichen hinzusetzt (α-Formulierung).

Es liegt hier kombiniert hyperoper Astigmatismus (Stabsichtigkeit) vor.

Beispiel 6, siehe Abb. 18, Seite 170

Rezept: OS +1.00 sph = −3.00/15° zyl.

Wir lesen: 1 Dioptrie positive sphärische Korrekturlinse kombiniert mit 3 Dioptrien negativer zylindrischer Korrekturlinse in der Achse 15° oder anders, aber gleichwertig ausgedrückt: OS −2.00 sph = +3.00/105° zyl (α-Formulierung: 105° = 15° + 90°).

Hier ergeben β- und α-Formulierung sphärische Korrekturanteile mit entgegengesetzten Vorzeichen!

Es liegt hier Astigmatismus mixtus vor: Patient ist weder myop noch hyperop, nur astigmat.

Beispiel 7, siehe Abb. 19, Seite 170

Rezept: OD −3.00 sph = −2.00/120° zyl.

Wir lesen: 3 Dioptrien negative sphärische Korrekturlinse, kombiniert mit 2 Dioptrien negativer zylindrischer Korrekturlinse in der Achse 120° (β-Formulierung) oder anders, aber gleichwertig ausgedrückt:

OD −5.00 sph = +2.00/30° zyl

(α-Formulierung) 30° = 120° −90°).

Es liegt hier kombiniert myoper Astigmatismus (Stabsichtigkeit) vor.

Nachdem wir jetzt alle möglichen Brillenrezeptkombinationen eingehend besprochen und verarbeitet haben, folgt für die alltägliche Praxis die Umwandlung von der α-Formulierung in die β-Formulierung mit Hilfe eines praktischen und wenig zeitraubenden Schemas:

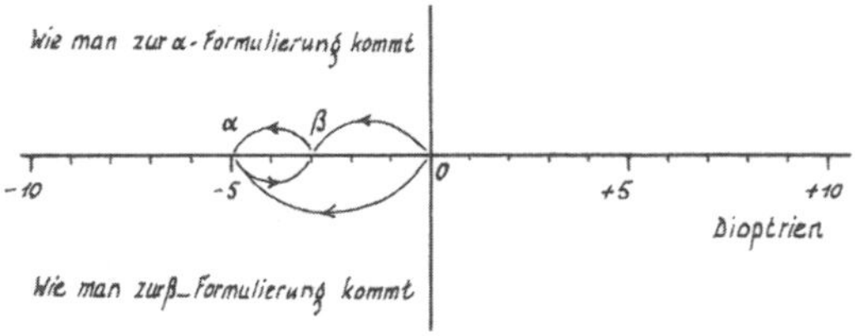

Abb. 22

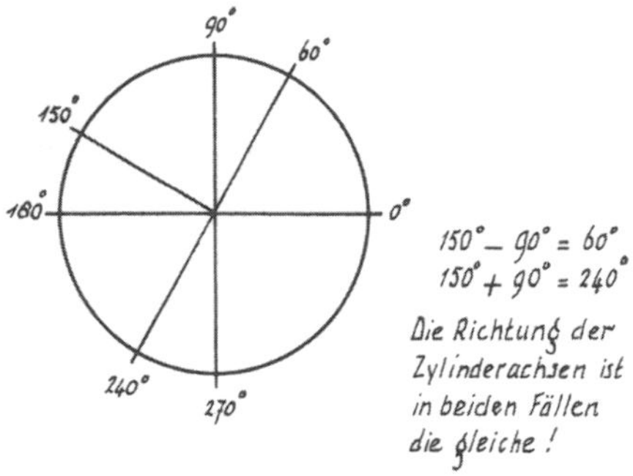

Abb. 23

Auf der horizontalen Achse des obenstehenden Kreuzes sind ab der Mitte – nach rechts positive, nach links negative – Dioptrienzahlen eingetragen (siehe Abb. 22).

Umwandlung der α-Formulierung:

OD −5.00 sph = +2.00/45° zyl in die β-Formulierung geschieht so:

Wir beginnen immer bei 0 (Mitte). Von hier aus 5 Dioptrien nach links (Minusrichtung) abzählen, ergibt Punkt α bei −5. Von Punkt α aus jetzt 2 Dioptrien nach rechts (Plusrichtung) abzählen, ergibt Punkt β bei −3.

Jetzt wieder bei 0 anfangend müssen wir in umgekehrter Folge zuerst zum Punkt β, dann zum Punkt α gehen (also beide Male in Minusrichtung) und finden so:

OD −3.00 sph = −2.00/135° zyl,

das ist β-Formulierung

(135° = 45° + 90°). Für die Umwandlung von der β-Formulierung in die α-Formulierung verfahren wir umgekehrt.

N.B. Nicht vergessen bei der Umwandlung von α-Formulierung in β-Formulierung und zurück, die Zylinderachse entsprechend zu verwandeln (90° hinzuzählen oder abziehen)!

Aufgabe: Verwandle die α-Formulierung in Beispiel 3 und die β-Formulierung in Beispiel 4 in eine β-Formulierung respektive α-Formulierung.

Sämtliche Zeichnungen in den Beiträgen von Dr. Paul Blok wurden von diesem selbst ausgeführt.

Anmerkungen

1 R. Steiner, Wahrspruchworte, GA 40, Dornach 1951.
2 Ders., Über Gesundheit und Krankheit, Grundlagen einer geisteswissenschaftlichen Sinneslehre, GA 348, Dornach 1983, Vortrag vom 13. Dezember 1922, S. 94.
3 Ebda., S. 99.
4 Ders., Eurythmie als sichtbare Sprache, GA 279, Dornach 1990, Vortrag vom 12. Juli 1924, S. 248.
5 Ders., Vom Leben des Menschen und der Erde, Über das Wesen des Christentums, GA 349, Dornach 1980, Vortrag vom 21. März 1923, S. 117.
6 Ders., Anthroposophie als Kosmosophie, 2. Teil, GA 208, Dornach 1972, Vortrag vom 13. November 1921, S. 196.
7 Ders., Gegensätze in der Menschheitsentwickelung. West und Ost, Materialismus und Mystik, Wissen und Glauben, GA 197, Dornach 1967, Vortrag vom 24. Juni 1920, S. 77.
8 Ders., Anthroposophische Leitsätze, der Erkenntnisweg der Anthroposophie, das Michael-Mysterium, GA 26, Dornach 1962, S. 236.
9 Ders., Geisteswissenschaft und Medizin, GA 312, Dornach 1985, 14. Vortrag.
10 Ebda.
11 Ebda., aber 5. Vortrag vom 25. März 1920.
12 Margarete Kirchner-Bockholt, Grundelemente der Heileurythmie. 3. Aufl. Dornach 1981, S. 140.
13 R. Steiner, Heileurythmie, Dornach 1981, Vortrag vom 18. April 1921, S. 92.
14 Margarete Kirchner-Bockholt, Grundelemente der Heileurythmie, Dornach 1981.
15 R. Steiner, Heileurythmie, GA 315, Dornach 1981, Vortrag vom 16. April 1921, S. 62.
16 Ders., Das Wesen der Farben, GA 291, Dornach 1991. Vortrag vom 21. Februar 1923
17 Ders., Geisteswissenschaft und Medizin, a.a.O., 16. Vortrag.
18 Ders., Vom Leben des Menschen und der Erde, Über das Wesen des Christentums, GA 349, Dornach 1980, Vortrag vom 21. Februar 1923, S. 36.
19 Ders., Geisteswissenschaftliche Impulse zur Entwickelung der Physik, GA 320, Dornach 1964, Diskussionsvotum vom 8. August 1921, S. 19. Notizblatteintragung, S. 186.

20 Ders., Geisteswissenschaft und Medizin, 5. Vortrag.
21 Siehe Anm. 38.
22 Margarete Kirchner-Bockholt, Grundelemente der Heileurythmie, Dornach 1981, S. 110.
23 Ebda., S. 146.
24 Ebda., S. 156.
25 Ebda., S. 64.
26 R. Steiner, Heileurythmie, GA 315, Dornach 1981, Vortrag vom 13. April 1921, S. 23–28.
27 Margarete Kirchner-Bockholt, Grundelemente der Heileurythmie, S. 61.
28 Ebda., S. 64.
29 Ebda., S. 116.
30 Ebda., S. 136.
31 Ebda., S. 188–190.
32 R. Steiner, Geisteswissenschaft und Medizin, 16. Vortrag (Zbinden-Ausgabe, S. 236).
33 Ders., Das Wesen der Farben, GA 291, Dornach 1980, Vortrag vom 21. Februar 1923.
34 Ders., Naturbeobachtung, Experiment, Mathematik und die Erkenntnisstufen der Geistesforschung, GA 324, Dornach 1972, Vortrag vom 17. März 1921.
35 Ders., Anthroposophie, Psychosophie, Pneumatosophie, GA 115, Dornach 1965, Vortrag vom 25. Oktober 1909, S. 43.
36 Ebda.
37 Margarete Kirchner-Bockholt, Grundelemente der Heileurythmie, S. 51f.
38 Susanne Vogel, Das Auge – Wunderwerk der Schöpfung, in Soziale Hygiene, Bad Liebenzell 1989, Nr. 136.
39 Margarete Kirchner-Bockholt, Grundelemente der Heileurythmie, S. 51.
40 Hans Erhard Lauer, Die zwölf Sinne des Menschen. 2. Aufl. Schaffhausen 1978.
41 Ders., Die Sinne des Menschen und die Entwicklung der Künste. Schaffhausen 1981.
42 R. Steiner, Laut-Eurythmie-Kurs, GA 279, Dornach 1990, 15. Vortrag vom 12. Juli 1924.
43 Ders., Über Gesundheit und Krankheit, Grundlagen einer geisteswissenschaftlichen Sinneslehre, GA 348, Dornach 1983, Vortrag vom 13. Dezember 1922, S. 94.
44 Margarete Kirchner-Bockholt, Grundelemente der Heileurythmie, S. 62.
45 Friedrich Husemann / Otto Wolff, Das Bild des Menschen als Grundlage der Heilkunst. Bd. 1–3, 10. Aufl. Stuttgart 1991.

46 R. Steiner, Weltwesen und Ichheit, GA 169, Dornach 1963, Vortrag vom 13. Juni 1916, S. 35f.
47 Margarete Kirchner-Bockholt, Grundelemente der Heileurythmie, S. 143.
48 R. Steiner, Heileurythmie, GA 315, Dornach 1981, Vortrag vom 13. April 1921, S. 28.
49 Margarete Kirchner-Bockholt, Grundelemente der Heileurythmie, S. 58.
50 R. Steiner, Ita Wegman, Grundlegendes für eine Erweiterung der Heilkunst nach geisteswissenschaftlichen Erkenntnissen, Philosophisch-Anthroposophischer Verlag, Dornach 1925, Kap. 8, S. 45.
51 R. Steiner, Physiologisch-Therapeutisches auf Grundlage der Geisteswissenschaft, Zur Therapie und Hygiene, GA 314, Dornach 1965, Vortrag vom 31. Dezember 1923, S. 179.
52 Ebda., Vortrag vom 2. Januar 1924, S. 215.
53 Ders., Der Mensch als Zusammenklang des schaffenden, bildenden und gestaltenden Weltenwortes, GA 230, Dornach 1958, Vortrag vom 9. November 1923, S. 172.
54 Ders., Die Entstehung und Entwicklung der Eurythmie, GA 277a, Dornach 1982, Kurs vom 17. September 1912, S. 21.
55 Ders., Geisteswissenschaft und Medizin, GA 312, Dornach 1985, 14. Vortrag.
56 Ders., Wahrspruchworte, GA40, Dornach 1969, Frühling-Erwartung. 21.–25. März, S. 36.

Register

Sachwortregister

Personenregister

Therapeutische Angaben Rud. Steiners
bei Augenkrankheiten.

Heterophorie.

Frl. Wilberkens. Agar. musc. D_6
Senffussbäder.

Glaukom.

Stannum. parallel
Cinis ossium cum Ingwerwurzel Fl. K.
Belladonna ♀ [redacted] ?

Myopie.

1). Hochpotenzierte Belladonna
vor dem 3. Lebensjahr, bevor das Kind vollständig sprechen und gehen gelernt hat. Solange noch auf das Auge dasjenige wirken kann, was umgeformt in den zappelnden Bewegungen ist, in den noch nicht orientierten Armbewegungen beim Kind. (Therap. Kurs 1924).

2). [redacted] Waldorfschule, 14 J. alt.
Myopie + Astigmatismus.
Silic. D_{20} alle 2 Tg. 3 x gl.
An den Zwischentagen 1 Tasse Equisetum tee abds.
Tägl. Cochlearia salbe D_3 auf beide Fussrücken
1 St. Lang. Kur 4 Wo., dann 2 Wo. aussetzen.

3). [redacted] Heileurythmie mit den Augen machen: "nil – affa – um"
U M (nach unten sehen), A F (in der Horizontale, dabei nach verschied. Seiten sehen), N I L (nach oben sehen).

VERÖFFENTLICHUNGEN
VON
FRAU DR. MED. ILSE KNAUER

VERÖFFENTLICHUNGEN VON DR. MED. ILSE KNAUER

In chronologischer Reihenfolge

ILSE KNAUER

Betrachtung über das menschliche Auge

Die folgenden Ausführungen sind entsprungen aus einer Anregung Dr. *Steiners,* die ursprünglich nichts mit dem Auge zu tun hatte: aber sie konnte hierfür von Bedeutung sein, wenn man ein Sinnesorgan auch als Ausdruck des *ganzen* Menschen betrachtet.

Dr. *Steiner* gab, als er den «Lauenstein»[1] bei Jena besuchte, den Rat, bei den dortigen Kindern vor und nach der Injektion von Medikamenten die Temperatur zu messen und Puls und Atem zu zählen. Ich versuchte es damals bei einer Reihe von Kindern durchzuführen. Anlässlich dieser Untersuchungen fiel mir auf, wie gerade Puls und Atem in ihrem Verhältnis zueinander bei den einzelnen Kindern sehr verschieden waren, auch wenn man von den Injektionen absah. Der gesunde Mensch hat durchschnittlich 72 Pulsschläge und 18 Atemzüge in der Minute, das heißt, er hat 4-mal so viel Pulsschläge als Atemzüge, es stehen also Pulsschlag zu Atemzug im Verhältnis von 4 : 1. Dieses Verhältnis war bei den kranken Kindern meist nicht vorhanden; man konnte 2 Typen von Kindern einander gegenüberstellen, von denen die einen ein Verhältnis von 3 : 1, ja 2 : 1 zeigten, die anderen 5 : 1, ja 6 : 1. Zwei Kinder will ich kurz schildern, welche ganz besonders charakteristisch für diese beiden Typen waren. Der eine war ein 16-jähriger Junge, groß und breitschulterig, aber langsam, nüchtern und schwerfällig im Denken und in seinen Bewegungen; für Technisches und Zahlen – besonders was das Zahlengedächtnis betrifft – zeigte er eine gewisse Begabung. Puls und Atem verhielten sich wie 40 : 20, also 2 : 1. Der andere war 13 Jahre alt, hatte aber das Aussehen eines 9-Jährigen; er war sehr sensibel und zart, sehr ungeordnet und schnell in seinen Bewegungen, ja diese konnten ins Toben ausarten; dabei eine reiche Phantasie, aber bis ins Chaotische, Explosive hineingehend. Puls und Atem verhielten sich hier wie 80 zu 15, also 5,3 : 1. Der erste Knabe bietet uns das Bild eines Menschen, in dem die verhärtenden, verlangsamenden, formenden Kräfte des Kopfes überwiegen; die im Verhältnis zum Puls erhöhte Zahl der

Atemzüge ist Ausdruck dafür. Dagegen spricht die im Verhältnis zum Atem erhöhte Pulszahl des anderen Knaben dafür, dass hier die auflösenden, raschen, ungeformten, wogend-chaotischen Kräfte des Stoffwechsels überwiegen. An diesen beiden Beispielen kann uns klar werden, welche Bedeutung Puls und Atem in ihrem Zusammenwirken für die Gesundheit des Menschen haben.

Es ergaben sich nun die folgenden Fragen:

1. Können Puls und Atem auch Ausdruck dafür werden, in welchem Verhältnis formende Kopfkräfte und auflösende Stoffwechselkräfte in einzelnen *Organen* wirken?
2. Wie kann man aus dem Zusammenspiel der beiden Rhythmen Aufklärendes finden für das *Anatomische* und *Physiologische* eines Organs?
3. Was für *Krankheiten* treten in einem Organ auf, wenn der normale Rhythmus nach dieser oder jener Seite verschoben ist?

In einem Vortrag Dr. *Steiners* fanden sich Angaben, die die Aufmerksamkeit auf das *Auge* lenkten. Hier wurde gesagt, dass der Rhythmus 4 : 1, den wir bei Puls und Atem finden, auch vorhanden ist im Auge, ja dass nur dadurch das Sehen möglich ist, dass auch hier 2 Rhythmen ineinander vibrieren. Auflösende Kräfte des Stoffwechsels und konsolidierende, formende Kräfte des Sinnes-Nerven-Organismus, also dieselben Kräfte, die sich in Puls und Atem offenbaren. Es soll nun heute abgesehen werden davon zu zeigen, wie sich Abweichungen vom normalen Puls-Atem-Rhythmus in verschiedenen Krankheiten manifestieren, sondern es soll eingegangen werden darauf, wie es möglich ist, durch eine Betrachtung des Auges und seiner inneren Vorgänge vom Gesichtspunkt der beiden Rhythmen zu einem tieferen Verständnis des Physiologischen und Pathologischen im Auge zu kommen.

Das Auge ist in Bezug auf seinen anatomischen Bau ein sehr kompliziert zusammengesetztes Gebilde. Eine Wissenschaft jedoch, die es nur als physikalischen Apparat betrachtet, wird nie zum Verständnis des Sehvorganges kommen.

Lenken wir unseren Blick auf das, was von hinten in das Auge hineinzieht und sich nach vorn ausbreitet. Da sehen wir Blut- und Lymphgefäße. In der Aderhaut bilden die Blutgefäße ein dichtes Gefäßnetz, die Lymphgefäße ergießen ihren Inhalt ins Augeninnere und liefern die Flüssigkeit für vordere und hintere Kammer. Hier lebt sich aus der mit dem Stoffwechsel zusammenhängende Rhythmus, hier ist alles in Bewegung und Auflösung. Auf der anderen Seite stehen Sehnerv und Netzhaut; das sind dem Gehirn entstammende Gebilde, sie wirken – zusammen mit Linse und Hornhaut – entgegen dem ungestümen Anprallen des Stoffwechsels, wie der abgeklärte ruhige Greis dem wilden Knaben begegnet. Sie können daher Träger des Lichtes werden, das von außen nach innen durch Ich und Astralleib einströmt; die Blut- und Lymphgefäße dagegen bringen die Wellen des Ätherischen aus dem menschlichen Organismus nach oben hinauf, derjenigen ätherischen Ströme, die von der Niere ausstrahlen und sich dann nach dem ganzen Organismus hin verbreiten.[2] Und schauen wir mit dem Augenspiegel hinein in den Augenhintergrund, so sehen wir das Abbild der beiden polaren Rhythmen in ihrem Verhältnis zueinander: die weiße ovale Scheibe der Sehnervenpapille und aus ihrem Zentrum ausstrahlend 4 Hauptäste von Blutgefäßen, die sich dann bald verzweigen (siehe Abb. 1).

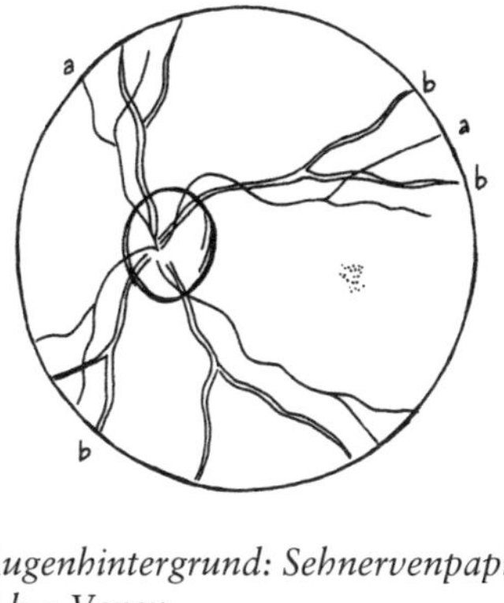

Abb. 1: Linker Augenhintergrund: Sehnervenpapille mit Blutgefäßen. a = Arterien und b = Venen

Betrachten wir nun den Sehvorgang in den Einzelheiten.

Wenn der Mensch sieht, also einen bestimmten Gegenstand der Außenwelt fixieren will, streckt er zunächst gleichsam seine geistigen Fangarme hinaus nach diesem Gegenstand, d. h., er geht hinaus in das Ding mit Ich und Astralleib. Und die Schärfe, mit der er einen Gegenstand erfasst, wird zu einem großen Teil auch davon abhängen, mit welcher Kraft und Intensität und mit welchem Grade von Raschheit er mit Ich und Astralleib hinausgehen kann. Daher hat man die Möglichkeit, ein Auge in seinem Sehvermögen zu schärfen, wenn man ihm eine undurchsichtige Scheibe vorsetzt, die nur durch einen schmalen Spalt unterbrochen ist. Nun ist es eine Erfahrungstatsache, dass, je schmäler man den Spalt macht, desto besser der Betreffende sehen kann. Das erklärt sich daraus, dass er dann mit desto mehr Bewusstheit und Kraft sein Ich hinausschicken kann. Das ist eine Tatsache, für die eine materialistische Wissenschaft trotz größten Bemühens niemals eine befriedigende Erklärung wird geben können.

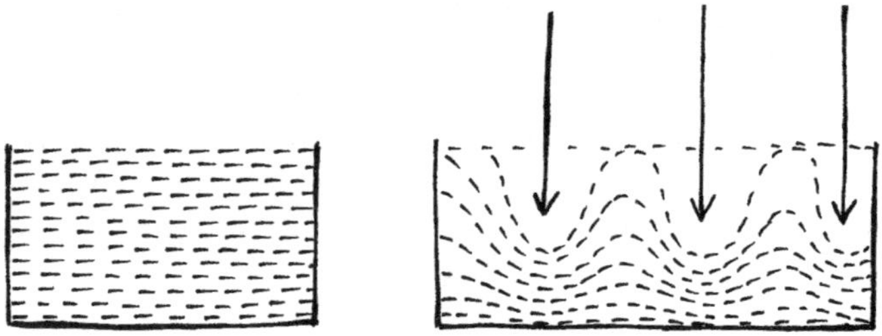

Abb. 2

Doch kehren wir wieder zurück zur Schilderung dessen, was beim Sehen vor sich geht. Wenn der Mensch hinausgegangen ist mit Ich und Astralleib in das Ding der Außenwelt, dann spiegelt sich beim gesunden Auge das Bild, das Ich und Astralleib erfasst haben, in Sehnerv und Netzhaut. Hier setzt es sich auseinander mit den vom Organismus heraufkommenden Strömungen. Und dadurch, dass zwei verschiedene Rhythmen aufeinanderprallen, kann es sich eingraben bis in das Physische und auf der Netzhaut als Bild erscheinen, wie man es beim Auge des Leichnams sehen kann. Man vergleiche nur eine glatte Wasserfläche, in die sich durch in Bewegung gekommene Luft Wellen eingraben; oder eine flüssige Gipsmasse, in die man ein plastisches Gebilde hineintaucht und darin nach Erstarrung der Gipsmasse einen Abdruck bekommt (siehe Abb. 2). Daraus kann man auch verstehen, warum der Gegenstand sich in seinem Negativ abbildet. Erst dadurch, dass von innen heraus dieses Bild wieder von Ich und Astralleib ergriffen wird, wird es bewusst und in seiner wirklichen Gestalt erlebt.

Dazu dient dann die weitere Fortsetzung des Sehnerven nach dem Gehirn und dem Sehzentrum als physische Grundlage.

Betrachten wir nun ein Auge, in welchem zu stark die von außen, von der Sinneswelt, kommenden Prozesse wirken, in welchem dagegen der Stoffwechselprozess nicht genügende Kraft hat, hinaufzustoßen. Da können diese formbildenden Kräfte, weil sie nicht den normalen Widerstand aus dem Stoffwechsel erfahren, tiefer hineindringen in das Auge, als es geschehen würde bei einem richtigen Gleichgewicht der beiden Rhythmen. Der hintere Teil des weitgehend von den Formkräften ergriffenen Auges weitet sich, das Auge wird länger, und wir haben vor uns das *kurzsichtige* Auge (siehe Abb. 3). Ja, es tritt bei höheren Graden sogar eine Verschiebung des Sehnerven auf gegen Aderhaut und Lederhaut, und im Augenspiegelbild erscheint die Mondensichel am Rand der Sehnervenpapille, die uns die wirkenden Formkräfte in dieser Weise so bildhaft andeutet (Conus myopicus). Es ist der erste physische Ausdruck einer Lockerung, eines Nichtzusammenstimmens von Blut- und Kopfrhythmus, in welchem Letzterer die Oberhand gewinnt. Der weitere Schritt des zunehmenden Verfestigungsprozesses ist, dass sich feste Bestandteile in die Aderhaut einlagern in Form von Pigmentschollen, und wir haben die bekannte *Chorioiditis centralis* bei den höheren Graden von Kurzsichtigkeit. Geht der Prozess noch weiter, dann hört auch der physische Zusammenhang zwischen Netzhaut und Aderhaut auf, und es entsteht die *Ablatio retinae,* die Netzhautablösung. Die Flüssigkeitsströme haben nicht mehr die Kraft, durchzudringen bis ins Augeninnere durch die Netzhaut durch, sondern sie stauen sich wie in einem See hinter der Netzhaut, stagnieren und drängen die Netzhaut dadurch ab.

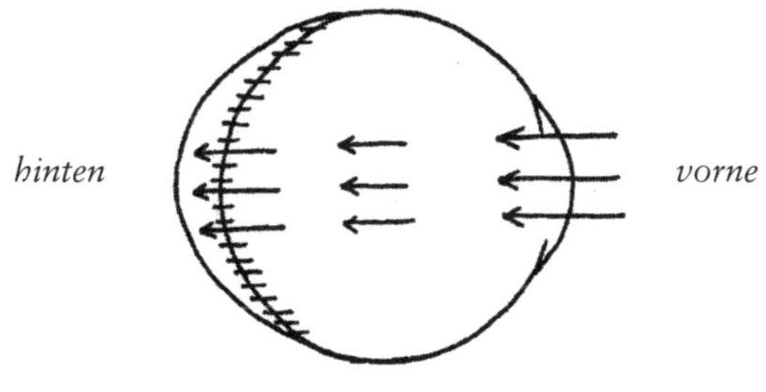

Abb. 3: Kurzsichtiges Auge

Wer weiß, wie viel Unklarheiten und Unvermögen in Bezug auf die Vorgänge bei der Netzhautablösung und deren Ursachen in der heutigen Wissenschaft herrschen; wer weiß, wie sie gerade in therapeutischer Hinsicht völlig versagt, wird erkennen können, welche Bedeutung es für die ganze Augenheilkunde haben muss, zu durchschauen, dass es nicht darauf ankommt, Mittel zu ersinnen, um möglichst kunstgerecht durch chirurgische Maßnahmen die stagnierende Flüssigkeit abzulassen – sie bildet sich ja doch immer von neuem –, sondern auf den Patienten therapeutisch so einzuwirken, dass der von hinten nach vorn wirkende Stoffwechselrhythmus verstärkt wird.

Hier sei noch eingefügt, dass wir kürzlich bei einem seit drei Monaten bestehenden Fall von Ablatio retinae, den wir im Klinisch-Therapeutischen Institut in Arlesheim zu beobachten Gelegenheit hatten, in der Tat auch ein anormales Verhältnis von Puls zu Atem feststellen konnten. Die Patientin hatte 59 Pulsschläge und 19 Atemzüge, also das Verhältnis 3 : 1; also ein Beweis dafür, dass der Stoffwechselrhythmus in nicht genügender Intensität wirkte. Dieser akute Fall zeigte ein Entsprechen von Puls- und Atemrhythmus und den kranken Vorgängen im Auge. Die Resultate weiterer Untersuchungen über diese Übereinstimmung sollen später zusammengestellt werden. Bei Fällen, deren Verlauf sich über Jahre erstreckt hat, wird diese Übereinstimmung nicht immer vorhanden sein, da das Verhältnis von Puls und Atem sich umkehren kann, wenn der Krankheitsprozess im Auge zum Stillstand gekommen ist oder Kräfte wach werden, die ihm entgegenwirken.

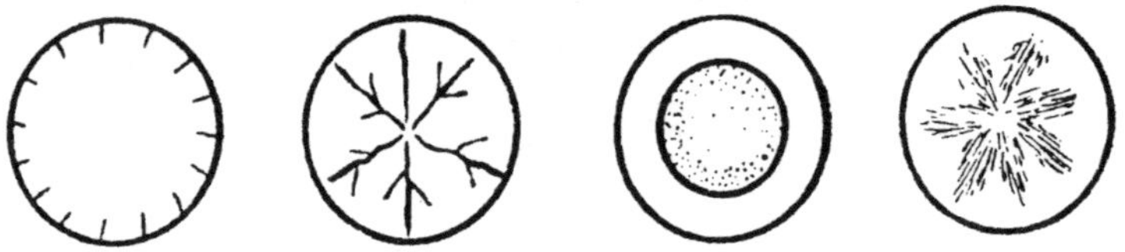

Abb. 4:
Altersstar im Beginn — *Star mit Schneeflockenform* — *Schichtstar* — *Hintere Kortikalkatarakt*

Ein anderes Krankheitsbild ist die *Katarakt*, der *graue Star*. Auch hier wirken die von der Sinneswelt kommenden Prozesse zu stark, nur wirken sie sich schon im vorderen Augenabschnitt, in der Linse aus; diese verliert ihre Klarheit und Durchsichtigkeit, und feste undurchsichtige Formen werden ihr eingelagert. Interessant ist es, diese Formen zu beobachten, denn neben chaotischen Trübungen beim Altersstar finden wir solche von feinen symmetrischen Formen, die uns Formen der Außenwelt spiegeln. Ja es gibt Starformen, die bis in alle Einzelheiten die Form der Schneeflocke nachbilden (siehe Abb. 4). An dieser Stelle sei auch ein Licht geworfen auf das Wesen des Schichtstars bei an Starrkrampf (Tetanie) erkrankten Kindern. Im Vordergrunde der Tetanie stehen ja krampfartige Erscheinungen. Dr. *Steiner* sagt in einem Vortrag, es entstehen krampfartige Erscheinungen, wenn das Astralische durch den ätherischen und physischen Organismus zu schnell durchvibriere und sie nicht langsam genug fasse. Das heißt, das Verhältnis 4 : 1 ist gestört in dem Sinne, dass der langsame Rhythmus 1 die Oberhand gewinnt, das heißt, es überwiegen die von der Außenwelt kommenden, verkrampfenden Prozesse, und, indem sie sich auch in der Linse auswirken, entsteht der Schichtstar mit seiner typischen sphärischen Gestalt, eine Form, wie sie in dieser Reinheit nur im Kindesalter sich offenbaren kann, wo die Möglichkeit besteht, dass bildende Kräfte noch bis ins Physische hineinwirken und gestalten; eine Form, die uns widerspiegelt die kosmischen Kräfte, die auch in der Rundung des Hauptes sich auswirken.

Nebenbei sei bemerkt, dass auch ein bloßer Akkommodationskrampf uns eine Kurzsichtigkeit vortäuschen kann, und dass es kein Zufall ist, dass dann gerade die Linse, indem sie sich zusammenzieht, sich von ihrer ursprünglichen elliptischen Gestalt entfernt und sich der Kugelgestalt nähert, also den kosmischen Kräften, die auch dem Wassertropfen und der Erde ihre kugelige Form geben (siehe Abb. 5).

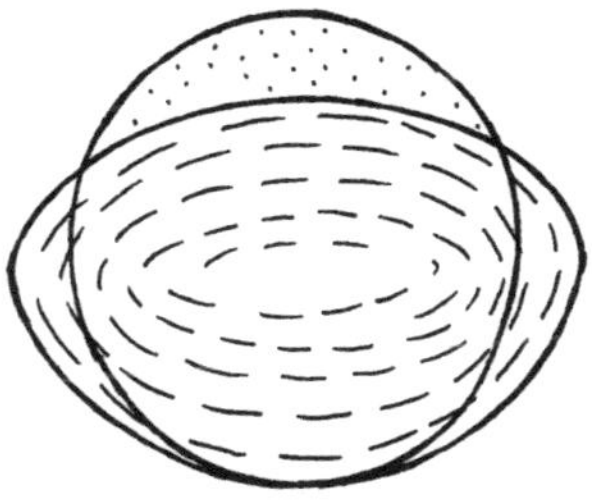

Abb. 5: Veränderung der Linse bei Akkomodation

Weiter werden uns durch die Betrachtung der beiden Rhythmen im Auge ganz neue Möglichkeiten eröffnet, Vorgänge im Auge bei Allgemeinerkrankungen zu verstehen. Betrachten wir nur den *Diabetiker* mit seinen Augenveränderungen, denen man in der heutigen Wissenschaft völlig verständnislos gegenübersteht und die man nur als Tatsachen registriert. Der Diabetiker zeigt in der Zuckerausscheidung, wie er nicht Herr wird der außermenschlichen Fremdprozesse. Das Unvermögen, nicht fertig zu werden mit den Stoffen der Außenwelt, zeigt sich auch im Auge, und es entsteht als erstes Symptom eine *Kurzsichtigkeit*. In weiteren Stadien kommt es zur Ausbildung des *grauen Stars*. Und in vorgeschrittenen Fällen können wir die *Retinitis diabetica* beobachten: weiße Placques, die sich in das Rot der Netzhaut hineinformen.

Wenden wir uns nun anderen Fällen zu, Fällen, wo der auflösende Stoffwechselrhythmus so überhandnimmt, dass er über den formenden, verfestigenden Kopfrhythmus die Oberhand gewinnt. Hier kommen wir zu Prozessen, die, wenn sie langsam und stetig über längere Zeiträume wirken, zur *Weitsichtigkeit* (Hyperopie) führen. Und wenn wir uns ins Bewusstsein bringen, wie in solchen Fällen der von hinten nach vorn ins Auge hineinstrahlende Prozess mit einer erhöhten Intensität wirkt, wird es uns nicht verwunderlich erscheinen, dass ein solches Auge von hinten nach vorn zusammengedrückt wird und den kurzen Bau bekommt, den weitsichtige Augen in der Regel haben (siehe Abb. 6).

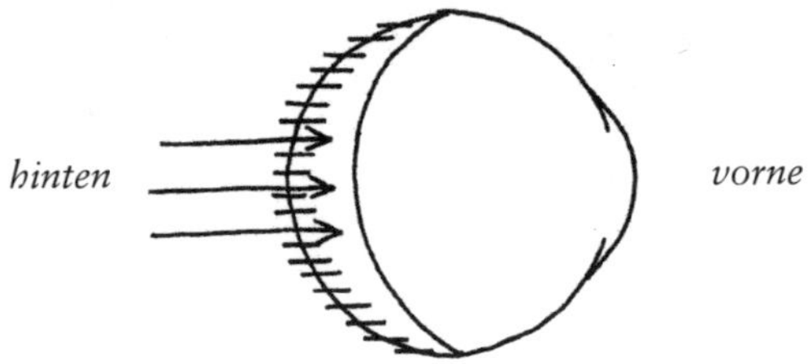

Abb. 6: Weitsichtiges Auge

Interessant ist auch, dass man schon im Augenspiegelbild an der Papille des Sehnerven bei Weitsichtigen beobachten kann, dass sich hier stark der Stoffwechselrhythmus vordrängt. Sie hat nicht die blasse Farbe, wie sie meist bei Kurzsichtigen zu finden ist, sondern sie ist mehr oder weniger gerötet. Dieses kann solche Grade erreichen, dass man zu Verwechslungen mit Sehnervenentzündungen (Neuritis optica) kommen kann; und geradezu begeistern kann man sich dann an dem Augenspiegelbild, denn die Papille zeigt uns hier – im Gegensatz zur Mondsichel der Kurzsichtigen – das Bild der Sonne, indem die Ränder sich verwaschen und radiäre Strahlen vom Zentrum nach außen gehen. Und auflösende, strahlende Kräfte, wie sie mehr der Sonne entsprechen, sind es ja auch, die mit dem Stoffwechselrhythmus von der Niere ins Auge hinaufschlagen. Der Höhepunkt wird dann in der eigentlichen Neuritis optica erreicht, wo die Ränder der Sehnervenpapille ganz verschwinden, die Strahlen zunehmen und die ganze Papille eine Vorwölbung von hinten ins Augeninnere hinein zeigt.

Treten nun die Störungen mehr im Gebiet des Lymphsystems auf, so tritt ein anderes Krankheitsbild auf, das *Glaukom* (grüner Star). Hier sind wir an einen Punkt gelangt, der der heutigen Augenheilkunde die größten Schwierigkeiten bietet, und es besteht eine endlose Literatur, die von unzähligen Theorien wimmelt über Ursache und Entstehung des Glaukoms. Sie alle sind, jede in ihrer Art, unbefriedigend. Deshalb kommt man auch zu keiner eigentlichen Therapie und beschränkt sich meist nur auf chirurgische Maßnahmen. Wenn wir uns das Bild des Glaukoms vor Augen führen, so steht da im Vordergrund die erhöhte Drucksteigerung im Augeninnern: Flüssigkeit drängt heran in Glaskörper und hintere Augenkammer und kann nicht genügend abfließen, es staut sich im Innern, die Iris wird nach vorn gewölbt, die Vorderkammer wird flach, von hinten zusammengedrückt – was ist das anderes als der stark von hinten nach vorn drängende Stoffwechselrhythmus, der nicht gehemmt wird von dem ihm sonst entgegenwirkenden Kopfrhythmus? Der Lymphstrom drängt vor mit stärkerer Gewalt und ergießt immer neue Flüssigkeitsmengen in die hinteren Wasserräume des Auges. Typisch ist ja das Sehen von Regenbogenfarben im akuten Anfall; es ist gleichsam, wie wenn das Nierensystem alles, was ihm an Farbigem zur Verfügung steht, hinaufgeschleudert hätte nach oben ins Auge. Auch dass die Drucksteigerung im Augeninnern in der Nacht und am frühen Morgen ihren Höhepunkt erreicht, ist aus dem Gesagten verständlich, denn dieses ist gerade die Zeit, wo physischer und ätherischer Leib ihre stärkste Wirksamkeit entfalten. Die Tatsache, dass das Glaukom fast nur in weitsichtigen Augen auftritt und dabei Dunkelhaarige und z.B. Juden besonders disponiert sind, ist für die heutige Wissenschaft etwas vollkommen Rätselhaftes. Uns kann es aus dem bisher Ausgeführten ohne weiteres verständlich sein. Denn beim Weitsichtigen ist ja der Prozess schon angedeutet, der, wenn er gesteigert wird, zum Glaukom führt. Und Dunkelhaarige und Juden sind ja gerade ihrer Konstitution nach solche Menschen, bei denen besonders häufig der Stoffwechselrhythmus im Vordergrund steht. Überhaupt sind es auch die impulsiven, die künstlerischen Menschen, bei denen gern die Weitsichtigkeit auftritt; Menschen, die viel in Bewegung sind, die lange Arme und Beine haben, eine Tatsache, die uns darauf hinweist, dass hier formende Kopfkräfte nicht genügend auch in die Gliedmaßen hineingestalten können. Das ganze Gegenteil sind die Kurzsichtigen. Da haben wir Menschen vor uns, die mehr denkerisch veranlagt sind, die gern sich von der Außenwelt zurückziehen, wie wenn sie sich schützen wollten gegen dieselbe, weil sie mit ihr nicht fertig werden; Menschen, die mehr eine sitzende Lebensweise haben. Daher das häufige Vorkommen der Myopie beim Bankbeamten und Büromenschen. Auch die bekannte Erscheinung der Schulmyopie, die in der heutigen Zeit in erschreckender Weise zunimmt, ist nichts anderes als ein Produkt unserer heutigen Pädagogik, die die Kinder überfüttert mit Abstrakt-Gedanklichem.

Und damit kommen wir überhaupt zu einem wichtigen Kapitel, das ist die *Prophylaxe*. Es können uns für dieselbe gerade aus den bisherigen Ausführungen wichtige Richtlinien erwachsen, die besonders für den Schulunterricht und alles Pädagogische, was an Kinder herangebracht wird, von Bedeutung sein werden. Beides, sowohl Weitsichtigkeit als auch Kurzsichtigkeit, sind krankhafte Erscheinungen. Sie äußern sich zunächst darin, dass der Weitsichtige Schwierigkeiten hat, in der Nähe zu sehen, der Kurzsichtige, in der Ferne zu sehen. Beide aber geben uns auch wichtige Anhaltspunkte für eine Erkenntnis der Wirkung des ätherischen Leibes im Menschen: ob er die Möglichkeit hat, ungehindert sich auszubreiten nach vorn, nach außen, oder ob er, wie es beim Kurzsichtigen der Fall ist, zurückgedämmt wird durch die von der Außenwelt hereinwirkenden Kräfte. Das wird auch zum Ausdruck kommen, wenn wir das Verhältnis der beiden Rhythmen beobachten. Da wird man vieles, was sich bei Kindern an Störungen im Verhältnis der beiden Rhythmen findet, ausgleichen können durch einen Unterricht, der je nach dem vorliegenden Fall mehr die rein denkerische oder mehr die künstlerisch-phantasieanregende Betätigung in den Vordergrund stellt. Vieles ist in dieser Hinsicht schon in der Waldorfschulpädagogik geschehen, vieles wird noch getan werden müssen.

In anderer Hinsicht wird uns eine solche Betrachtung der Weit- und Kurzsichtigkeit auch wichtige Aufschlüsse geben für die Beurteilung eines Krankheitszustandes bei einem Menschen und für die Auswahl der im jeweiligen Falle in Betracht kommenden Heilmittel. Denn ein Mensch, bei dem die Neigung zum Kurzsichtigsein da ist, wird u. U. eine und dieselbe Krankheit anders überstehen als ein anderer in dem gleichen Falle, der die Neigung hat zum Weitsichtigsein.

Denn bei beiden wirkt der Ätherleib im Verhältnis zu den übrigen Wesensgliedern in ganz verschiedener Weise.

Blicken wir zurück auf die obigen Ausführungen, so müssen wir uns sagen, dass die Gesichtspunkte, unter denen wir unsere Betrachtungen angestellt haben, uns tief hineinführen können in grundlegende Dinge der Augenheilkunde und uns helfen können, Probleme zu lösen, die aus dem, wie eine materialistische Augenheilkunde arbeitet, niemals gelöst werden können. Vieles konnte begreiflicherweise nur aphoristisch erwähnt werden. Doch werden spätere Aufsätze auf Einzelheiten eingehen und anhand klinischer Fälle Weiteres zeigen. Heute sollte nur gezeigt werden, wie es möglich ist, aus dem Erfassen des Lebendig-Prozessualen, wie es im Menschen und im Kosmos wirkt, heranzukommen an das, was Wesenhaftes in einem Organ lebt, und dadurch zu einem tieferen Verständnis dessen zu gelangen, was als Krankhaftes sich darin ausbildet.

ILSE KNAUER

Einiges über das menschliche Auge

Tempora mutantur[3] ist ein bekanntes lateinisches Sprichwort. Das gilt ganz besonders für die heutige Zeit, wo so viel Neues hier oder dort auftaucht und dann entweder zurückgestoßen und bekämpft oder mit Enthusiasmus aufgenommen und als epochemachende Entdeckung gefeiert wird.

Interessant ist es z.B. zu beobachten, welche Wandlungen die Menschheit macht in Bezug auf das Tragen der Brille. Wie bekannt, kam ja die Brille erst Ende des 13. Jahrhunderts auf und bürgerte sich sehr langsam ein. Erst im 19. Jahrhundert nahm die Brillenfabrikation durch die Entwicklung der heutigen Optik einen gewaltigen Aufschwung, und das Brillentragen wurde streng jedem Patienten vorgeschrieben, der mit einem Refraktionsfehler zum Arzt kam. Heute ist das Bild wieder ein anderes. Verschiedenste Strömungen versuchen durchzudringen, die die Brille abschaffen wollen, und immer mehr gewinnen sie an Boden, während die Ärzte der konservativen Medizin einen verzweifelten Kampf gegen sie führen.

Bekannt ist es ja, wie Dr. Bates vor einigen Jahren anfing, für die Abschaffung der Brille Propaganda zu machen, und Übungen erfand, die dem Auge seine normale Sehkraft wiedergeben sollten. Auf eine andere Weise tat es Graf Wieser. Beide sind noch jetzt sehr tätig. Doch scheinen die Erfolge sehr wechselnd zu sein, da inzwischen immer noch neue Methoden aufgekommen sind und jede «Sehschule» und viele «Heilkundige», die sich damit befassen, alle ihre eigenen Methoden haben und jeder darauf Wert legt, sich etwas Neues auszudenken. Die heutige Schulmedizin dagegen wehrt sich gegen diese Dinge aufs Entschiedenste und sucht mit allen Mitteln sich diesen Bestrebungen entgegenzustellen.

Vielleicht wird es von Interesse sein, zu erfahren, wie Anthroposophie aus einer erweiterten Medizin heraus sich zu diesen Erscheinungen stellt. Da wird es nötig sein, etwas weiter auszuholen. Wir werden versuchen müssen, zu einem Verständnis zu kommen dessen, was Tätigkeit des Auges im Menschen ist.

Dazu muss vielleicht noch einiges über das menschliche Sehen gesagt werden, wie es aus anthroposophischen Erkenntnissen heraus aufgefasst werden muss. Im Allgemeinen ist man ja gewohnt, den Sehprozess so zu betrachten, dass man annimmt, es kommen die Strahlen von den Gegenständen der Außenwelt ins Auge, werden dort durch Hornhaut, Kammerwasser, Linse und Glaskörper gebrochen, fallen auf die Netzhaut und bilden da ein umgekehrtes Bild wie in einer Camera obscura, dann wird dieses Bild durch irgendeinen Gehirnprozess umgedreht und erscheint im Bewusstsein. Diese Auffassung schreibt dem Auge eine ganz passive Rolle zu, es ist da nur Aufnahmeorgan. Geisteswissenschaftliche Ergebnisse müssen uns zu einer anderen Einstellung bringen. Dr. Steiner spricht davon, wie das Auge ebenso wie alle anderen Organe des Menschen nicht nur aus einem physisch-sichtbaren Teil besteht, sondern dass einen wesentlichen Bestandteil unsichtbare Wesensglieder ausmachen, die man in der Anthroposophie als Ätherleib, Astralleib und Ichorganisation bezeichnet. Nun sind diese höheren Wesensglieder im Auge ganz besonders locker mit seinem physischen Teil verbunden, und von der Beweglichkeit dieser Wesensglieder hängt das bessere oder schlechtere Sehen ab. Diese Wesensglieder sind nicht passiv, sondern in sehr aktiver Weise greifen sie hinaus in die Außenwelt. Und wenn ich z.B. einen Turm auf einem weit entfernten hohen Berg sehe, so sind zwar in meinem Stoffwechsel Astralleib und Ich fest in meinen Organen verankert, aber durch mein Auge greifen sie gleichzeitig so stark hinaus, dass sie in der Tat dort sind, wo der Turm ist, und ihn greifen, ihn abtasten, ihn abfühlen. »Sehfühlfäden« nannte Dr. Steiner diese unsichtbaren Sehstrahlen.

Merkwürdig ist, dass wir sie im Bilde in demjenigen Organ, das bekannterweise so eng mit dem Auge zusammenhängt, der Niere, anatomisch finden können. Wir müssen uns dafür nur einen Durchschnitt durch eine Niere ansehen mit ihren Markkegeln (Abb. 8, Seite 206). Da sehen wir auch Strahlen, die nach einem gemeinsamen Punkt hinstrahlen, nur soll in der Niere den stofflichen Teilen, die zur Ausscheidung bestimmt sind, der Weg in die Außenwelt gewiesen werden: im Auge soll nichts ausgeschieden werden, sondern es soll etwas erfasst werden von der Außenwelt, hereingenommen ins Bewusstsein und gewandelt. Auf diese besonderen Zusammenhänge zwischen Niere und Auge soll am Schluss dieses Aufsatzes noch ausführlicher hingewiesen werden.

Wird nun die Außenwelt nicht mit dem richtigen Interesse ergriffen, so entsteht die Kurzsichtigkeit oder Weitsichtigkeit: die Kurzsichtigkeit dann, wenn die Interesselosigkeit im Auge einhergeht mit Willensträgheit; die Weitsichtigkeit, wenn die Interesselosigkeit beruht auf einem zu schnell, zu oberflächlich alles ergreifen Wollen. Wenn ein richtiges Interesse entwickelt wird, wirken im Gleichgewicht zusammen Ätherleib und Astralleib. Dieses fehlt bei der Kurzsichtigkeit, der sogenannten Myopie, und der Weitsichtigkeit, der sogenannten Hyperopie.

Beim Myopen ist der Ätherleib im Auge zu sehr verlassen vom Astralleib, dieser ist träge, daher fehlt das rhythmische ein- und ausatmende Zusammenspiel zwischen beiden. Der Ätherleib wird dann mehr an das physische Auge gebunden, lässt es groß werden, wachsen, aber macht es schwer und träge. Beim Hyperopen stoßen Ätherleib und Astralleib zu stark aufeinander, der Astralleib bekommt die Oberhand, er schießt schnell hinaus, aber er benimmt sich wie ein atemloser Mensch, der in Hast ist und keine Zeit hat, ein wenig auszuruhen. Das was immer wieder Halt machen kann und zurückschauen, gehört auch zum richtigen Interesse, wenn es nicht verpuffen soll. Dieses fehlt dem Hyperopen. Daher fällt es ihm auch so schwer, in die Nähe zu sehen, zu akkommodieren.

Gewiss könnte man hier von wissenschaftlicher Seite einwenden, die Akkommodation ist eine Tätigkeit der Linse, und der Hyperope kann schlecht akkommodieren, weil seine Akkommodationsbreite verschoben ist; weil seine Linse flacher ist als beim Normalen, hat sie es auch schwerer, sich für die Nähe einzustellen. Ja, aber sind dieses alles nicht erst Begleiterscheinungen? Das Andere bleibt als übergeordnetes und eigentliches ursächliches Moment doch bestehen. Unsere Wissenschaft ist heute leider zu sehr auf das eingestellt, was sie anatomisch feststellen kann, und fragt nicht nach den tieferen Untergründen eines Geschehens. Der Kurzsichtige lebt im Kampf mit den Schwerekräften, er kann sie nicht überwinden: er kann sie vielleicht von sich abstoßen, negieren, aber nicht umwandeln. Der Weitsichtige lebt im Kampf mit dem Luftigen, er wird von ihm fortgerissen und kann sich nicht dagegen wehren. Daher neigt der Kurzsichtige mehr zu Krampfadern, Plattfüßen, Hämorrhoiden und Ähnlichem; der Weitsichtige zu Verkrampfungen, Blähungen, asthmatischen Beschwerden.

Haben wir durch die vorangehenden Betrachtungen einigermaßen ein Verständnis bekommen für die Weit- und Kurzsichtigkeit, so werden wir einsehen, dass eine Behandlung nicht zwecklos ist. Im Gegenteil, sie ist notwendig, doch muss sie bewusst auch gerade vom Patienten angefasst werden.

Bei den heute in den Sehschulen angewendeten Bewegungsübungen wird die Sache so mechanisch gemacht, dass leicht der übrige Organismus in ungünstiger Weise beeinflusst wird, und der Betreffende kommt erst spät zur Einsicht, was er für Schaden angerichtet hat. Die Übungen, die wir dem Patienten geben, gehen auch von Bewegungen aus, aber von solchen Bewegungen, die wirklich den Bildekräften des Gesamtorganismus und dem richtigen Zusammenwirken der höheren Wesensglieder entsprechen. Das ist die Heileurythmie. Sie wirkt heilend dadurch, dass wir Vokale und Konsonanten durch bestimmte Bewegungen der Arme und Finger ausdrücken und durch häufige Wiederholung unter Zuhilfenahme der Beine ihnen die Möglichkeit geben, auf den Organismus zurückzuwirken. Die richtige Wahl der Laute hängt ab von dem Wissen über das Zusammenwirken der Wesensglieder in einem kranken Organ. Und gerade aus den Zusammenhängen, die wir vorher geschildert haben. ergeben sich Laute, die für Kurz- und Weitsichtigkeit gewählt werden müssen. So wirkt z. B. das A stark darauf, dass der Ätherleib gleichmäßig vom Astralleib durchgearbeitet wird; es ist ja auch die Gebärde, wo der Mensch sich gleichsam staunend zum ersten Mal der Außenwelt öffnet, also etwas, was wie eine Vorbedingung für jedes Sehen ist. Das hilft sowohl dem Myopen wie auch dem Hyperopen. Das M führt dann in wunderbarem Gleichmaß des Atmens stärker hinaus in die Außenwelt. Und das F stößt in einer feurigen Kraft noch impulsiver in die Peripherie durch. So sind M und F Bewegungen, die wir gern den Kurzsichtigen machen lassen. Dagegen werden wir in der Gebärde des N, das in leise nippender Berührung der Außenwelt sich sofort auf sich selbst besinnend zurückziehen kann, Abstand nehmend von einer höheren Warte – in dieser N-Gebärde werden wir dem Weitsichtigen helfen. Auch das E, das in der Kreuzung der Arme sich halten kann, und das L, das in der Bewegung in das Wachsende, Sprossende der

Pflanze hineingeht bis dahin, wo sie sich zur Blüte öffnet – sie sind Hilfen für den Weitsichtigen. Doch darf in diesen Dingen nie schematisch vorgegangen werden, und die Wahl der Laute muss immer dem Arzt überlassen bleiben, der die Übungen modifizieren muss je nach der allgemeinen Organkonstitution des Patienten. Auch sind hier nur wenige Beispiele herausgegriffen, das Gebiet ist sehr mannigfaltig.

Durch diese heileurythmischen Bewegungsübungen ist es uns gelungen, an einer großen Reihe von Fällen schöne Erfolge zu erzielen, so dass die Refraktion normalen Werten sich näherte und die Brillen dementsprechend verändert oder ganz weggelassen werden konnten.

Wir gehen übrigens in Bezug auf das Brillentragen nicht ganz so rigoros vor wie die Bates-Schule und ihre Abzweigungen, die sofort jedes Brillentragen abschaffen; im Gegenteil, wir verordnen gerade für die Naharbeit sowohl beim Kurzsichtigen als auch beim Weitsichtigen die Brille noch möglichst lange Zeit. Bei der Naharbeit muss sich ja der Kurzsichtige mit einer Brille mehr anstrengen als ohne – und der Weitsichtige kommt mit seinen Augen mehr zur Ruhe, die er so sehr braucht.

Allerdings soll dabei nicht verkannt werden, dass das dauernde Tragen von Brillen den Nachteil hat, dass es den Menschen von den ätherischen Kräften der Umwelt abtrennt. Unsere Augen sind ja nicht nur Sehorgane, sondern auch Aufnahmeorgane für Kräfte, die aus der Umwelt wirken und unserem menschlichen Organismus zufließen. Und diese Aufnahme von kosmischen Kräften, die man auch als eine Art von Ernährung betrachten kann,[4] ist eine wesentliche Ergänzung unserer Ernährung durch die physischen Nahrungsmittel. Dieses wird leider heute gar nicht mehr berücksichtigt.

Ein Zeitsymptom ist in dieser Beziehung das Aufkommen der sogenannten «Kontaktgläser». Sie sollen einen Ersatz bilden für die Brillen. Es sind sehr feine und dünne Gläser, die dem Auge dicht aufgesetzt werden so, dass sie der Bindehaut der Sklera (Lederhaut) fest anliegen, aber zwischen Hornhaut und Glas etwas Flüssigkeit ist. Durch diese Kontaktgläser wird der Mensch mit seinen Augen noch viel mehr von dem Ätherischen der Umwelt abgeschlossen, als es bei der Brille der Fall ist, die doch wenigstens seitlich einen Raum freilässt.

Eine andere Möglichkeit, den Kurz- und Weitsichtigen zu helfen, sind *Farbenübungen*. In wechselndem Anschauen von Rot und Blau hilft man dem Kurzsichtigen, in wechselndem Anschauen von Blau und Rot hilft man dem Weitsichtigen. Der Übergang von Rot zu Blau bringt Willenskräfte in den Kopf: denn das Anschauen von Rot macht den Menschen aktiv, das Blau bringt ihn zum Nachsinnen. Der Übergang von Blau zu Rot führt die überschüssigen Kopfkräfte wieder zurück nach dem Stoffwechsel und lässt den Menschen sich besser dort verankern. Wichtig ist nur, dass man den Patienten anweist, die Farben nicht anzuglotzen, sondern zu versuchen, sie mit Interesse anzuschauen. Versucht der Patient gleichzeitig durch das, was Anthroposophie einem in die Hand gibt, die Außenwelt so anzuschauen, dass er auch fragt, was hinter dem Sinnlich-Sichtbaren als Moralisches steht, so wird er auch für seine Augen einen großen Nutzen haben, und es wird die anderen Übungen unterstützen. Kinder müssen natürlich mehr mit entsprechenden Märchen und Erzählungen behandelt werden. Da ist es auch besonders wirksam, wenn man mehrere zusammen hat, denn sie spornen einander zur Nachahmung an.

Die Frage der Weit- und Kurzsichtigkeit, und ganz besonders der Kurzsichtigkeit, steht heute stark im Mittelpunkt des Interesses. Die Meinungen darüber gehen weit auseinander. Unermüdlicher Fleiß wird verwandt auf experimentelle Arbeiten, Statistiken etc. Doch wie wenig diese geeignet sind, uns auf die wirklichen Zusammenhänge hinzuführen, kann vielleicht an einem Beispiel erörtert werden. Es ist einmal einem bedeutenden Forscher der Gegenwart der Gedanke gekommen, durch Tierexperimente die Ursachen für die Myopie zu erforschen. Er verwandte dafür Affen und sperrte sie in Käfige, indem er sie in eine Zwangsstellung mit nach abwärts gerichtetem Kopf brachte. Nach 9 – 12 Monaten konnte er bei den Tieren eine Myopie von 9 – 14 Dioptr. feststellen. Dieses Ergebnis erblickt er als Beweis, dass die Kurzsichtigkeit beim Schulkind aus denselben Gründen entsteht, nämlich durch die Naharbeit, und zwar dadurch, dass dann das Auge durch Beugung des Kopfes und Rumpfes der Schwerkraft unterliegt. Es ist etwas Richtiges und etwas Falsches daran. Das Richtige ist, dass Kurzsichtigkeit etwas zu tun hat mit dem Nichtüberwindenkönnen der Schwerekräfte. Das Falsche ist, dass man Tiere nicht mit Menschen vergleichen darf. Ein Tier, das schon normalerweise viel stärker als der Mensch den Schwerekräften unterworfen ist, wird es besonders schwer haben, sich in einer solchen künstlich hergestellten Lage wie oben beschrieben von derselben zu befreien. Ein Kind, ein Mensch kann es ohne weiteres, auch bei nach unten gebeugtem Kopf, es muss nur im Unterricht so interessiert werden, dass die schwereüberwindenden Kräfte geweckt werden.

Bei keinem Organ ist es so gefährlich wie beim Auge, Experimentelles, das man beim Tier gefunden hat, auf den Menschen zu übertragen. Denn das Tier unterscheidet sich vom Menschen dadurch, dass es kein Ich hat. Und es ist eine interessante Aufgabe, einmal phylogenetisch den anatomischen Bau der Augen der ganzen Tierreihe zu betrachten und dieses mit dem menschlichen Auge zu vergleichen. Man wird dann sehen können, wie das, was an Kompliziertheit und Mannigfaltigkeit im tierischen Auge vorhanden sein kann, beim Menschen fehlt, aber wie es umgewandelt ist in geistiges Geschehen.

Wir wollen nun zum Schluss versuchen, noch etwas eingehender auf Zusammenhänge zwischen Auge und Niere hinzuweisen. Wir hoffen, dadurch dem Leser noch mehr einen bildhaften Eindruck von der Bedeutung des Auges geben zu können.

Dass Beziehungen zwischen Auge und Niere bestehen, ist schon seit langem auch der heutigen Wissenschaft aufgefallen, und besonders Pathologen und Kliniker haben sich damit auseinanderzusetzen. Finden sich doch bei schweren Nierenkrankheiten auffallende krankhafte Veränderungen der Netzhaut des Auges. Volhard, der wohl heute bewandertste Forscher auf dem Gebiete der Nierenpathologie, nennt sogar das Auge einen «Spiegel der Niere», weil die pathologisch-anatomischen Veränderungen in der Netzhaut so ähnlich sind dem, was sich als pathologisch-anatomische Veränderungen an der Niere findet.

Auf tiefere Zusammenhänge hat Dr. Steiner aus seinen geisteswissenschaftlichen Forschungen heraus hingewiesen. Er hat Angaben darüber gemacht, dass zwischen Niere und Auge Beziehungen in der Art bestehen, dass bei einem Menschen nach seinem Tode das, was geistig veranlagt ist im Nierenorgan, sich umwandelt zu dem, was im nächsten Erdenleben dieses Menschen Auge wird. Was ist es nun, das uns entgegentritt, wenn wir unbefangen diese beiden Organe auf uns wirken lassen?

Der äußeren Form der Niere fehlt in ihrer länglichen, etwas

sich zusammenbiegenden Gestalt das Freie, Offene, was in der Kugelgestalt des Auges zum Ausdruck kommt. In der Niere geht alles ins Umhüllende, Verborgene, Dunkle: im Auge ins Strahlende, Durchsichtige, Offene.

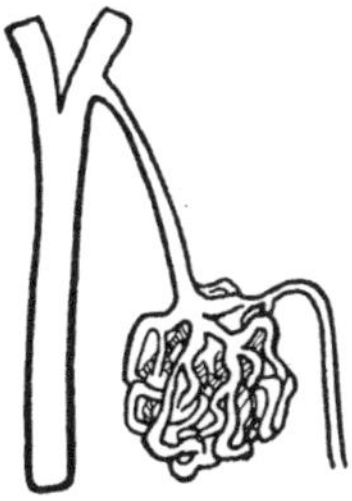

Abb. 1: Glomerulus-Knäuel der Niere

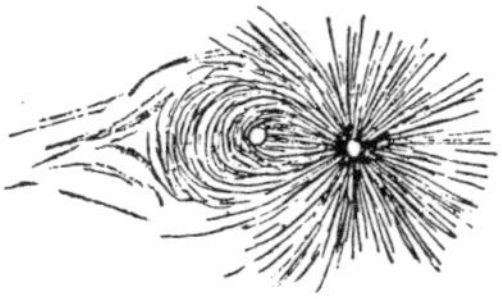

Abb. 2: Macula lutea, Verzweigung der Sehnervenfasern

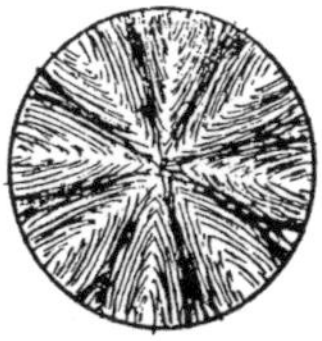

Abb. 3: Linse des Auges, stark vergrößert

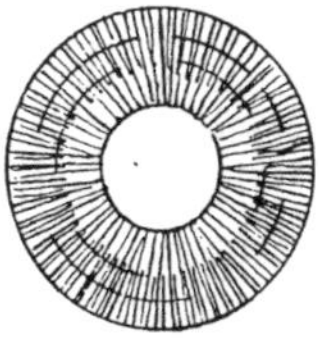

Abb. 4: Iris mit radiären und zirkulären Fasern, vergrößert

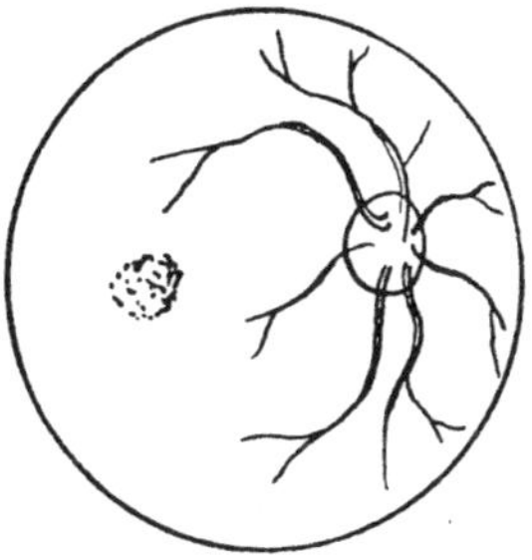

Abb. 5: Normaler Augenhintergrund, Verzweigung der Netzhautgefäße

Auch ist die Oberfläche des Auges glatt, die der Nieren gewellt. Bei den Nieren ist es so wie bei einem Menschen, wo Furchen sich ins Antlitz eingraben, wenn er viel Leid durchgemacht hat. Das Auge ist wie ein Mensch, der aufgrund von durchgemachtem Leid Weisheit, Lebenserfahrung gesammelt hat und dadurch abgeklärt und harmonisch der Außenwelt gegenüberstehen kann, weil er sich zu einer höheren Stufe hinaufentwickelt hat. Zwischen Niere und Auge liegt etwas wie eine Zeit der Wandelung.

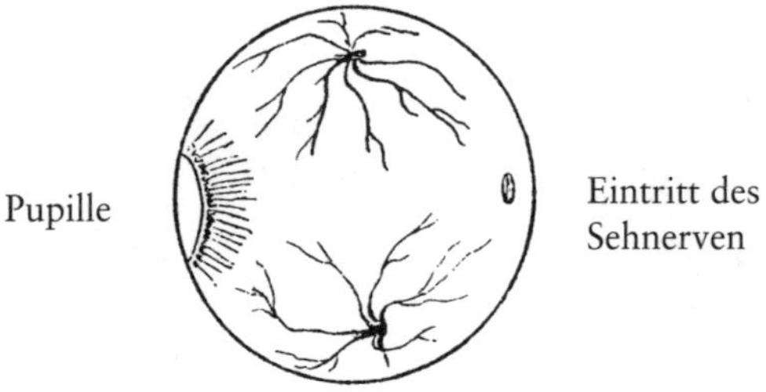

Abb. 6: Venae vorticosa der Aderhaut

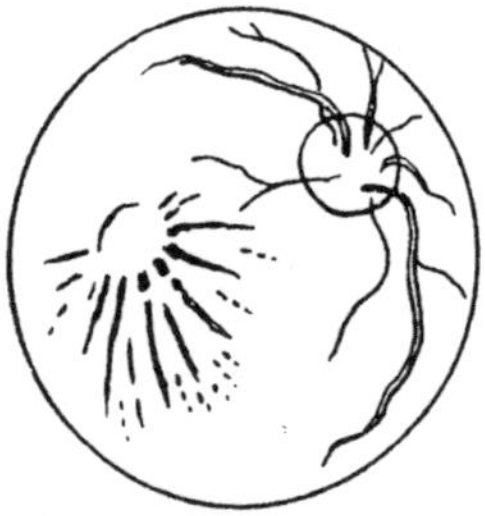

Abb. 7: Sternfigur bei Retinitis albuminurica

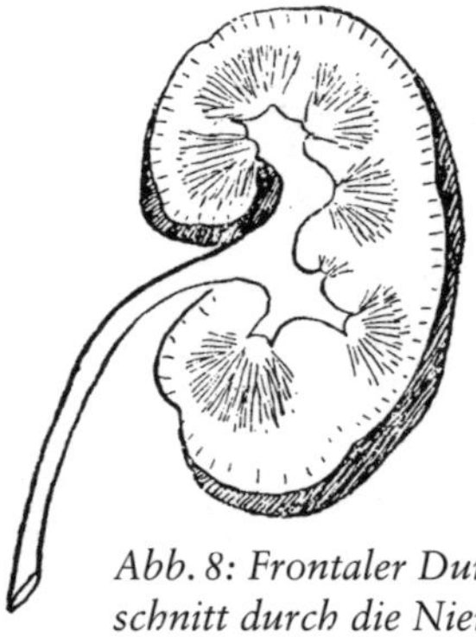

Abb. 8: Frontaler Durchschnitt durch die Niere

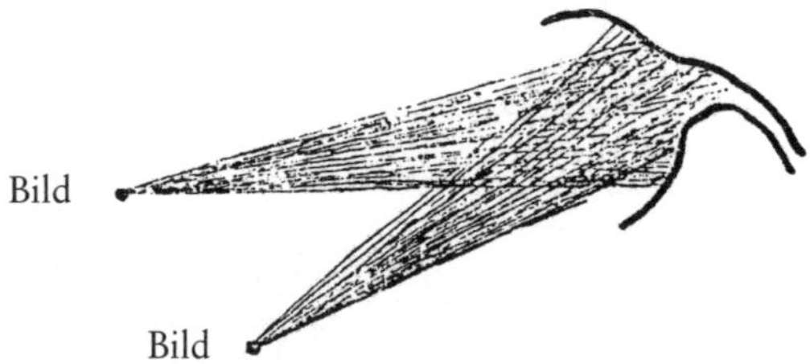

Abb. 9: Hinterer Augenpol mit Sehstrahlenkegel

Schauen wir nun auf den Durchschnitt eines Nierenorgans, so fällt uns eine Dreigliederung auf: Rinde, Markkegel, Kelch. Die Rinde ist durchsetzt von den sogenannten Glomeruli, Gefäßknäuel, die eingebettet sind in die Bowman'schen Kapseln, die Anfangsteile der Harnkanälchen. Sie schauen uns an wie kleine Augen, aber so, als wenn sie auf Erlösung warteten, wo die Knäuel sich öffnen dürfen im Licht (Abb. 1). Gleichsam als sehnen sie sich nach dem, was der Sehnerv tun darf, wenn er in der Netzhaut sich strahlenförmig in die zahlreichen Fasern aufsplittert (Abb. 2).

Dieses vom Mittelpunkt in die Peripherie Hinausstrahlende ist etwas, was uns immer wieder im Auge begegnet. Wir finden es in der Linse in den Linsenfasern (Abb. 3), wir finden es in der Iris (Abb. 4), wir finden es in der Netzhaut in der Verzweigung der Gefäße (Abb. 5), wir finden es in der Aderhaut in der sternförmigen Anordnung der Venen (Abb. 6), wir finden es in der Sternfigur der »Retinitis albuminurica» (Netzhauterkrankung durch Nierenentzündung) (Abb. 7), wir finden es in der bereits erwähnten Aufsplitterung des Sehnerven (Abb. 2). Es ist, wie wenn kleine Sonnen da im Bilde vor uns erstehen.

«Das Auge ist am Lichte durch das Licht gebildet», hat einmal Goethe gesagt. Es ist ja auch das Organ, das sich mit dem Licht auseinanderzusetzen hat. Diese Beziehung sehen wir nun auch im anatomischen Bilde wieder erscheinen.

Wir kommen nun zu den Markkegeln der Niere. Sie wurden bereits erwähnt, als oben von den »Sehfühlfäden» der Augen gesprochen wurde. Da werden wir nicht mehr auf das Augeninnere hingewiesen, sondern auf das, was unsichtbar über das Auge hinausstrahlt und die Außenwelt ergreift. Wieder eine neue Entwicklungsstufe. In den Markkegeln verlaufen die Nierenkanälchen, sie streben zu einem Mittelpunkt, um Unbrauchbares auszuscheiden (Abb. 8). Im Auge die Sehstrahlen ergreifen die Außenwelt, um sie in den Menschen hineinzunehmen, damit er sich mit ihr auseinandersetze und sie umwandele (Abb. 9).

Als Drittes bleibt uns der Nierenkelch. Er geht aus in den Harnleiter (Ureter), und dieser mündet wieder in die Blase. Das ist auch wieder eine Dreiheit, die in sich gegliedert ist. Wir kommen hier in Teile des Nierensystems, die nichts mehr mit der Harnbereitung als solcher zu tun haben, sondern dem Sammeln und geregelten Hinausleiten derselben dienen.

Auch die Linse im Auge ist ähnlich dem Nierenkelch ein Sammelpunkt für die Tätigkeit des Auges, während die Mündungsstelle des Ureters in die Blase, wo der Harn sich entleert im rhythmischen sich Verengern und wieder Weiterwerden der ovalen Mündung, uns hinweist auf das Spiel der Pupille im Auge, die sich weitet und verengert je nach dem Licht, das das Auge trifft, oder je nach den inneren Seelenregungen, die im Menschen vor sich gehen.

Kommen wir dann zur Blase, die in größeren, willkürlicheren Rhythmen den Harn ausscheidet, so findet sich im Auge Ähnliches im Zusammenspiel der Lider. Die Lidspalte ist wie ein Wächter für das, was zwischen Auge und Außenwelt sich vollzieht. Sie schließt sich, um das Auge zu schützen, sie öffnet sich, um ihm die Möglichkeit zum Tun zu geben.

Durch solche Vergleiche bleiben wir nicht stehen beim starren Anatomischen, sondern kommen hinein in die lebendigen Werdeprozesse eines Organs. Wir erleben das mit ihm zusammenhängende Vergangene und erahnen das Zukünftige. Nur dadurch aber begreifen wir richtig die Gegenwart.

Und es erwachsen dann aus solchen Betrachtungen die richtigen therapeutischen Möglichkeiten. Denn indem gefunden werden die Beziehungen der Organe untereinander, werden auch gefunden ihre Beziehungen zur Außenwelt. Anthroposophische Geisteswissenschaft geht ja aus von der Tatsache, dass innerhalb der ganzen Weltentwicklung der Mensch als Erstes da war. Die übrigen Naturreiche haben sich erst dadurch entwickelt, dass vieles, was im Menschen war, als es ihn hinderte in seiner Entwicklung, von ihm herausgesetzt wurde und einen selbständigen Weg nahm. Das geschah mit dem Tierreich, dem Pflanzenreich, dem Mineralreich. Dadurch bestehen Verwandtschaften zwischen menschlichen und außermenschlichen Prozessen, sie müssen nur wiedergefunden werden. Kann der Arzt sie entdecken, dann findet er die richtige Therapie für jeden individuellen Fall.

Als Beispiel mag hier hingewiesen sein auf zwei Substanzen, die in ähnlicher Weise einander gegenüberstehen wie Auge und Niere. Das ist der Quarz und die Kohle. Der Quarz ist hell, durchsichtig, er bildet wunderbar regelmäßige hexagonale Formen, frei wächst er heraus in seinen Kristallen entgegen dem Licht. Die Kohle ist schwarz, undurchsichtig, sie bildet äußerlich keine Formen, sie versteckt sich in den Tiefen der Erde. Es kann ja auch Carbo vegetabilis nur unter Luft- und Sauerstoffabschluss hergestellt werden. Und doch ist auch in der Kohle ein Licht verborgen, nur kommt dieses erst zum Vorschein, wenn die Kohle verbrennt. Und auch Formkräfte sind in der Kohle, nur zeigt sie sie nicht nach außen in ihrer sichtbaren Gestalt, sondern dieses Formende kommt zum Vorschein in den Kohlenstoff-Verbindungen, die komplizierte Anordnungen in ihrer Struktur bilden. Also es tritt dann hervor, wenn das, was Prozess ist, was Tätigkeit ist, sich im Kohlenstoff auswirken kann.

Es ist ungeheuer anregend, diese beiden Stoffe, Quarz und Kohle, in ihrem lebendigen Wechselspiel auf sich wirken zu lassen und dann das Bild von Auge und Niere in ihrer Metamorphose vor sich zu haben. Quarz ist ja auch ein wichtiges Heilmittel für Krankheiten des Auges, Kohle für Krankheiten der Niere.

So sind wir, ausgehend vom Auge, hinausgeführt worden in weite Gebiete, die aber dann sich zusammenschließend uns wieder tiefer hineinführen in das, wovon wir unseren Ausgangspunkt genommen haben. Nur aus solchem heraus aber ist es möglich, zu einer wirklichen Menschenerkenntnis zu kommen, wie sie anthroposophische Medizin vom Arzt verlangen muss.

ILSE KNAUER

Über Störungen der Refraktion im Auge und deren Behandlung

Das Gebiet der Refraktionsstörungen des Auges geht heute nicht nur den Augenarzt an, sondern ist seit dem Aufkommen der Brille und deren weiterer Vervollkommnung immer mehr eine Domäne des modernen Optikers geworden. Und es ist nichts Ungewöhnliches, dass Menschen, wenn sie schlecht sehen, unter Umgehung des Arztes direkt zum Optiker gehen, dieser eine Refraktionsbestimmung macht und dementsprechend dem Patienten eine Brille anfertigt, die sein Sehen bessert. Dass dabei oft Fehler unterlaufen und Krankheiten übersehen werden, die behandelt werden müssten, wird leider oft zu spät eingesehen. Auf der anderen Seite nimmt im Laienpublikum in den letzten Jahren immer mehr eine entgegengesetzte Strömung zu, die die Brille abschaffen und das Sehvermögen durch Übungen bessern will. Am meisten Verbreitung gewinnt zurzeit die Methode von Dr. Bates, der sich besonders auch durch seine Bücher populär macht. Unsere Aufgabe wird es sein, vom Standpunkt der Anthroposophie aus diese Dinge zu beleuchten und zu ihnen Stellung zu nehmen.

Um dafür eine Basis zu schaffen, werden wir uns zunächst befassen müssen mit der Physiologie des menschlichen Sehens beim gesunden und beim kranken Auge. Es wird dieses Mal auf die Kurz- und Weitsichtigkeit von einer etwas anderen Seite eingegangen werden müssen als in dem Aufsatz im 2. Jahrgang der *Natura* Heft 8/9, da uns heute mehr die höheren Wesensglieder des Auges beschäftigen werden. Dadurch werden diese Ausführungen eine Ergänzung sein zu dem früher Gesagten. Wir werden dann erst verstehen können, was für Gesichtspunkte für uns maßgebend sein müssen, wenn wir mit Übungen an das Auge herangehen wollen, und wo die Gefahren einer Bates'schen Methode liegen.

Es sind bei uns im Klinisch-Therapeutischen Institut in Arlesheim bereits mit gutem Erfolg Augenübungen an Patienten vorgenommen worden, wie sie sich aus anthroposophischer Erkenntnis heraus ergeben, und es sollen am Schluss dieser Ausführungen einige von den betreffenden Krankengeschichten wiedergegeben und erläutert werden. Auch in der Waldorfschule haben wir angefangen, Kinder hinsichtlich ihrer Refraktionsstörungen zu untersuchen, und mit entsprechenden Übungen begonnen. In diesem Zusammenhang sei hinsichtlich des früher über Prophylaxe und allgemeine Pädagogik Gesagten[5] erwähnt, dass die Statistik von schlecht sehenden Kindern in der Waldorfschule eine erheblich günstigere ist als an anderen Schulen.

Mit dem Vorgang des Sehens hat sich die Menschheit schon seit alten Zeiten beschäftigt, und es ist interessant zu sehen, wie die Anschauungen darüber immer ein Spiegelbild der Bewusstseinsstufe einer jeden Zeit sind. Eine Ansicht wie die Helmholtz'sche, welche die heute alleinig bestimmende ist, konnte nur auf dem Boden des Materialismus entstehen, wie ihn unsere heutige Zeit hervorgebracht hat. Sie betrachtet ja das Auge rein als physikalischen Apparat, in dem das Bild der Außenwelt wie in einer Camera obscura zustande kommt. Man vergegenwärtige sich nur die heute in der Wissenschaft allgemein übliche Ansicht. Es kommen Strahlen von einem entfernten Gegenstand parallel ins Auge. Ist das Auge normal, so werden sie durch die verschiedenen brechenden Medien wie Hornhaut, Kammerwasser, Linse, Glaskörper etc. gebrochen, dass sie sich auf der Netzhaut in einem Punkte schneiden, dadurch entsteht hier ein deutliches Bild des Gegenstandes. Es ist zwar zunächst umgekehrt, aber die verschiedenen Nervenbahnen leiten die Strahlen so nach dem Gehirn, dass man das Bild aufrecht sieht. Ist das Auge kurzsichtig, erreichen die Strahlen nicht die Netzhaut, sondern schneiden sich vorher; ist es weitsichtig, schneiden sie sich erst hinter der Netzhaut: beide Male entsteht ein Zerstreuungskreis a b, a' b' (siehe Abb. nächste Seite) und dadurch ein undeutliches Bild auf der Netzhaut, welches durch geeignete Brillengläser korrigiert werden muss, wenn der Mensch trotzdem deutlich sehen will. Zerstreuungsgläser machen die *vor* der Netzhaut sich kreuzenden Lichtstrahlen divergenter und bringen sie dadurch auf der Netzhaut zur Kreuzung, vorgesetzte Konvexgläser machen die *hinter* der Netzhaut sich kreuzenden Lichtstrahlen konvergenter und bringen sie dadurch wiederum auf der Netzhaut zur Kreuzung. Dann sieht der Mensch wieder deutlich. Man kann dieses durch folgende Zeichnungen darstellen:

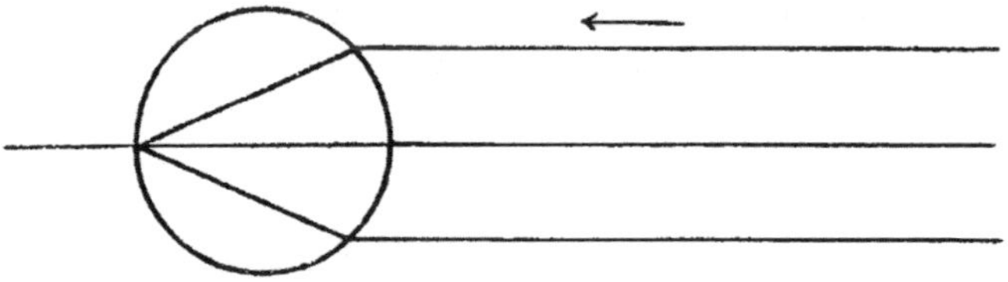

normalsichtiges Auge

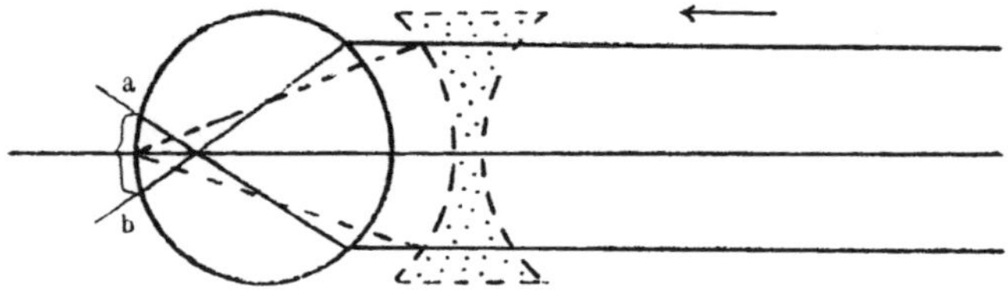

kurzsichtiges Auge mit Konkavbrille

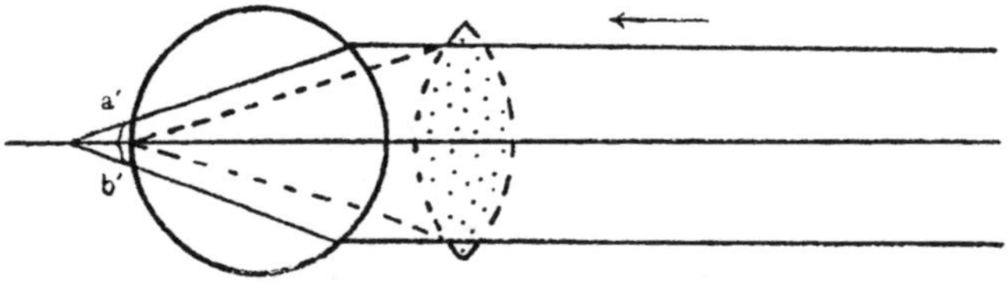

weitsichtiges Auge mit Konvexbrille

Was tut eine solche Anschauungsweise? Sie spricht von hypothetischen Lichtstrahlen, die eine besondere Aktivität entfalten sollen, und gibt dem Auge eine ganz passive Rolle. Dabei wird für die Art, wie das entstandene Netzhautbild dem betreffenden Menschen zum Bewusstsein kommen soll, keine befriedigende Erklärung gegeben.

Ganz anderes tritt uns entgegen, wenn wir zurückgehen in ältere Zeiten. Man lese folgende Stelle aus Platos Timäos:

«... Da die Götter aber die vordere Seite des Körpers für edler und zur Herrschaft geeigneter hielten als die hintere, so verliehen sie unserm Gang vorzugsweise die Richtung nach vorn; deshalb musste auch die Vorderseite des menschlichen Körpers von dem übrigen Körper verschieden und ihm unähnlich gebildet werden. Daher fügten die Götter zunächst an der Wölbung des Kopfes das Antlitz an, verlegten in dieses die Organe für das gesamte Geistesleben der Seele und bestimmten, dass das Antlitz seiner Natur nach die Vorderseite bilden und an der Oberleitung beteiligt sein solle. Unter den Organen gestalteten sie zuerst die lichtbringenden Augen, die sie aus folgendem Grunde hier anbrachten. Sie bildeten nämlich das Feuer, das nicht die Eigenschaft hat zu brennen, sondern das milde Licht zu verbreiten, das jedem Tage eigentümlich ist, zu einem Körper und ließen das mit ihm verwandte reine Feuer in uns glatt und dicht durch die Augen ausströmen, indem sie den ganzen Augapfel, besonders seinen mittleren Teil, so sehr verdichteten, dass er jedes Feuer gröberer Art zurückhält und nur jenes feine reine hindurchlässt. Sobald nun das Tageslicht diese Ausströmung des Sehstrahles in sich aufnimmt, dann vereinigt sich Ähnliches mit Ähnlichem, und beides verschmilzt durch seine Verwandtschaft in gerader Richtung vom Auge zu einem einzigen Körper, überall da, wo das von innen ausströmende Feuer dem entgegentritt, was von den äußeren Dingen her mit ihm zusammentrifft. Da nun dieser Lichtkörper vermöge seiner gleichartigen Beschaffenheit auch in allen seinen Teilen die gleichen Eindrücke empfängt, so teilt er alle Eindrücke von den Dingen, mit denen er in Berührung tritt, dem ganzen Körper mit, so dass sie durch ihn bis zur Seele hindurchdringen, und erzeugt so die Sinneswahrnehmung, die wir das Sehen nennen. Schwindet aber das dem Auge verwandte Feuer des Tages in die Nacht dahin, dann bleibt der Sehstrahl vom Auge abgeschnitten; denn da er nunmehr zu etwas ihm Unähnlichem hinaustritt, so erleidet er selbst eine Veränderung und erlischt, denn er kann mit der ihn umgebenden Luft sich nicht mehr vereinigen, da diese kein Feuer mehr hat. Somit hört er auf, eine Gesichtswahrnehmung hervorzubringen, und führt außerdem auch den Schlaf herbei.»

Wir sehen: Plato verlegt das Hauptgeschehen beim Sehen nach außerhalb des Auges, deshalb ist dieses bei ihm ein Tätiges; er kümmert sich wenig um das Physische des Auges, auch nicht um das, was innerhalb desselben vor sich geht. Er spricht nur vom Übersinnlichen, allerdings aus einem realen Schauen und Wissen heraus. Er spricht aus dem Bewusstsein seiner Zeit, das noch das Hellsehen hatte für das Übersinnliche und daher wusste von den höheren Wesensgliedern des Menschen, aber noch nicht das Physische ergreifen konnte. Unsere Zeit erforscht das Physische bis aufs Allerkleinste, aber hat das Übersinnliche vergessen.

Bei Empedokles finden wir Ähnliches wie bei Plato. Folgende Verse des Empedokles seien dafür ein Beispiel:

«Wie wenn zur Reise sich rüstend ein Mann sich die Leuchte zurechtstellt,
Während der stürmischen Nacht anzündend loderndes Feuer,
Das in Laternen genährt rings wehret den Winden den Andrang:
Jene zerteilen den Hauch laut blasender Winde: das Licht doch
Auswärts strebend umher, so weit nur es wurde verbreitet,
Glänzt fort durch das Gemach mit nimmer verwüstlichen Strahlen,
So auch birgt sich in Häuten das urehrwürdige Feuer
Suchend die runde Pupille mit feinen Geweben, womit sich
Decket die Tiefe des Wassers des rings umfließenden: aber
Auswärts strebet das Feuer so weit nur es wurde verbreitet.»

Dagegen höre man Folgendes bei Aristoteles: «Wahrlich, wenn das Auge Feuer wäre, wie Empedokles sagt und im Timäos geschrieben steht, und das Sehen stattfände, wenn das Licht gleichsam wie aus einer Lampe herausgeht; warum würde dann das Gesicht nicht auch in der Finsternis sehen?

... Demokritos aber, wenn er sagt, das Gesicht sei Wasser, redet insofern richtig; wenn er aber glaubt, das Sehen sei die Abspiegelung, nicht richtig: denn das Auge zeigt sich glatt und ist nicht in dem Wasser, sondern in dem Sehenden; denn dieser Zustand ist eine Zurückwerfung.

... Dass nun das Gesicht von Wasser sei, ist wahr; nicht jedoch erfolgt das Sehen, insofern es Wasser, sondern insofern es durchsichtig ist.»

Aristoteles geht vom Physischen aus. Obwohl er noch Zeitgenosse des Plato ist, steht er an der Wende einer neuen Zeit, die von ihm fordert, seine Schüler so zu leiten, dass sie ausgehend vom Sinnlichen zum Übersinnlichen kommen. Deshalb musste er zu den Menschen in nüchterner, abstrakterer Art sprechen; aber derjenige, der sich aufmerksamer mit seinen Worten befasst, wird erleben, dass hinter ihnen ein ganz tiefes Mysterienwissen steckt. Und so ist es auch mit dem, was er über das Auge sagt. Er geht aus von dem Durchsichtigen des Auges. Er hat nicht das Wissen über den feinen morphologischen Bau des Auges, das unsere heutige Wissenschaft bis in alle Einzelheiten erforscht hat, aber er erfasst das Wichtigste: das Durchsichtige. Dieses Durchsichtige weist ja schon hin auf die höheren Wesensglieder, das Durchsichtige gibt ihnen die Möglichkeit, sich frei zu betätigen. Aristoteles wehrt sich auch dagegen, dass das Auge eine Abspiegelung sein soll, das würde demselben eine passive Rolle zuerteilen. Nein, es ist eine Zurückwerfung, und das Auge ist *im* Sehenden. Also es ist ein Zusammenspiel da von dem, was von außerhalb in das Auge hineinkommt, und dem, was von innen wiederum vom Menschen hinausgeht als Eigenes. Für unsere Zeit ist das Sehen immer mehr eine Abspiegelung geworden. Und während für Demokrit das, was abgespiegelt wurde, noch durchaus etwas Geistiges war, sind es für die heutige Zeit nur tote Lichtstrahlen, deren Existenz noch nie ein Mensch hat beweisen können.

Wie muss sich nun eine unserer Zeit entsprechende geistgemäße Anschauung gegenüber dem Sehen verhalten, was kann Anthroposophie dazu sagen? Dr. Steiner hat uns in Vorträgen und Kursen auf manches Eigentümliche des Auges aufmerksam gemacht, was in die Arbeit einfließen konnte. Und so soll hier versucht werden, aufgrund dessen einiges zu sagen. Schauen wir auf das menschliche Auge. Draußen flutet Weltenäther, flutet Weltenastralität. Sie dringen hinein in unser Auge. Das ist mehr als tote Lichtstrahlen, das ist etwas Beseeltes und mannigfach Differenziertes: darin lebt die Welt der Metalle in ihrer wahren Wesenheit da, wo sie noch nicht zur Materie erstarrt sind; es lebt darin alles, was den Menschen aufbaut dadurch, dass es von den Sinnesorganen aufgenommen wird; es lebt darin die Welt des chemischen, des Lichtäthers, des Wärmeäthers, des Lebensäthers. Es lebt darin die Welt der Farben. Alles dieses dringt hinein ins Auge durch Hornhaut, Kammerwasser, Linse, Glaskörper, Sehnerv und breitet sich dann aus im ganzen Sinnes-Nervensystem. Auf dieses, was von der Außenwelt herankommt, ist das Auge ein sehr empfindliches Reagenz. Da ist es wie ein Kind im ersten Lebensabschnitt vor dem Zahnwechsel. Das Kind wird von seinen höheren Wesensgliedern noch umspielt wie von einer Aura, deshalb reagiert es so ungeheuer fein auf alles, was in seiner Umgebung vor sich geht, es vibriert mit in allem Geschehen seiner nächsten Umwelt. Jede Gedankenregung, jede

Seelenstimmung, jede Handbewegung des anderen Menschen, sie zittert nach im Kinde und wirkt hinein in seine Lebensvorgänge, beeinflusst Atmung, Zirkulation, Verdauung etc. Ähnlich ist es mit dem Auge. Die höheren Wesensglieder durchdringen wohl das Auge, aber sie bleiben dabei selbständig. Und deshalb nimmt das Auge so stark, so intim alles in sich auf, was an Eindrücken an dasselbe herankommt. Aber dem stellt sich etwas entgegen, was beim Kinde noch nicht stattfindet, das geschieht, sobald wir in den hinteren Teil des Auges kommen, wo der Glaskörper anfängt. Hornhaut, Kammerwasser, Linse, sie sind noch fast ganz Außenwelt, aber beim Glaskörper kommen wir schon zum Leben. Und je mehr wir zurückgehen nach dem Innern zu, desto mehr dringen wir heran an das Leben. Hier findet die Auseinandersetzung statt mit allem Fremden, das in das Auge hineindringt. Hier kann der Mensch diesem Eigenes entgegenschicken, hier kann er Aktivität entfalten, kann umwandeln. Diese Umwandlung lässt sich vergleichen dem, was mit den Nahrungsstoffen im Verdauungssystem geschieht: erst vollkommene Vernichtung der Stoffe, dann Wiederaufbau. So dringt Fremdätherisches ins Auge ein, Eigenätherisches stellt sich ihm entgegen, vernichtet dasselbe, aber baut gleichzeitig ein Neues, ihm Entsprechendes auf. So wird Gelb vernichtet im Ätherleib, aber gleichzeitig von ihm wieder neu belebt. Durch die Ichorganisation aber wird es bewusst. Und es kann das Ich seinen Strahl weit hinausschicken über das Auge hinaus. Und je kraftvoller die Ichorganisation wirken kann, desto besser kann der Mensch sehen, vorausgesetzt natürlich, dass die anderen Wesensglieder gesund sind und richtig arbeiten. Sein Ich hat der Mensch ganz zu eigen, in seinem Ich ist er frei. Das ist das innere Licht, das der Mensch dem äußeren Licht entgegenschickt. Es ist heute etwas anderes, als es zu Platos Zeiten war. Was Plato das aus dem Auge ausströmende Feuer nennt, ist Astralisches, in unserer Zeit wird dieses aber immer mehr vom Ich durchkraftet. Daher können wir hier mit Übungen einsetzen.

Das Ich ist das, was den Menschen unterscheidet vom Tier, was jedem menschlichen Auge seinen besonderen Ausdruck gibt. Und weil gerade im Auge das Ich sich besonders frei betätigen kann, kann die menschliche Wesenheit wie durch ein Fenster sich hier am meisten offenbaren. Durch sein Ich kann der Mensch auch beliebig weit seine anderen Wesensglieder hinausschicken aus dem Auge und dadurch nahe und ferne Gegenstände in gleicher Weise sicher ergreifen. Das kann das Tier nicht: der Adler muss, um weit sehen zu können, eine Art Fernrohrauge haben, die Insekten brauchen, um kleinste Dinge zu sehen, ein Facettenauge. Nur der Mensch kann sein Auge umstellen für viele Dinge.

Wenn wir nun Krankheiten, Störungen im Sehprozess, verstehen wollen und therapeutisch behandeln, müssen wir wiederum diese Zweiheit berücksichtigen: das was in das Auge eindringt von draußen, dann das was der Mensch als Antwort hinausschickt aus seinem eigenen Innern. Hier wird man mit Übungen einsetzen. Es kann z.B. der Mensch nicht die Möglichkeit haben, weit genug seinen Ichstrahl hinauszuschicken aus den Augen – meist ist es die Folge davon, dass er nicht mit genügend Liebe und Interesse die Dinge ergreift, abtastet. Dann wird der Mensch kurzsichtig. Er kann dann nur Dinge gut sehen, die nah sind, die sich ihm fast wie von selbst aufdrängen; für weiter Entferntes fehlt die Kraft durchzustoßen. Wenn wir solche Menschen Eurythmie machen lassen, wird uns auffallen, dass die Rückenkräfte schwach sind, der Laut kann da nicht genügend durchstrahlen, besonders schwer fällt es, das I im Rücken zu halten. Wird die Kurzsichtigkeit dann stärker, bekommen die Menschen eine gebückte Haltung, sie gehen mit vornübergeneigtem Kopf. An einer anderen Stelle haben wir ja auch darauf hingewiesen, dass die Nierenstrahlung nicht genügend stark nach oben wirkt.[6] Alle diese Dinge gehören zusammen. Hat der Mensch nicht genügend Ichkräfte in seinem Rücken, dann kann er sie auch nicht genügend in das Auge hinein und durch das Auge durchstrahlen lassen. Dann verlieren die Augen ihre Richtung nach vorn, die sie als menschliche Augen haben müssen. Sie folgen dann mehr den Strömungen des Ätherleibes und gehen nach außen wie beim Tier: es entsteht ein Strabismus divergenz. Anders ist es beim Weitsichtigen. Da gewinnt der Astralleib die Oberhand über das Ich und reißt es mit sich fort. Daher schießt auch der Ätherleib hinaus übers Ziel und kann sich für Dinge in der Nähe schwer einstellen. Der hinausschießende Ätherleib wird sogar so selbständig, dass er nicht mehr die Möglichkeit hat, im Physischen des Auges zu arbeiten: das Auge wird daher klein und schrumpft. Während beim Kurzsichtigen, wo die Wesensglieder zu stark im Physischen verankert sind, das Auge wächst, größer wird. Daher sieht auch der Weitsichtige die Dinge kleiner, denn er erfasst die Dinge so stark, dass er sie gleichsam zusammenpresst. Dasselbe tut er ja auch, wenn er nach innen schielt: er presst seine Augen nach innen zusammen. Ein Weitsichtiger, der nach außen schielt, ist eine große Seltenheit. Entweder liegt es daran, dass das eine Auge so schwachsichtig ist, dass es beim Sehakt ausschaltet und seine eigenen Wege geht, d. h. das tut, was ein blindes Auge immer tut: nach außen abirrt – oder der Astralleib ist schwach geworden und hat die Verbindung zum Ätherleib verloren. Der Kurzsichtige sieht die Dinge größer, weil er zu schlaff die Konturen erfasst, nicht direkt auf sein Ziel losgeht, mehr hin- und herpendelt; daher bei ihm das Schielen nach außen.

Folgende Zeichnungen sollen das verschiedene Hinausdringen der Wesensglieder bei Kurz- und Weitsichtigkeit veranschaulichen:

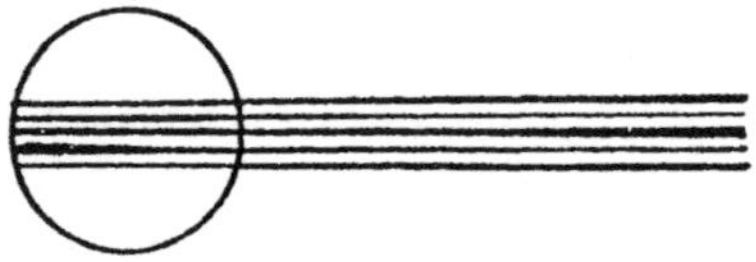
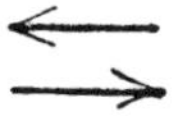

normalsichtiges Auge

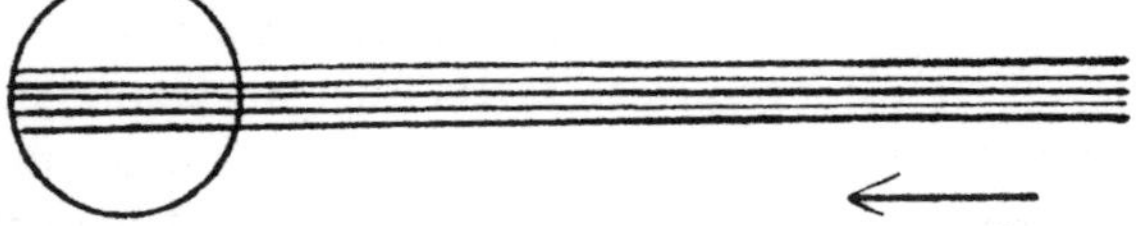
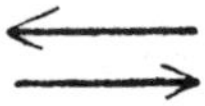

weitsichtiges Auge

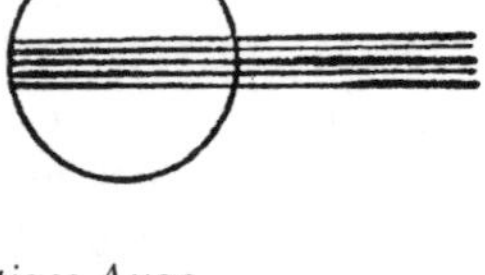
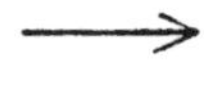

kurzsichtiges Auge

Sie zeigen auch, wie man weder davon sprechen kann, dass sich die Vorgänge *im* Auge oder nur *außerhalb* des Auges abspielen, sondern es ist ein fortwährendes Hin- und Herpendeln zwischen außen und innen, ein Hin- und Zurückstrahlen; das was Aristoteles Zurückwerfung nennt.

Was geschieht nun, wenn der Kurzsichtige eine Zerstreuungslinse als Brille vorgesetzt bekommt? Die Visierkraft des Auges hat sich auseinanderzusetzen mit verschieden dichten Medien. In der Mitte der Linse ist das Medium am wenigsten dicht, hier findet diese Visierkraft, d.h. der Ichstrahl, der die anderen Wesensglieder mit sich reißt, den geringsten Widerstand, kann also am stärksten durchstoßen im Verhältnis zu den Rändern, das gibt eine Stoßkraft nach vorn, und daher besseres Ergreifen der entfernten Gegenstände. Ein Weitsichtiger dagegen, der eine Sammellinse aufgesetzt bekommt, muss so viel Widerstand in der Mitte im Verhältnis zu den Rändern überwinden, dass die überschüssige Visierkraft zurückgedrängt wird. Eine solche phänomenologische Betrachtungsweise kann einem ohne weiteres verständlich machen, warum ein Mensch, der eine Konkavbrille aufsetzt, die Dinge kleiner sieht (er macht sich ja dabei künstlich weitsichtig) und ein Mensch, der eine Konvexbrille aufsetzt, die Dinge größer sieht. Die heutige Physik erklärt es ja wie bekannt damit, dass sie sagt: das Auge projiziert das Netzhautbild wieder zurück in der Richtung der durch die Konkavbrille geänderten Strahlen. Nun wird aber bei dieser Rückwärtsprojektion das Glas ganz unberücksichtigt gelassen, man zeichnet einen geraden Strahl, der sich um konvex oder konkav nicht kümmert. In folgenden Zeichnungen ist versucht worden zu skizzieren, wie eine heutige Wissenschaft die Vorgänge beim Sehen durch ein Konvex- bzw. Konkavglas durch Zeichnen veranschaulicht, und daneben, wie man aus einem Denken, das Wert legt auf das Geschehen, auf den aktiven Vorgang, der vom Auge ausgeht, denselben Vorgang veranschaulichen könnte. Wenn wir Ia und Ib und IIa und IIb miteinander vergleichen, so wird uns ohne weiteres das im Raume sich Ausbreitende, zur Ruhe Kommende des einen und die Bewegung bei dem anderen auffallen: bei Ib das durch das in der Mitte der Konkavbrille dünnere Medium nach vorn Gerissene und bei IIb das sich Zurückziehende, Gebremste (siehe nächste Seite).

Ia

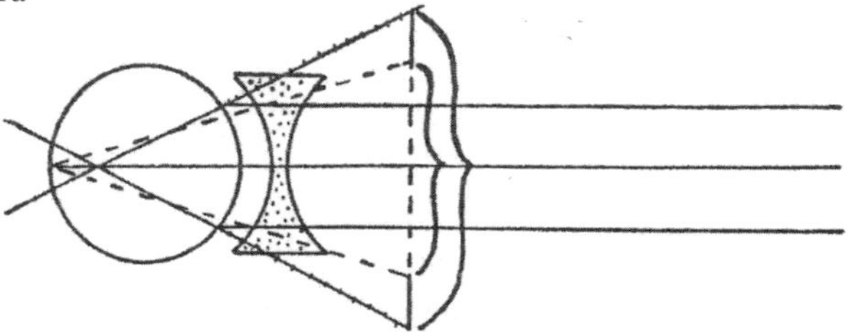

Ib

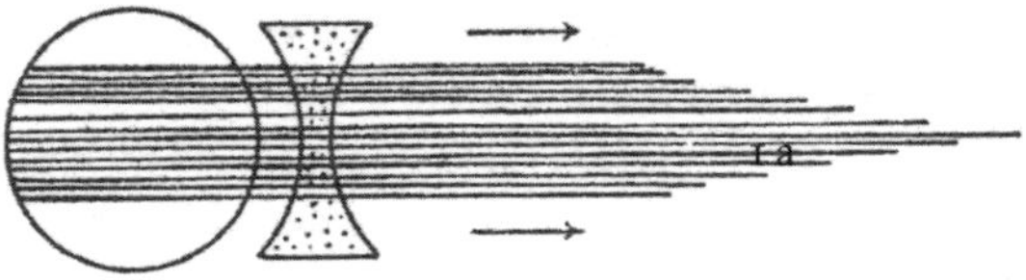

IIa

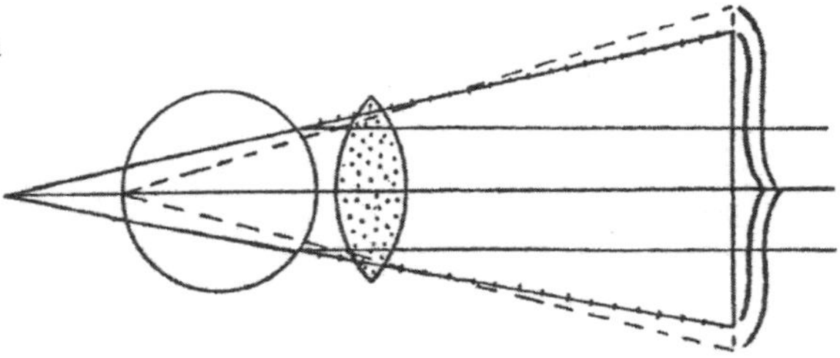

IIb

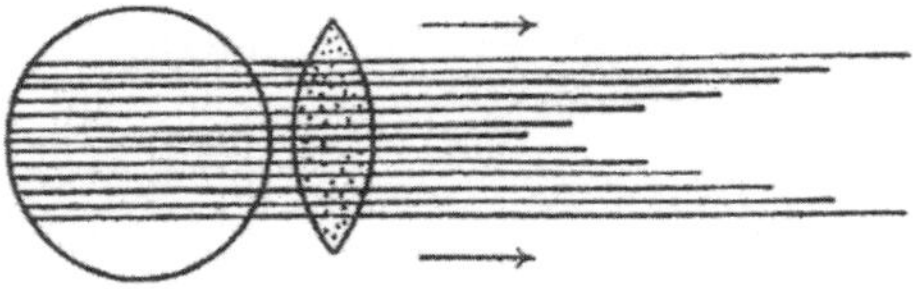

Trägt nun der Mensch eine Brille, so ist ihm einerseits geholfen: er sieht wieder alles. Andererseits ist dieses aber erreicht, ohne die Augenkräfte zu stärken, sondern die Brille ist hier wie eine Krücke, sie macht dem Auge das Sehen leichter, aber weckt nicht in ihm die selbständig aktiven Kräfte, sie reißt sie nur mit sich fort.

Dr. Kolisko gebrauchte einmal den treffenden Vergleich: die Brille ist für das Auge dasselbe wie die Plattfußeinlagen für die Füße.

Macht aber der Mensch Übungen, die die innere Aktivität seiner Augen stärken, mehr Willenskräfte hineinschicken, dann kann er das, was sonst im Auge unbewusst auf die Außenwelt reagiert, in seine Hand bekommen, es mit Kraft erfüllen und bewusst lenken. Er kann es anfeuern, wenn es schlaff ist wie beim Myopen; er kann es zügeln, wenn es unbeherrscht übers Ziel hinausschießt wie beim Hyperopen.

Hier kommen wir an das Wesentliche, wodurch unsere Art der Übungen sich unterscheidet von der Methode von Dr. Bates. Dr. Bates wendet Übungen an, die sich ganz an den Intellekt wenden. Er macht Dinge bewusst, die sonst ganz im Unbewussten verlaufen. Zum Beispiel lässt er den Kopf drehen und dabei beobachten, dass ein in Wirklichkeit still stehender Gegenstand (z.B. der vorgehaltene Zeigefinger) in scheinbare Bewegung kommt. Oder er lässt den Blick von einer Zahl zur anderen wandern und dabei die Aufmerksamkeit des Patienten darauf richten, dass die Zahl, von der der Blick herkommt, scheinbar nach der entgegengesetzten Seite wandert. Er macht auch Folgendes: Er lässt Menschen übungsweise Dinge anschauen, die sie vorher entweder mit der Brille oder in der Nähe gut gesehen haben, und lässt sie dann aus der Entfernung nach dem Gedächtnis die Dinge rekonstruieren.

Oder er regt die Blutzirkulation im Auge durch Augenbäder oder Schüttelübungen an (es wird ein Blatt Papier vor den Augen rhythmisch geschüttelt und dabei werden die Augen abwechselnd geöffnet und geschlossen). Alle Übungen sind mechanisch, sie regen nichts Geistiges im Menschen an. Sie wirken dadurch, dass sie für nervöse unruhige Menschen eine Konzentration sind, aber es ist eine Konzentration, die in ihren weiteren Folgen analysierend, zersetzend wirkt. Sie können allerdings auch das Sehvermögen bessern, aber sie lenken ab den Menschen von dem, was er aus dem Kosmos als Heilendes empfangen kann.

Wie anders klingt folgendes von Dr. Steiner einmal Gesagte:

«Wenn wir das Beseeltsein unserer Sinnesempfindungen wieder haben werden, dann werden wir wiederum einen Punkt haben und in diesem Punkt werden wir den menschlichen Willen erfassen. Das sind ja alles grobe Vorstellungen, als wenn die Außenwelt auf uns bloß wirkte und wir dann bloß reagieren darauf. Die Wirklichkeit ist vielmehr diese, dass ein seelischer Prozess vor sich geht von außen nach innen, der erfasst wird durch einen tief unterbewussten, inneren seelischen Prozess, die sich übergreifen. Von außen wirken die Weltgedanken in uns herein, von innen wirkt der Menschheitswille hinaus. Und es durchkreuzen sich Menschheitswille und Weltengedanken. Wir müssen fühlen lernen, wie durch unsere Augen unser Wille wirkt, und wie in der Tat die Aktivität der Sinne leise sich hineinmischt in die Passivität, wodurch sich Weltengedanken mit Menschheitswille kreuzen. Diesen neuen Willen, den müssen wir entwickeln.»

Die Übungen, die bei uns gemacht wurden, bestanden im Anschauen von farbigen Flächen und in Heileurythmie. Das sind Übungen, die durchseelt sind und auf den Willen wirken.

Was die *Farben* betrifft, so wurden sie hauptsächlich im Wechsel von Rot und Blau und umgekehrt angewendet, je nachdem was für eine Wirkung man erreichen wollte. Dr. Steiner sagt in dieser Beziehung Folgendes im I. Ärztekurs, Heft 16:

«Die Farbe, die bewusst aufgenommen wird, z.B. durch farbige Zimmer, durch Anschauen, wirkt auf das Ich des Menschen; wenn man aber den Menschen bescheinen lässt von objektiver Farbe oder Licht, wird eine Organwirkung hervorgebracht, und zwar wird auf das physische System gewirkt und erst auf dem Umwege durch das physische System auf das Ich ...» «Wenn ich einen Menschen, der blind ist, in einen Raum bringe, der blaue Wände hat, so wirke ich so auf ihn, dass seine ganze Organisation, sein Funktionieren sich zurückzieht vom Kopf nach dem übrigen Organismus. Bringe ich ihn in einen Raum, der rot ausgeschlagen ist, so geht sein Funktionieren von dem übrigen Organismus nach dem Kopfe hin ...» «Mehr noch liegt daran, ob man einen Menschen, nachdem man ihn in Rot gehabt hat, ins Blau bringt, oder, wenn man ihn im Blauen gehabt hat, ins Rot bringt. Sehe ich einem Menschen im Allgemeinen an, dass ich nötig habe, sein übriges System durch starke Anregung der Kopffunktionen ausbessern zu lassen, dann bringe ich ihn von einem blauen in einen roten Raum. Will ich durch den übrigen Organismus seine Kopffunktionen ausbessern lassen, bringe ich ihn von einem roten in ein blaues Zimmer.»

Bei der Augentherapie haben wir nun versucht, direkt auf

das Ich zu wirken, indem wir Farben anschauen ließen, und zwar Rot-Blau oder Blau-Rot im Wechsel. Damit die dadurch erfolgte Belebung sofort im Auge im Sehprozess befestigt würde, ließ man sofort danach oder dazwischen Leseproben in bestimmter Entfernung lesen. Und so wurde abgewechselt zwischen Farben und Lesen, und es konnte gleichzeitig dabei die sofortige Besserung des Sehvermögens durch das Anschauen der Farben festgestellt werden. Dabei machte es einen wesentlichen Unterschied, ob die Farben gedankenlos oder mit Konzentration und einem sich seelisch mit ihnen Verbinden angesehen wurden. Letzteres hatte eine viel stärkere Wirkung auf das bessere Sehen. Da es auf den Wechsel ankam, genügte eine kurze Dauer für das Anschauen jeder Farbe, also 10 – 15 Sekunden.

Nun erwies sich in der Praxis – und es wird ja auch durch die von Dr. Steiner angeführten Worte bestätigt –, dass man bei Kurzsichtigen den Hauptwert auf Rot legen musste. Man will ja Kräfte des Organismus, Giedmaßenkräfte, Blutskräfte ins Auge, also in den Kopf hineinbringen. So haben wir bei dem Wechsel zwischen Rot und Blau bei der Myopie immer den Anfang mit Rot gemacht, und auch auf Rot den Blick länger ruhen lassen. Bei Weitsichtigen dagegen mussten wir umgekehrt verfahren. Da sind, wie aus dem bereits Gesagten hervorgeht, die Gliedmaßenkräfte zu stark, zu unbeherrscht, sie müssen hereinbezogen werden in den übrigen Organismus. Das geschieht, indem man mit Blau beginnt und mit Rot nur kurz abwechseln lässt.

Es wurde Gewicht auf leuchtende Farben gelegt, aber Glanz vermieden. Indanthrenfarbenes Papier leistete gute Dienste. In letzter Zeit wurden durch selbstgemalte Flächen reiner und intensivere Farbwirkungen erzielt.

Was die *Heileurythmie* betrifft, so ist diese ja eine durchseelte Bewegung und als solche bringt sie den Menschen auch in eine durchseelte Beziehung zur Außenwelt. Wichtig ist da die richtige Auswahl der Laute, die im einzelnen Fall wirksam sind. Denn erstens müssen sie sich richten nach dem, was der Mensch seiner ganzen Konstitution nach braucht, nach dem, was den ganzen Organismus gesundet, und zweitens müssen sie eine Beziehung zum Auge haben und dort Störungen beseitigen. Wir haben es aber auch hier wie bei den Farben immer so gehalten, dass zwischen den einzelnen heileurythmischen Übungen immer Leseproben aus der Entfernung gelesen wurden, um auch hier die durch die Übung erlangten Kräfte im Auge zu befestigen.

Die Erfahrungen zeigten, dass man sehr individuell vorgehen muss, dass auch Rhythmen oft sehr wesentlich waren. Doch konnte man finden, dass der Laut, der am häufigsten bei Kurzsichtigkeit wirksam war, das *F* war. Bei den Weitsichtigen dagegen war das *N* günstiger.

Dieses ist ohne weiteres verständlich, wenn wir zurückdenken an das, was wir versucht haben, uns beim Sehvorgang der Kurz- und Weitsichtigen klarzumachen. Das *F* schleudert gleichsam die zu schlaffe und träge Willensorganisation des kurzsichtigen Auges hinaus. Es tut es mit Kraft, mit Rhythmus, aber auch mit Beherrschung, mit Weisheit. Es wirkt stark auf die vom Ich durchkraftete Ausatmung der Augen. Diese Atmung strahlt aus von den Nieren nach oben, wird von den Kopfkräften ergriffen und umgestaltet. Es ist keine Ausatmung von Kohlensäure wie bei der Luftausatmung, sondern ein Teil der sonst mit der Luft ausgeatmeten Kohlensäure wird umgewandelt im Kopf, und dadurch kann nun das Sinnesorgan, das Auge, dieses Ätherische ausatmen. Das *F* ist ja auch der Laut, den wir therapeutisch bei Diabetes anwenden. Auch da wirkt er auf die Umwandlung des Kohlenstoffs, aber jetzt im Stoffwechsel. Da regt er die Strahlung der Nieren nach *unten* an und hilft mit bei der Umwandlung des Zuckers.

Man kann das *F* sowohl mit den Armen und gleichzeitigem heileurythmischen Sprung machen lassen, man kann es auch nur mit den Füßen, mit den Zehen, mit den einzelnen Fingern machen lassen. Da erwies es sich in vielen Fällen als wichtig, das *F* mit dem Zeigefinger zu machen, und zwar für das rechte Auge mit dem linken Zeigefinger und für das linke Auge mit dem rechten Zeigefinger. Der Zeigefinger ist wichtig gerade bei solchen Patienten, die dazu neigen, nach außen zu schielen.

Dr. Steiner hat angegeben, dass bei divergentem Schielen das I mit Zeigefinger und großer Zehe gemacht werden solle. Und die Divergenz ist gerade etwas, was gern die Kurzsichtigkeit begleitet.

Anders ist es beim Weitsichtigen. Da muss die über das Ziel hinausschießende ätherische Gliedmaße des Auges zurückgenommen werden. Die ganze Kraft des N konzentriert sich auf das Zurücknehmen, das Abstandnehmen, das in Ruhe bringen. Nicht sind es wie beim F die von hinten unten nach vorn oben wirkenden Kräfte, sondern die von vorn unten nach hinten oben wirkenden Kräfte. Etwas Überlegen-Kühles ist im N, es ist der Laut, dem man ansieht, dass es die unbeherrscht hinausstürzende Augengliedmaße zurücknehmen kann und festhalten. Ein Laut, der stark die vom Kopf ausgehenden gestaltbildenden Kräfte anregt, während das F mehr das Willenselement in den Kopf bringt. Das N wirkt stark auf die Ichorganisation, aber in ihrem Beherrschen des Astralleibes. Dadurch wird der Ätherleib erkraftet und in den richtigen Grenzen gehalten. Das N ist ja auch der Laut, der therapeutisch von Dr. Steiner gegen Durchfall gegeben ist, also auch da, wo der Mensch in seinem Darmorganismus mit der Nahrung zu schnell hinaus will, zu stark übers Ziel hinausschießt.

Übrigens können wir das N, auch abgesehen von der heileurythmischen Grundübung, mit verschiedenen Teilen des Körpers machen. Ganz besonders wirksam hat sich hier das N mit dem 4. Finger gezeigt. Wie Dr. Steiner für divergentes Schielen therapeutisch I mit dem Zeigefinger angegeben hat, so hat er gegen konvergentes Schielen I mit dem 4. Finger machen lassen. Da nun der Weitsichtige immer zu konvergentem Schielen neigt, können wir verstehen, warum auch das N mit dem 4. Finger wirksam ist. Außerdem kann auch jeder bei sich selbst nachempfinden, wie im 4. Finger, wenn er bewegt wird, etwas lebt, was die Augen nach außen lenkt, was Krampf im Kopf löst.

Die Schielübungen mit I sind übrigens auch ein wesentlicher Bestandteil unserer Therapie bei Kurzsichtigkeit und Weitsichtigkeit. Das Schielen beruht immer auf einer Schwäche der Ichorganisation in den Augen: beim Auswärtsschielen ist das Ich so schlaff, dass es nicht imstande ist, den Augen die Richtung nach vorn zu geben und sie nach der Mittelebene konvergieren zu lassen; die Augen streben nach der Seite wie beim Tier. Beim Einwärtsschielen ist die Willensorganisation so stark im Auge, dass der Astralleib sich verkrampft, das Ich kann ihn nicht halten und das Auge schlägt nach der entgegengesetzten Seite. Vielleicht kann umstehendes Schema diese Dinge veranschaulichen.

Viel erreichen kann man bei Störungen des Sehens auch durch Rhythmen, bei der Myopie besonders durch Jamben. Eine gute Kombination ist E I . . E I . . im Jambus, dabei das I entweder senkrecht oder nach vorn mit den Zeigefingern machen lassen.

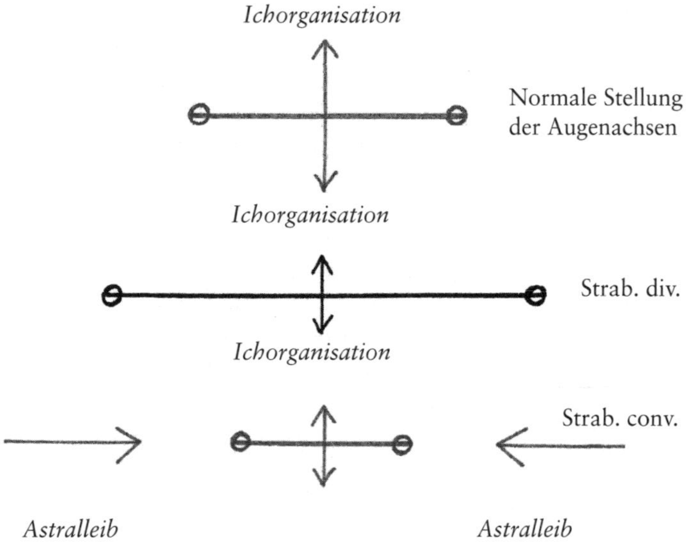

Auch die eurythmische Marsbewegung mit dem E hat eine außerordentlich gute Wirkung auf die Kurzsichtigkeit. Das ist aus dem Wesen der Myopie ohne weiteres zu verstehen. Man denke nur an das Aggressive der Marsbewegung und das darauffolgende E, das gleichsam ein Bild der Sehnervenkreuzung und Augenachsenkreuzung ist, die bei Augenstörungen immer mangelhaft sind.

Was die Laute betrifft, so kommen außer F und N noch manche andere in Betracht, die individuell je nach dem Fall gegeben werden müssen. Wir konnten anhand der Sehprüfungen immer verfolgen, welche bessernd und welche verschlechternd wirkten.

Eine Behandlung mit *Medikamenten* kann, was die Kurz- und Weitsichtigkeit betrifft, nur eine sekundäre Rolle spielen, sie kann höchstens in manchen Fällen die Übungen unterstützen. Dr. Steiner hat betont, dass sie eine unmittelbare Wirkung nur bei einem Kind unter 3 Jahren haben könne, und hat da den Rat gegeben, Belladonna in hoher Potenz zu versuchen. Darüber müssen erst Erfahrungen gesammelt werden.

Es sollen nun zum besseren Verständnis des bisher Gesagten einige Krankengeschichten angeführt werden, die uns noch mehr ins Konkrete hineinführen werden.

Krankengeschichten:

1. Fall

H. N. 13-jähriger Junge. Myopie von rechts – 1,5 D
links – 1,75 D
Trägt Brille seit 1 Jahr, mit derselben normalsichtig.

Übungen

26. Jan. Visus binocular = 5/20
nach Anschauen von Rot-Blau im Wechsel = 5/10 fast.

4. Febr. Visus binocular = 5/10 fast,
nach Rot-Blau im Wechsel = 5/10 glatt, nach F mit den Händen = 5/7,5 zum Teil, nach F mit dem Zeigefinger = 5/7,5 fast alles.

Wir sehen hieraus, in wie kurzer Zeit die Übungen schon wirken. Doch müssen sie, damit der Erfolg bleibend wird, längere Zeit fortgesetzt werden. Dieses hier ist übrigens ein Fall, der besonders stark auf das F mit dem Zeigefinger reagierte. Es war ein hochaufgeschossener, blasser Junge, der mit seinen Gedanken leicht etwas abwesend war. Für ihn war F mit dem Zeigefinger zugleich eine gute Konzentrationsübung, die ihn besser in seine Gliedmaßen hineinbrachte und im Kopf ordnend wirkte. Das heileurythmische F mit dem Sprung hätte ihn zu sehr angestrengt und ermüdet und dadurch nicht die gewünschte Wirkung im Kopf gehabt.

2. Fall

E. W. 9-jähriges Mädchen. Myopie von 1.0 Dioptr.
Trägt keine Brille. Ekzematöses Kind.

Übungen:

27. Jan. Visus binocular = 5/10, nach Anschauen von Rot = 5/7,5 nach F und I = 5/5 fast.

28. Jan. Visus binocular = 5/10 – 5/7,5.
nach Rot = 5/7,5; nach F und I = 5/5 – 5/4.

29. Jan. Visus binocular = 5/7 – 5/5, nach Rot = 5/5,
nach F und I = 5/5 – 5/4.

30. Jan.	Visus binocular = 5/7 – 5/7,5, nach Rot = 5/5, nach F und I = 5/5.
3. Febr.	Visus binocular 5/5, nach Rot + F + I = 5/5 f., also normal.

Wir sehen aus dieser Krankengeschichte, wie das an einem Tage erreichte Sehvermögen bis zum nächsten Tag nicht vorhält, aber doch von Tag zu Tag das vor Beginn der Übungen vorhandene Sehvermögen sich bessert, bis nach Verlauf einer Woche der Anfangsvisus 5/5 beträgt, also normal ist. Auch hier muss trotzdem mit den Übungen fortgefahren werden.

3. Fall

O. S. 33-jährige Lehrerin. Myopie von rechts – 4,5 Dioptr.
links – 3.5 Dioptr.
Trägt Brille seit 10 Jahren, mit dieser normalsichtig.

Übungen:

28. Aug.	Visus binocular = 4/20, nach Schütteln (Methode Dr. Bates) = 4/15.
29. Aug.	Visus binocular = 4/20, nach Schütteln = 4/15, nach Schütteln und abwechselnd ins Freie sehen = 4/10.
30. Aug.	Stat. idem, bisherige Übungen ohne weiteren Erfolg.
31. Aug.	Visus binocular 4/15, nach Anschauen von Rot-Blau im Wechsel = 4/10, nach F deutlicher.
1. Sept.	Visus binocular = 4/15, nach Schütteln und Farben = 4/10, nach F = 4/7,5 teilweise, nach I mit dem Zeigefinger besser.
2. Sept.	Nach Schütteln, Farben, F, I = 4/7,5 glatt (I besonders wirksam).
4. Sept.	Nach den obigen Übungen Visus binocular = 4/5 teilweise. Visus rechts = 4/35 – 4/25; 4/25 – 4/20; mit – 3,5 = 4/4. Visus links = 4/15 – 4/10; mit – 2,5 = 4/4.

Wir haben hier eine Patientin, bei der wir zuerst die Bates'sche Schüttelmethode versucht haben. Sie hat das erste Mal, solange sie den Reiz der Neuheit hatte, gewirkt, aber dann vollständig versagt. Erst als die Übungen mit Farben und Heileurythmie einsetzten, konnte ein Fortschritt erreicht werden. Auffallend ist, wie am 4. Sept., wo das binoculare Sehen = 4/5 ist, also fast normal, das Sehvermögen jedes Auges einzeln für sich viel schlechter ist. Es liegt dieses daran, dass durch die Übungen ganz besonders eine Wirkung auf das Ich ausgeübt worden ist und dieses beim Sehen mit zwei Augen am stärksten in Tätigkeit treten kann, dagegen beim Sehen mit einem Auge sich weniger betätigt. Wir lassen im Gegensatz zu Dr. Bates immer binocular üben, ausgenommen, wenn ein Auge normalsichtig ist. Die Sehverbesserung des einzelnen Auges stellt sich später von selbst ein. Immerhin ist bei dieser Patientin die Myopie in den 8 Tagen um 1 Dioptrie zurückgegangen, so dass wir ihr eine schwächere Brille verordnen konnten.

4. *Fall*

Dr. Z. Myopie rechts = – 20 Dioptr., links = – 15 Dioptr.
Trägt Brille, damit binocular normalsichtig.

Übungen:

9. Okt.	Visus binocular = 1/60 nach Schütteln = 1/50 nach Rot = 1/45, nach Blau = 1/35 nach Rot-Blau im Wechsel = 1/25 teilw.
10. Okt.	vorm. Visus binocular = 1/25 teilw. nach Schütteln = 1/25 glatt = 3/50, nach Rot-Blau und F = 3/25.
10. Okt.	nachm. Visus binocular 3/25 teilw., nach Schütteln, Farben, F= 3/25 glatt, nach F mit den Fingern = 3/20.

Der Patient musste leider abreisen und wurde angewiesen, die Übungen allein fortzusetzen. Es ist hier wieder ein Beispiel, innerhalb wie kurzer Zeit die Übungen wirken können, und dass es überhaupt möglich ist, eine so hochgradige Kurzsichtigkeit wie die vorliegende zu beeinflussen. Das F mit den Fingern tat besonders gut.

5. Fall

G. K. 9-jähriges Mädchen, nierenkrank. Astigmatismus myopicus von

Rechts = – 4,0 D + 3,0 cyl 105°.
Links = – 3,5 D + 2,5 cyl 90°.
Visus mit Glas 5/10.

Übungen:

23. Jan.	Visus binocular = 5/15 – 5/10, nach Rot = 5/7,5.
27. Jan.	Visus binocular = 5/20, nach Rot = 5/15, 5/10, 5/7,5 fast, nach F, I besser.
3. Febr.	Visus binocular = 5/10 – 5/7,5, nach Rot und Rot-Blau im Wechsel 5/7,5 – 5/5, nach F+I dasselbe.
8. Febr.	Visus binocular = 5/7,5, nach Rot-Blau im Wechsel = 5/7,5 glatt, nach Rot in senkrechter Anordnung mit blauer Fläche im Wechsel = 5/5, also normal.

Hier liegt ein Astigmatismus vor, und zwar ein myopischer. Es ist also hier in der Vertikalen eine stärkere Myopie da als in der Horizontalen, d. h., der Patient sieht die Dinge verzerrt; in der Vertikalen sieht er sie entsprechend der stärkeren Myopie länger als in der Breite.

Da gelten zunächst dieselben Übungen wie bei der Myopie. Doch können diese noch ergänzt werden dadurch, dass man das angeschaute Rot in senkrechte Längsstreifen anordnet und dadurch die Rotwirkung in der Vertikalen verstärkt. Die Krankengeschichte zeigt auch in der Tat, dass dieses einen stärkeren Erfolg hat. Interessant ist in diesem Fall, wie auffallend wirkungsvoll die Farben waren: eine sofortige Besserung der Sehschärfe von 5/20 auf 5/7,5 f. nur durch Anschauen einer roten Fläche. Hier wird das schlechte Sehen wohl auch zum Teil durch die mangelhafte Nierentätigkeit bedingt gewesen sein und diese selbst durch das Anschauen der Farbe eine Anregung erfahren haben. Es konnte bei dieser Patientin leider keine genaue Untersuchung in Bezug auf die Beeinflussung der Urinausscheidung durch Farbentherapie gemacht werden. Doch haben wir in anderen Fällen die Erfahrung gemacht, dass Malen von abwechselnd roten und blauen Flächen eine ganz erhebliche Steigerung der Diurese bewirkt.

6. *Fall*

L. P. 18-jährige Schülerin. Hyperopie beiderseits + 4,0 D. Trägt seit einem Jahr Brille für Naharbeit.

Linkes Auge amblyop, Visus 5/20 f., mit + 5,0 nur 5/15.

Rechts Visus normal, mit + 4,0 dasselbe.

Fundus: Papille gut begrenzt, aber sehr hyperämisch. Es werden Übungen mit dem linken Auge gemacht bei verdecktem rechten Auge, um die Schwachsichtigkeit zu bessern. Visus links = 4/50 f., nach Grün = 5/15 f., nach N mit der rechten Hand = 5/10 f.

Über das N siehe das darüber Ausgeführte auf Seite 224 f. Grün wurde genommen, weil es in diesem Fall galt, ganz besonders starkformend und begrenzend zu wirken. Es ist auch bezüglich des über das Rot-Blau Gesagten nicht schematisch zu verfahren, sondern man bekommt in besonderen Fällen auch durch Grün und andere Farben wirksame Unterstützung.

Im Großen und Ganzen sind bei Hyperopen noch zu wenig Übungen gemacht worden, um Eingehenderes darüber zu sagen.

7. *Fall*

Frau M., 25 Jahre alt. Hyperopie beiderseits + 2,0 D, Strab. div. Liest normale Schrift in 30 cm Entfernung ohne Brille, aber bei längerer Naharbeit stellen sich sofort Beschwerden ein. Leidet außerdem an Durchfällen durch chronischen Darmkatarrh.

Übungen:
Es werden Leseübungen in Entfernung von 30 cm mit – 3,5 D gemacht. Liest mit – 3,5 D = 0,4, nach Rot-Blau-Rot = 0,6, nach N mit dem Zeigefinger = 0,8. Danach Lesen ohne Brille viel leichter.

Es liegt hier ein schwieriger Fall von Weitsichtigkeit mit Strab. div. vor, also besondere Schwäche der Ichorganisation und auch nachträgliche Erschlaffung des Astralleibes, der Ätherleib geht seine eigenen Wege. Daher hat das Rot eine bessere Wirkung als das Blau, und wir hörten mit Rot auf und fingen damit an. Außerdem wurde Patientin angewiesen, viel I mit dem Zeigefinger zu machen. Das N hatte, wie zu erwarten, eine unmittelbare Wirkung. Hier ist einer der seltenen Fälle, wo Patientin energisch das heileurythmische N mit dem Sprung braucht, gerade auch für ihre übrige Konstitution. Da sonst das N verstopfend wirkt, lassen wir es zu Augenübungen mit der Hand oder dem 4. Finger machen. Wenn danach gleich Leseübungen gemacht werden, wird die Wirkung nach den Augen gelenkt.

8. Fall

N. W., 15-jährig, Engländerin. Retinit. pigment.
Befund: Beiderseits Nystagmus rotatorius, Lichtscheu. Netzhaut zeigt in der Peripherie typische Pigmenteinlagerungen der Retinit. pigment. Krankheit seit dem 13. Lebensjahr, früher Asthma. Patientin ist aufgeschossen, dünn, sehr hellblond, ängstlich, Blick immer nach unten, sehr in sich gekehrt.

12. April	Visus rechts = 4/35	Gläser bessern nicht
	Visus links = 4/50	Gläser bessern nicht

Behandlung mit Wickeln von Archangelika und Holundermark in der Nierengegend; Heileurythmie L, F, Rhythmen.

13. Juli	Visus rechts = 4/25,	links = 4/50 – 4/35.
17. Juli	Visus rechts = 4/50,	links = 4/50 Sehschärfe.

Es wird mit Farbenübungen begonnen. Danach sofort besseres Sehen:

	rechts = 4/20,	links = 4/25.
20. Juli	Visus binocular = 4/35,	nach Farben 4/15 – 4/10.
15. Aug.	Visus rechts = 4/25,	links = 4/25.
	Nach Farben, I, F (auch I mit den Augen):	
	rechts = 4/20 – 4/15,	links = 4/10,

nach weiteren Übungen Visus binocular = 4/7,5 glatt.
Fundus: Pigmentschollen fast alle verschwunden.

In den letzten Wochen war der Patientin ein Reifen aus 5% Uranpechblendenpaste für den Hinterkopf verordnet worden, den sie täglich eine Stunde tragen sollte und der eine strahlende Wirkung von hinten auf das Pigment der Netzhaut ausüben sollte. Außerdem bekam sie Umschläge auf die Augen mit einer Lösung aus 5% Jodkali, Aesculin und Alaun. Dieselben sollten die schädliche Wirkung der verschiedenen Ätherarten, gegen die die Patientin noch nicht genügend Widerstandskraft zeigte, bekämpfen. Im Übrigen zeigt hier die Krankengeschichte deutlich, wie erst nach Einsetzen der Farbenübungen eine Besserung der Augen eintrat; die Medikamente konnten dann erst anfangen zu wirken. Von Interesse kann vielleicht sein, dass Patientin angab, dass sie nach Rot schärfer sehen konnte, nach Blau dagegen der Nystagmus ruhiger wurde, so dass sie Konturen besser sehen konnte.

Es wurde auch hier einmal die Bates'sche Schüttelmethode versucht, doch wirkte diese sehr verschlechternd auf den Nystagmus, so dass auch hieraus hervorgeht, wie die Bates'schen Übungen auch ihre gefährliche Seite haben.

Das Mädchen hatte eine ungeheure Freude daran, wie die Augen so plötzlich anfingen, besser zu werden, und das wirkte zurück auf ihren ganzen Organismus und das ganze seelische Verhalten. Sie wurde viel freier, offener, fröhlicher, selbständiger. Eines Tages brachte ihre Tante, bei der sie hier wohnte, einen Aufsatz, den das Mädchen selbst aus eigenem Antrieb geschrieben hatte. Sie hatte das Bedürfnis, niederzuschreiben, was sie in der letzten Zeit erlebt hatte.

Der Brief sei in Folgendem abgedruckt:

Fifteen months ago I looked upon my present and future life – or rather, existence, with a kind of dismal resignation. It seemed as if there was nothing but ever-encreasing dreariness to look forward to. All my ambitions had been shattered by the inability to see as others saw – a deformity of which I was becoming more and more conscious. This consciousness, that I was physically inferior to others loomed up more and more clearly in my mind and threatened to drive me further and further away from my fellow-beings into myself.

I would sit and brood over it, and wonder why God had ever sent me to live on the Earth, if, as it then seemed, I was to be nothing but a nuisance to everyone around me. This thought made me very naturally intensely miserable, turning into irritability. I was continually either finding fault with others, or dissolving into tears of self-pity. And ever-nearer, ever-darker, loomed the terrible realisation that I might – and most certainly would, unless the unexpected happened – in few years, be totally blind.

But the unexpected *did* happen. Suddenly without any warning, came like a great ray of light, piercing into the depths of my very soul, Anthroposophy, with its many sides. It came in the form of a human being. A distant relative whom I had never met before, but who had heard of me and desired to help me.

Then all was suddenly changed. I saw doctors. Swiss doctors, who, instead of giving my parents gloomy, pessimistic prophesies, immediately set out to cheer us up, declaring that this cure was not impossible – that blindness was so far of as to be quite improbable. And they were right. Under the careful and capable hands of Dr. Wegman and Dr. Knauer at the Clinic in Arlesheim in Switzerland, my eyes have in the last fifteen months made progress which has astounded a Liverpool specialist. And they are progressing ever faster – and now, instead of shrinking from a terrible disaster, descending upon me out of a darkening future, I am, as it were, striving outwards to meet a glowing prospect, a new birth-Life, which hitherto had been Existance. Not the dull evening of a dismal past, but the dawning of a rosy future.

I have learnt too, through Anthroposophy, many new and wonderful things – Art, in its true meaning. To this too, I owe much of my development. The Eurythmy has served to build up my physical body almost unbelievably. I have developed firm and useful limbs, a different poise and carriage, and, whereas I used to walk about with a continual stoop, I am now straight.

And over and above all has awakened in me the consciousness of the Spiritual behind the whole Universe. I realize how my defective sight is the working out of something in a series of earth-lives, ordained by the great Beeings who live in the Higher Worlds, and weave the webs of Fate that bind the whole mass of Humanity together. I realize too, that not only does one work in the world through intellect and eyesight, but that there are hundreds of ways in which a human being can help the world, even if he is useless in the eyes of his fellow-men; I have come to know how the Spiritual unites itself with the Physical – how disasters in the eyes of the world of man may often have the very opposite meaning in the Higher Worlds.

So now, in fifteen months, not only has my sight succeeded

half-way to being cured, but my whole outlook on Life has been altered. And sometimes now, instead of a sense of (wicked as it may seem) resentment against the Hand that has ordained me this, there rises in me a feeling of reverent thankfulness to the Great Father of All, that he has made me so. For only through what seemed to be a frightful infliction have I come to this – the Birth of a New Life. *N. W.*

Es ist dieser Fall, der eigentlich nicht ins Gebiet der Refraktionsstörungen fällt, hier angeführt worden, um zu zeigen, wie die Übungen auch ein wichtiger Faktor bei chronischen Augenerkrankungen sein können zur Unterstützung der medikamentösen Therapie. Es lag ja hier eine Krankheit vor, die in der Wissenschaft als unheilbar gilt, deren Behandlung auch von englischen Augenärzten als zwecklos erklärt worden war, weil sie unheilbar sei. Als das Mädchen dann im Herbst zu ihrem früheren Augenarzt zurückkam, machte dieser ein sehr erstauntes Gesicht über den Zurückgang der Krankheit. Das Mädchen beschreibt die Szene in einem Brief, den sie von England schrieb, sehr anschaulich.

Zum Schluss sei noch ein Fall von Kurzsichtigkeit angeführt, der erst in der letzten Zeit zur Behandlung kam und der vielleicht lehrreich ist aus dem Grunde, weil er erst Fortschritte machte, als man ganz individuell mit den Übungen vorging, und bei dem z. B. das F gar keine Besserung bewirkte. Es war ein junges Mädchen aus Deutschland, Nichtmitglied der Anthroposophischen Gesellschaft, die gehört hatte, dass hier Augenübungen mit Erfolg gemacht würden, und deren Vater sie, nachdem er bei uns angefragt hatte, hierher schickte.

9. Fall

R. L., 18-jährig, Abiturientin. Myopie beiderseits von – 2,5 Dioptrien. Kurzsichtig seit dem 15. Lebensjahr, früher gut gesehen. Immer gesund gewesen bis auf die Kinderkrankheiten.

Befund: kräftig gebaut, Augen neigen zu Divergenz, matt, etwas vorstehend. Papille der Sehnerven hyperämisch, beginnender verwaschener Conus myopicus.

Visus rechts = weniger als 4/60,
Visus links = weniger als 4/60.

Durch Brille Korrektur auf normalsichtig.

Mit Maddox Exophorie, der Lichtstreifen kann aber vorübergehend in die Mitte der Flamme gebracht werden.

Übungen:

3. April Visus binocular = 4/60.
Nach Anschauen von Rot-Blau im Wechsel = 4/60 – 4/36.
Nach F schlechter,
nach I mit dem Zeigefinger wird 4/36 etwas deutlicher.

4. April Visus binocular = kaum 4/60.
Nach Rot-Blau im Wechsel 4/60 – 4/36.

Da die Patientin auf diese Weise nicht recht vorwärts kam, musste man zu anderen Übungen greifen. Bei ihrer etwas nach vorn gebeugten Haltung, dem gedrungenen, nach Verfestigung tendierenden Körperbau, den etwas matten und leicht vorstehenden Augen drängte sich einem ganz unmittelbar und wie selbstverständlich der Gedanke auf: hier muss tüchtig mit I gearbeitet werden und ganz besonders müssen die I-Kräfte in den Rücken und Hinterkopf hineingebracht werden.

Daraufhin folgende I-Übung im Stehen:

1. rechter Arm nach oben senkrecht, linker Arm nach unten senkrecht.
2. linker Arm nach oben senkrecht, rechter Arm nach unten senkrecht.
3. I mit beiden Zeigefingern nach vorn.
4. Pause.

Dann dasselbe von neuem, dabei Hacken, Rücken, Hinterkopf fühlen.
Danach Visus binocular = 4/24.
Weiter Rot-Blau, Jambus mit E I, danach Visus binocular = 4/12.

Augen haben Glanz, nicht mehr vorstehend, Divergenz verschwunden.

Das Rhythmische war bei dieser Patientin besonders wichtig, wenn man bedenkt, dass sie ihre Kurzsichtigkeit zur Zeit der Geschlechtsreife bekommen hatte, wohl eine Folge des nicht richtig durchgemachten 2. Lebensabschnittes, wo sie in der Schule mit

Gedächtnisballast und Intellektualität überfüttert wurde und die so notwendige Beziehung zur Außenwelt und dem damit verbundenen Spirituellen nicht bekam.

5. April Von heute an täglich Wickel in der Nierengegend mit Cuprum sulfuricum. Es wird vor und nach dem Wickel das Sehvermögen geprüft und eine kleine Verbesserung des Sehvermögens festgestellt. Für die Umgebung der Augen wird Equisetumsalbe 10% zum Einreiben verordnet. Die Übungen werden täglich fortgesetzt.

Sehr günstig wirkte auf das Sehvermögen auch E I abwechselnd mit Armen und Zeigefingern. Auch S besserte, dagegen wirkten M und P verschlechternd.

10. April Visus binocular = 4/18 – 4/12, nach Übung 4/12, aber nicht mehr.

Es wird nun die Patientin angewiesen, die eurythmische Mars-Bewegung mit nachfolgendem E zu machen. Danach sofortige Besserung auf 4/8.

13. April Visus binocular = 4/12 – 4/8, nach Mars-Bewegung + E besser.

14. April Visus rechts = 4/12; mit – 1,5 D = 4/4; mit – 1,75 D = 4/3;
links = 4/12; mit – 1,5 D = 4/4; mit – 1,75 D = 4/3, also übernormal.

Es ist also innerhalb von 10 Tagen das Sehvermögen von unter 4/60 auf 4/8 gestiegen und die Myopie um 1 Dioptrie zurückgegangen. Leider musste die Patientin dann abreisen, da ihre Ferien zu Ende waren. Sie war in großer Begeisterung über den Erfolg und versprach, die Übungen täglich fortzusetzen und darüber zu berichten. Es wurde ihr angeraten, nach Verlauf von einiger Zeit wiederzukommen, um die Behandlung hier fortzusetzen.

Zum Schluss müssen wir noch sagen, dass es allerdings erstaunlich ist, in wie kurzer Zeit die Patienten bei den Übungen Fortschritte machen. Doch werden erst weitere Beobachtungen zeigen müssen, wann und wie weit man hier zu vollkommenen

Heilungen kommen kann. Daher können diese Ausführungen hier nicht als etwas Abschließendes angesehen werden. Es sollte nur aus der laufenden Arbeit etwas mitgeteilt werden. Vielleicht kann es diesem oder jenem zur Anregung werden. Vielleicht können andere aus eigenen Beobachtungen und Erfahrungen noch einiges hinzufügen. Wir werden jedenfalls, sobald weitere Resultate und Gesichtspunkte vorliegen, wieder darüber berichten.

ILSE KNAUER

Nierenpathologie und -therapie im Lichte der anthroposophischen Menschenerkenntnis

Es gibt kein Krankheitsgebiet, das so viel Mannigfaltigkeit, aber auch so viel Widerspruchsvolles zeigt, wie das Gebiet der Nierenkrankheiten. Und für jeden Medizinstudierenden ist es eine wahre Crux, sich in dieses Gebiet hineinzuarbeiten, weil eine Systematik da einfach unmöglich erscheint; und die verschiedenen Autoren in ihren Meinungen sich schroff gegenüberstehen. Unzählige experimentelle Versuche bringen statt größerer Klarheit oft noch mehr Verworrenheit und Chaos. Und oft widerspricht das klinische Bild den in den Experimenten gewonnenen Resultaten. Schon allein die Diskussionen, ob Filtrationstheorie, ob Drüsensekretion der Nierenfunktion zugrunde liegen, die Frage, was Aufgabe der Glomeruli, was Aufgabe der Tubuli ist – haben namhafteste Forscher in große entgegengesetzte Heerlager geteilt.

Für den anthroposophischen Arzt bedarf es keines Erstaunens, dass es gerade die Niere ist, die der heutigen Wissenschaft so viel Kopfzerbrechen und Schwierigkeiten macht. Wissen wir ja durch Dr. Steiner, dass die Niere dasjenige Organ ist, das Ausstrahlungsorgan ist für den astralischen Organismus, dass wir die Niere ja gar nicht verstehen können, wenn wir nicht etwas wissen über den astralischen Organismus und überhaupt über die übrigen höheren Wesensglieder des Menschen. Allerdings, wir brauchen dieses Wissen auch für alle anderen Organe, aber bei der Niere tritt es am auffälligsten zutage, weil hier der Astralleib eine so wichtige Rolle spielt und Krankheit und Astralleib so stark miteinander zu tun haben.

Versuchen wir zunächst einmal von einer kurzen anatomischen Betrachtung auszugehen. Lassen wir die Niere in ihrer Lage, in ihrer äußeren, in ihrer inneren Form bildhaft auf uns wirken. Es wird uns das helfen zu einem Verständnis ihrer ganzen Tätigkeit, sowohl im Physiologischen als auch im Pathologischen.

Paarig beiderseits vom Rückgrat, oben anstoßend an das Zwerchfell, rückwärts vom Bauchfell, wie ausgestoßen von der

Gemeinschaft mit den Verdauungsorganen, liegen sie da, erinnernd an kleine Embryonen mit ihrer Nabelschnur oder an die äußere Form der menschlichen Ohrmuschel, die dann durch das Mittelohr in die Ohrtrompete ausläuft. Wenn wir uns erinnern an das Zusammenspiel der Elemente in der Natur, so erscheint uns die Betrachtung ihrer Oberfläche wie Wellen eines Meeres, die wie vom Wind aufgewühlt und dann plötzlich ins Feste erstarrt sind. Wie wenn aufgewühlte Astralität ganz plötzlich durch die ruhige Geste mächtiger Wesenheiten in Fesseln gelegt wäre und erzählte von einer dramatischen Vergangenheit. Wir verstehen, wie das S der eurythmische Laut ist, der heilend wirken kann bei Nierenkrankheiten, wo Störungen der Deformität eingetreten sind. Von der eurythmischen Gebärde des S sagt ja Dr. Steiner, dass die Empfindung, die man ihm gegenüber hat, darin besteht, dass man eine gewaltige Beruhigung desjenigen fühlt, was in Unruhe ist, wobei man die Sicherheit dabei empfindet, in das verborgene Wesen von etwas beruhigend einzugreifen.

Und schauen wir uns die Niere im Durchschnitt an, da sehen wir das, was Nieren*tätigkeit* ist, im Bilde erstarrt. Die Oberfläche spricht uns von Vergangenheit, das Innere von Gegenwart und Zukunft. Dort Form, hier Geschehen.

Im Rindenteil als winzige Punkte verteilt, kaum dem bloßen Auge sichtbar, liegen die Glomeruli: das ist das vom Herzen strömende arterielle Blut, das durch den Hilus eintretend sich aufrollt in einen Knäuel, sobald es sich der Nierenoberfläche nähert, und erst dann sich in einem Kapillarnetz auflöst und durch die Venen gesammelt wird. Und aufgenommen werden diese Glomeruli wie von schützenden Armen, die freudig ein Kleinod bergen wollen, aber es so bergen, dass sie es nicht abschließen von der Welt, sondern ihm den Weg weisen, wohin es wirken kann – aufgenommen werden sie von den Bowman'schen Kapseln und weitergeleitet durch die Tubuli. Damit gelangen wir in die Markstrahlen der Pyramiden, wo das Gewundene, Gerundete in das Geradlinige übergeht. Aber immer ist es noch ein Auf- und Absteigen in Schleifen, ein sich Verknäueln in der Rindenschicht (Tubuli contorti), ehe endgültig der gerade Weg zur Spitze der Pyramide genommen wird. Hier kommt es zu einem neuen Empfangen: jetzt sind es die Nierenkelche, die ihre Arme ausbreiten und den Weg weisen nach unten zum Ureter, zur Blase, zur irdischen Außenwelt. Auch hier können wir erfrorene eurythmische Gebärden studieren: in mehrfachem A wird der Harn durch die Niere gebildet: zuerst indem er aufgenommen wird durch die Bowman'schen Kapseln, dann in der Dichotomie der Tubuli und zuletzt in den Calyxbildungen. Und immer ist es so, als wenn die Gebärde des A in das B übergehen will: die Bowman'schen Kapseln umschließen die Glomeruli, wie wenn sie schützend hereinholen wollten das, was als Ätherisches auf den Wogen des Blutes vom Herzen kommt, und dafür sorgen, dass kein Zuviel und kein Zuwenig sich mitteilt dem, was durch die Niere ausgeschieden wird, und dass es sich in der richtigen Weise umwandelt.

Wir wollen nun das anatomische Gebiet verlassen und uns hineinbegeben in das, was uns am Menschen als Krankhaftes entgegentritt, wenn Störungen im Nierengebiet vorhanden sind. Und wir wollen versuchen, so an das Gebiet der Nierenkrankheiten heranzukommen, dass uns das, was Dr. Steiner über die Niere gesagt hat und was wir uns an diesem erarbeitet haben, zu einem Wegweiser werden kann durch das Chaos der heutigen Nierenpathologie und Nierendiagnostik. Dann lernen wir werten, was die Wissenschaft heute aus den reichlichen klinischen Beobachtungen und Erfahrungen bringt, und können herausfinden aus der Überflut der Hypothesen und Theorien zu einem Nebeneinanderstellen der Phänomene, die plötzlich anfangen, eine lebendige Sprache zu sprechen, und uns mitten hineinstellen in das, was übersinnlich wirkt als Ätherisches, als Astralisches im menschlichen Organgeschehen.

Da ist z.B. eine Stelle in einem Vortrag, den Dr. Steiner am 17. Juli 1924 in Arnheim (Holland) gehalten hat (GA 319), die für uns besonders aufschlussreich sein kann und die dann auch hinüberführen kann vom Pathologischen zum Therapeutischen. Dr. Steiner sagt da Folgendes: «So ist alles, was in uns ist, in dem Strom der Veränderung enthalten, im Aufbau und im Abbau, und im Abbau wird es Träger des Geistigen. Und so gibt es in jedem normalen Menschenleben einen Gleichgewichtszustand zwischen Aufbau und Abbau und in ihm entwickelt der Mensch seine richtige Fähigkeit für das Geistig-Seelische. Aber dieser Gleichgewichtszustand kann gestört sein, kann so gestört sein, dass ein Organ seinem richtigen Aufbau einen zu geringen Abbau entgegenstellt, so dass sein Wachstum wuchert; oder umgekehrt, ein Organ kann einem normalen Abbau einen zu geringen Aufbau entgegenstellen, dann verkümmert das Organ, trocknet aus, und wir kommen aus dem Physiologischen in das Pathologische hinein. Nur wer durchschaut, was dieser Gleichgewichtszustand ist, kann auch durchschauen, wie dieser Gleichgewichtszustand durch Hypertrophie des Aufbaues oder Abbaues gestört wird.»

Wir müssen uns fragen: Was bietet sich uns für ein klinisches Bild, wenn die Abbaukräfte in der Niere zu gering sind? Was tritt uns entgegen an Krankheitssymptomen, wenn die Aufbaukräfte zu schwach sind?

Sind die Abbaukräfte in der Niere zu gering, so gewinnen die Aufbaukräfte, die mit dem Ätherischen zusammenhängen, die Überhand. Und wir sehen dieses Überhandnehmen des Ätherischen gegenüber dem abbauenden Astralischen sich spiegeln im ganzen Menschen, ganz besonders aber an der Peripherie.

Der ganze Flüssigkeits-Organismus, der sonst in lebendiger Bewegung gehalten wird durch den durch die Niere rhythmisch ein- und ausstrahlenden Astralleib, fängt an zu stagnieren, wie Tümpel in Hohlräumen abzusacken. Alles nähert sich mehr dem Physischen, der Schwere, die stagnierende Flüssigkeit wird milchig, trüb, selbst das Blutserum wird trüb. Auch der ausgeschiedene Urin verliert sein strahlendes Gelb, er wird schmutziggrau, mit Bodensatz. Seine Reaktion wird schwach sauer bis alkalisch.

Alles ist schwer und langsam und lastend; der Ätherleib, der nicht mehr genügend vom Astralischen durchstrahlt wird, verfällt der Schwere. Auch die Gedanken werden schwer, unbeweglich. Alles fließt aus, geht in die Breite. Blutdrucksteigerung ist nicht vorhanden, weil viel zu wenig Aktivität des Astralischen im Ätherischen ist. Feuriges und Luftiges sind wie ausgelöscht.

Das ist das Bild der Nephrose, wie sie am wahrsten und lebendigsten uns von Volhard geschildert wird. Und es kann einen mit großer Begeisterung erfüllen, wenn man sieht, indem man die Volhard'schen Beschreibungen liest, wie ein Mensch durch exakte wissenschaftliche Beobachtung der Phänomene zur Schilderung eines stagnierenden, der Schwere verfallenden Ätherleibes kommt, ohne etwas von dessen Existenz zu wissen. Folgendes sind die Symptome, die Volhard für die Nephrose angibt:

1. Ödeme
2. Urin alkalisch bis schwach sauer, enthält doppelt-brechende Lipoide
3. Viel Ausscheidung von Albumen
4. Trübe Schwellung des Nierenparenchymus, milchige Trübung der Ödemflüssigkeit
5. Keine Blutdrucksteigerung
6. Herz unverändert oder verkleinert
7. Kochsalzausscheidung stark vermindert
8. Stickstoffausscheidung normal
9. Blut dickflüssig; bei Zunahme der Diurese und Abnahme der Ödeme Auftreten von Hydrämie
10. Haut hell, bläulich weiß
11. Neigung zu Erbrechen, zu Durchfällen.

Ätiologisch gibt er an: Masern, Diphtherie, Lues, Tuberkulose der Drüsen und Knochen, Schwangerschaft, Sublimatvergiftung, Sarkomatose. Endogene Intoxikationen, Erkältung.

Es ist interessant, dass als Ursachen für die Nephrose Krankheiten angegeben werden, die sich von vornherein durch einen gegenüber dem Ätherischen zu trägen Astralleib auszeichnen. Das ist besonders der Fall bei Masern, Diphtherie, Schwangerschaft, Sarkomatose.

Versuchen wir nun, nicht bei der Erkrankung der physischen Niere stehen zu bleiben, sondern vom Krankheitsbild der schweren Nierenparenchymschädigung mit Ausscheidung von großen Mengen Albumen und dicken schweren Ödemen überzugehen zu jenen Störungen, die man als Vorläufer der Nephrose bezeichnen kann und wo das physische Nierenorgan selbst intakt ist. Es ist wichtig, sie zu erkennen, weil man erst dann richtig an sie herankommen kann.

Wir wissen ja durch die Anthroposophie, dass zu einem Organ nicht nur das gehört, was seine physischen Grenzen bildet, sondern jedes Organ hat eine Sphäre. Ähnliches finden wir am Sternhimmel. Auch da hat jeder physisch begrenzte Planet eine Sphäre, die zu seinem Wirkungsbereich gehört und weit, weit größer ist als der sichtbare Planet. Eine Sphäre, die sich mit Sphären anderer Planeten räumlich durchdringen kann. Ohne in ihrer Wirkung gestört zu sein. So ist die Sphäre für das Nierenorgan der ganze übrige Mensch, und in ihm spiegelt sich das Nierengeschehen; ebenso wie in ihm sich auch das Geschehen anderer Organe spiegelt. Schauen wir auf den Stoffwechsel des Menschen, so kann sich da das ungenügende Ausstrahlen des Nierenorgans spiegeln in solchen Symptomen wie Hämorrhoiden, zu starke Menses, Plattfüße, Krampfadern – es verfällt eben der ganze Stoffwechsel der Schwere.[7] Auf der anderen Seite kann sich die ungenügende Nierentätigkeit auch im Hautsystem des Menschen spiegeln, da treten dann mit Vorliebe Furunkel auf, weil sich der nicht von Astralleib und Ichorganisation ergriffene Ätherleib hier selbständig macht. Und das Auge, welches ja ganz besonders eng mit dem Nierenorgan verbunden ist, wird uns in der Neigung zur Myopie all die Symptome aufweisen können, die durch chronische ungenügende Strahlungen von der Niere aus entstehen. Diese Zusammenhänge der Myopie zwischen Nephrose im weiteren Sinn sollen hier nur angedeutet und in einem späteren Beiblatt bis in die Einzelheiten durchgeführt werden.

Wenden wir uns jetzt einem anderen Krankheitsbild der Niere zu. Stellen wir uns vor: der Aufbau ist zu gering. Das bedeutet, der Ätherleib ist schwach, der Astralleib kann überhandnehmen. Was wird uns da entgegentreten? Da kommen wir von der Nephrose zur Nephritis. Nicht mehr wird der Flüssigkeitsmensch im Vordergrund stehen. Die das Bild der Nephrose beherrschenden Ödeme verschwinden. Das Blut beherrscht das Bild und rast mit gewaltiger Energie durch den Organismus. Der Blutdruck steigt, denn die Übertätigkeit des Astralleibes reißt die Ichtätigkeit mit sich. Das Herz hypertrophiert, muss hypertrophieren, denn durch das zu schnelle Strahlen vom Nierensystem her schlägt zu viel Materie nach dem Herzen hin, es wird zu schnell erneuert, ehe es noch die alte Materie abgeworfen hat, was ja normalerweise alle 7 Jahre eintritt. Die Haut sieht welk und grau aus wie Asche, gleichsam wie wenn sie vom Astralleib verbrannt wäre. Im Urin zeigt sich die vermehrte Astralität in der stark sauren Reaktion. Im Sediment finden sich Erytrozyten in Menge. Der Eiweißgehalt dagegen ist viel geringer als bei der Nephrose. Das ist ohne weiteres verständlich, da jetzt nicht mehr die albuminisierenden aufbauenden Kräfte überwiegen, sondern die abbauenden, die sogenannten antimonisierenden.[8] Die Niere ist geschwollen, die Markkegel rötlich-braun. Die Rinde ist weiß, von kleinen

Blutpünktchen durchsetzt. In den Glomeruli finden sich die ersten und hauptsächlichsten Veränderungen. Ihre Schlingen sind blutleer und gebläht. Volhard äußert sich dazu folgendermaßen: «Merkwürdigerweise enthält die Literatur außerordentlich wenig über den Angelpunkt der ganzen Nephritisfrage: Wie kommt die ausschlaggebende und wichtige Veränderung an den Glomeruli, die Blutleere der Schlingen zustande?» Dass eine «Entzündung» nicht mit einer «Hyperämie», sondern einer «Anämie» beginnt, ist für ihn unfassbar. Nun, für uns ist es kein Wunder, da der Astralleib hier mit besonderer Vehemenz hineinschießt, denn die Glomeruli zeigen ja schon normalerweise, in ihren knäuelförmigen Windungen astralische Formen nachahmend als Ganzes noch die kugelige Form des Tropfens behaltend, wie stark hier Astralleib und Ätherleib zusammenprallen können. Da nun der Ätherleib so schwach ist, dass das Wässrige nicht mehr Widerstand leistet, wird er herausgeschleudert, die Glomerulusschlingen werden blutleer, blähen sich auf, und der Astralleib tobt sich in seinem eigentlichen Gebiet, dem Luftigen aus. So können ebenso, wie bei Stoffwechsel-Erkrankungen Darmblähungen auftreten, bei Nieren-Erkrankungen Nierenblähungen auftreten. Und es ist interessant, dass Dr. Steiner für beide Fälle therapeutisch Carbo vegetabilis und heileurythmisch das S angegeben hat. Im Einzelnen werden wir darauf noch später zurückkommen. Vor der Tatsache der sogenannten Nierenblähung steht ein so sehr in der Nierenpathologie bewanderter Forscher wie Volhard ratlos da und findet keine Erklärung. Wie er überhaupt, so meisterhaft er auch die Nephritis schildert, zugeben muss, dass man dann, wenn man von der Nephrose zur Nephritis kommt, in so viel Rätselhaftes und Widerspruchsvolles hineinkommt, dass man es nicht fassen kann. Kein Wunder: wenn man von einer Schilderung des Ätherischen aufsteigt zu einer Schilderung des Astralischen, da kann man nicht weiter schwimmen im gewohnten Fahrwasser.

Übrigens tritt dieses Initialstadium der Nephritis, die sogenannte Ischämie der Glomeruli, auch überall in den Kapillaren der Peripherie auf, ganz besonders in der Haut und bei den schweren Formen auch in der Netzhaut. Auf diese Störungen in der Netzhaut und damit überhaupt auf Zusammenhänge zwischen Auge und Niere wollen wir später noch ausführlich zurückkommen. Wir wollen nur folgende Sätze Volhards schon jetzt erwähnen:

«Die Veränderungen des Augenhintergrunds gleichen in ihrem Wesen und in ihrer Erscheinungsform so sehr den ischämischen Reaktionen in der Niere, dass wir das Auge geradezu als Spiegel der Niere betrachten können.»

Das bekannte Symptom der Nykturie bei Nephritis ist leicht zu verstehen für ein anthroposophisches Denken, weil in der Nacht der Ätherleib wieder Kräfte sammelt und dadurch dem Astralleib die Möglichkeit bietet, Wässriges auszuscheiden.

Das Blut ist oft hydrämisch, hat verminderten Eiweißgehalt. Es wirken ja im Gegensatz zur Nephrose jetzt die antimonisierenden Kräfte stärker.

Stickstoff wird im Blut sehr stark zurückgehalten. Der Astralleib wirkt eben so selbständig, dass er ihn nicht zur Ausscheidung bringen kann. Er verhakt sich dann im Blut, macht Krampfzustände und Schlaflosigkeit. Die Nephrose führt niemals zu Krämpfen, dazu gibt der Ätherleib ein zu starkes Polster, und der Astralleib ist zu schlaff; während die bekannte eklamptische Form der Urämie immer nach nephritischen Zuständen auftritt.

Wenn wir an Rhythmen in der Eurythmie denken und an die Bewegungen, die Dr. Steiner für Längen und Kürzen gegeben hat, so machen die Prozesse bei der Nephrose das, was der Eurythmisierende erleben kann, wenn er Längen macht: langsam schreitet er dahin, noch schwer sich losreißen könnend von den Dunkelheitskräften des hinter ihm Liegenden, gebunden an Vergangenheit, aber in der vertikalen Bewegung der Arme weit und groß aufnehmend die Kräfte des Umkreises. Ätherkräfte umspielen ihn, aber in der Bewegung beherrscht er sie. Anders ist es bei der Kürze. Die Bewegung der Arme geht in der Horizontalen, aber sie lebt sich mehr im Luftigen aus. Sie ist mutvoller, aktiver. Es ist ein Greifen, das in die Zukunft schießt, die Zukunft wie vorwegnimmt, ihren Schleier lüften will und nach vorn fliegt. Hier erlebt man den Astralleib in seinem Tun, hier erlebt man auch sein Tun in der Nephritis und was für Willenskräfte entwickelt werden müssen, um ihn zu beherrschen. So verstehen wir in der Nephrose das Ausfließen nach der Peripherie, bei der Nephritis die Krampfbewegung.

Zusammenfassend wollen wir noch einmal die Symptome der Nephritis bringen, wie sie sich aus den Volhard'schen Beobachtungen ergeben. Es wird instruktiv sein, sie in der hier aufgestellten Reihenfolge mit den Symptomen der Nephrose noch einmal zu vergleichen:

1. Keine Ödeme
2. Urin stark sauer, enthält viele Erythrozyten
3. Geringere Ausscheidung von Albumen
4. Nierenblähungen in den Glomeruli und Ischämie
5. Blutdruck stark erhöht
6. Herz hypertrophisch
7. Kochsalzausscheidung normal
8. Stickstoffausscheidung gestört, Stickstoffretension im Blut
9. Blut hydrämisch
10. Haut grau
11. Erbrechen und Durchfälle weniger hervortretend.

Was die Ätiologie betrifft, so ist eine der Hauptursachen der Nephritis der Scharlach. Im Übrigen tritt sie nach Erkältung auf oder auch aus unbekannten Gründen. Wie interessant ist es, dass Scharlach gerade zur Nephritis führt, Masern und Diphtherie dagegen zu Nephrose. Dort die in flammendem Rot des Astralleibes sich auslebende Krankheit des Scharlach; hier die Masern, wo die Exanthembildung matter ist und mit dem Fließend-Wässrig-Katarrhalischen Hand in Hand geht; oder die Diphtherie, wo Pilzbildungen auftreten in den Belägen der Rachenschleimhäute, weil der Astralleib sich unten nicht mehr betätigen will und hinaufschlägt.

Das Endstadium der Nephrose und Nephritis ist die sekundäre Schrumpfniere. Beiden ist gemeinsam die Polyurie, während die charakteristischen Symptome der akuten Stadien noch hereinspielen. Allerdings geht sehr oft die chronische nephritische Form in eine sekundäre nephrotische Form über, da durch die Dauer der Zeit der Astralleib allmählich erschlafft.

Die Polyurie ist ohne weiteres verständlich dadurch, dass allmählich alle Wesensglieder erschlaffen und der Harn, folgend den Gesetzen der Schwere, das Bestreben hat, auszurinnen. Es ist ja dann der Urin auch sehr wenig konzentriert und hell. Analoges erzeugen wir künstlich beim «Wasserversuch»; wo die aufgenommene Flüssigkeitsmenge so groß ist, dass sie vom eigenen Organismus nicht mehr bewältigt wird und fast wie reines Wasser ausrinnt.

Die sogenannte «genuine Schrumpfniere» ist eine Folge der Sklerose. Die abbauende Tätigkeit des Astralleibes nimmt da langsam und sehr chronisch zu. Dadurch steht weniger das Entzündliche, sondern mehr das Verfestigende im Vordergrund. Wir können auch sagen: bei der Nephritis verfällt der Astralleib mehr den aufflammenden luziferischen Mächten, bei der Nierensklerose den verhärtenden ahrimanischen.

Eine andere Erscheinungsform sind die Nierensteine. Hier ist es besonders das Physische, das übergreift und von der Ichorganisation nicht gefasst werden kann. Der menschliche Organismus wird hier zu stark Außenwelt, er hat nicht die Kraft, sich von dieser Außenwelt zu befreien, und die Steine lagern sich ab in den Nierenkelchen. Die dann auftretenden Koliken zeigen die vergebliche Anstrengung des Astralleibes, sie hinauszubefördern. Ähnliches sehen wir am Auge in der Linse, wenn sich Trübungen durch Katarakte bilden. Auch hier zu viel Außenwelt, die nicht umgewandelt wird, auch hier Abschluss von der Außenwelt in der Abnahme des Sehvermögens.

Nun bleibt uns noch übrig, kurz auf die sogenannten «Sphärenerkrankungen» der Nephritis oder «Vorläufer der Nephritis» hinzuweisen, wie wir es in ähnlicher Weise bei der Nephrose getan haben. Wir meinen jene Störungen, die im weiteren Sinne noch ins Gebiet der Nephritis fallen, aber keine anatomischen Veränderungen am Nierenorgan selbst machen, daher auch nicht mit Eiweißausscheidung im Urin einhergehen. Da ist es im Stoffwechselgebiet alles das, was durch zu starkes Ausstrahlen der Nierentätigkeit zu Blähungen führt, zu asthmatischen Zuständen, zu Magen- und Darmkrämpfen, zu Stockungen der Periode usw.[9] Im Sinnesnervengebiet kommen wir zur großen Schar der Hauterkrankungen, besonders der juckenden Formen. Das Auge dagegen gibt die Disposition zu Hyperopie. Auch hierüber soll später einmal eingehend berichtet werden.

Die bisher erörterten Gesichtspunkte geben weite Möglichkeiten, sich intensiv in die Therapie aller bisher erwähnten Störungen hineinzuarbeiten. Und es soll der letzte Abschnitt der Besprechung aller hierher gehörigen Fragen gewidmet sein.

Bevor wir jedoch dazu übergehen, wollen wir noch kurz einiges im Zusammenhange über die Auswirkungen von Nierenkrankheiten am Auge sagen.

Es wird dieses vielleicht besonders den anthroposophischen Arzt interessieren, da er weiß, was geisteswissenschaftliche Forschung über die Zusammenhänge zwischen Niere und Auge aussagt. Dr. Steiner hat oft darauf hingewiesen, wie unser Haupt uns erzählt von Vergangenem, denn es ist eine Metamorphose unseres Stoffwechsel-Organismus von der vorhergehenden Inkarnation. Unsere Stoffwechselorgane dagegen weisen auf Zukünftiges, denn sie werden sich in der nächsten Inkarnation ummetamorphosieren zum Haupte. Dieses kann bis in Einzelheiten differenziert werden. So sind es Leber und Milz, die sich in die Ohren umwandeln. Die Niere aber wandelt sich in das Auge um. Und vergleichen wir den anatomischen Bau von Auge und Niere, so zeigt sich uns manches Interessante, was uns diese Zusammenhänge verstehen lässt. Gleichsam eine Umstülpung der Niere ist das Auge. Dabei wird im Auge die Vielheit der Niere zur Einheit, das Analytische wird Synthese. Wir müssen die Niere betrachten als etwas, in dem eine Vielheit von Augen veranlagt ist.

Was Gefäße der Niere sind, wird Sehnerv des Auges mit Retina. Die Arterie, die sich zum Glomerulusknäuel zusammenschlingt, wird Sehnerv, der sich strahlenförmig in die einzelnen Netzhautfasern aufsplittert. Die Pyramidenkegel wandeln sich in die unsichtbaren Sehstrahlenkegel, die von der Netzhaut ausgehend, mit ihrer Spitze die Dinge der Außenwelt ergreifen. Und so wie die Kanälchen der Pyramiden besonders die Aufgabe haben, die festen Bestandteile des Urins zu konzentrieren und sie nach der Außenwelt hinauszuleiten, so dringen die Sehfühlfäden hinaus in die Außenwelt und ergreifen die Gegenstände mit ihren Konturen und Farben. In diesem Zusammenhang ist es interessant, die Veränderungen am Auge bei Nephritis und Nephrose zu betrachten.

Die Nephrose macht keine anatomisch sichtbaren Veränderungen. Es kann zwar plötzlich zu einer Amaurose kommen, doch vergeht diese bald, und das Auge zeigt nichts Pathologisches. Es führt also die Nephrose, die sich anatomisch besonders in den Pyramiden und überhaupt den Tubuli lokalisiert, mehr zu Störungen im ätherischen unsichtbaren Augenteil, da wo die Sehstrahlen sich ausbreiten.

Die Nephritis, die sich in den Glomeruli und Bowman'schen Kapseln lokalisiert, sie macht sichtbare Veränderungen in der Netzhaut. Wie die Nephritis mit einer Blutleere der Glomerulusschlingen beginnt, so spiegelt sich dieses auch in der Netzhaut; die Arterien erscheinen fadendünn. Das ist eine Tatsache, die die heutige Wissenschaft vor ein Rätsel stellt. Schon oben haben wir uns klargemacht, dass es in diesem Falle das vehemente Eingreifen des Astralleibes ist, wodurch Blutleere der Schlingen, ja Blähungen auftreten. Die Hyperämie folgt dann erst nachträglich. Sie tritt auf an der Sehnervenpupille und zeigt sich in kleinen Blutungen in deren Umgebung. Später treten kleine weiße Herde zwischen den Blutungen auf. In dem Maße, in dem die Nephritis in die sekundäre Schrumpfniere übergeht, in dem Maße entwickelt sich die sogenannte Retinitis albuminurica mit der charakteristischen Sternfigur in der Macula lutea. Es sind dies Degenerationsherde mit viel Fetteinlagerung, ähnlich wie die doppelbrechenden Lipoide im Urinsediment bei der Nephrose. Die Sternfigur ist wie eine im Bilde festgehaltene Reminiszenz des zu stark von der Niere ausstrahlenden Astralischen, das jetzt wie in eine Erstarrung übergegangen ist. Als Frühsymptome dagegen ist die Retinitis albuminurica bei der malignen genuinen Schrumpfniere wichtig, wo sie sogar noch vor dem Auftreten von Albumen im Urin festgestellt werden kann und dann eine sehr ungünstige Prognose gibt.

Was nun die Therapie betrifft, so muss man sich bei jedem Fall von Nierenstörungen und damit zusammenhängenden Krankheitssymptomen die Frage vorlegen, ob man es zu tun hat mit einem Überwiegen der aufbauenden Kräfte im Ätherischen oder um ein Überhandnehmen der abbauenden Kräfte des Astralischen. Im ersten Falle haben wir, wie dargestellt, die Krankheitssymptome, die in der Richtung der Nephrose in ihren verschiedenen Stadien liegen. Im zweiten Falle handelt es sich um Entzündungsvorgänge bei der Nephritis und um ihre Vor- und Nachstadien.

Als wesentliches Heilmittel haben wir nach Angabe von Rudolf Steiner das Equisetum arvense. In dem Equisetum arvense bietet uns die Pflanzenwelt ein Verhältnis von Wachstum und Gestaltungsprozessen, wie es dem Verhältnis von Aufbau- und Abbaukräften im menschlichen Nierenorgan entspricht. Dieses Verhältnis drückt sich aus in einem bestimmten Gehalt von Kieselsäure und schwefelsauren Salzen. Die Kieselsäure entspricht im menschlichen Organismus den abbauenden und gestaltenden, ausscheidenden Kräften, die Schwefelwirkung dem Aufbau.

Ist das Verhältnis von Aufbau und Abbau in irgendeiner Weise im Nierensystem gestört, so wird man immer zu Equisetum arvense greifen können. Um dafür den richtigen Weg zu finden, wird man weiterhin daran denken müssen, dass in den Nieren den aufbauend strahlenden und abbauend ausscheidenden Prozessen ein Sinnesprozess übergeordnet ist, der ausgeht von der Ichtätigkeit, der Ichorganisation. Sie reguliert diese Prozesse. Die Kieselsäure hat wiederum eine spezielle Beziehung zu dieser Ichorganisation und wendet sich als Heilmittel gegeben an diese. Das Gleiche gilt für die Kieselsäure in Equisetum arvense speziell für die Niere.

Gibt man Equisetum arvense z. B. als Abkochung in einem Bad oder als Wickel in der Nierengegend (eine äußerliche Anwendung also), so wirkt man durch die Nervensinnes-Organisation auf die Ichtätigkeit in der Niere. Man unterstützt dadurch die Ausscheidung. Innerlich genommen als Tee wirkt man auf dem Umwege des Stoffwechsels auf die Niere und reguliert die Ausscheidung. Potenziert als Injektion wirkt es durch das rhythmische System auf die Nierenfunktion. Hat man diese Gesichtspunkte im Auge, dann wird sich daraus die Ratio ergeben für die verschiedenen funktionellen Störungen in der Nierentätigkeit, die die Vorläufer der Nephrose oder Nephritis sind.

Bei den ausgesprochenen Krankheitsbildern der Nephrose und Nephritis werden außerdem noch andere Heilmittel in Frage kommen. Bei der Nephrose, wo die Aufbaukräfte die albuminisierenden Kräfte überwuchern und die astralische Tätigkeit träge ist, werden noch in Betracht kommen müssen solche Mittel, die das Astrale stärker im Nierenprozess zur Tätigkeit bringen, das sind die Farnkräuter, oder das Arsen.

Das Farnkraut hat sehr starke Formkräfte, die dem Nephrotiker fehlen. Es ist ferner eine Pflanze, wie Dr. Steiner angibt, die auf dem alten Mond Tier war und sich zur Pflanze zurückgebildet hat, während das Equisetum eine Sonnenpflanze ist und nichts Astralisches in sich hat. Auch vermehrt es sich ja durch Sporen, was sich mehr der tierisch-geschlechtlichen Vermehrung nähert. Dann hat das Farnkraut, das so niedrig und nah am Erdboden wächst, viele Schwere überwindende Kräfte; es kann sich mit dem Physisch-Festen auseinandersetzen, wie auch die Ichorganisation im Menschen in der Überwindung des Physisch-Festen, Schweren lebt. Daher hat es Kräfte, die den Ätherleib aus der dem Physischen verfallenen Schwere herausreißen können und ihn in Bewegung bringen. Ähnliche Wirkung haben dann auch Flechten, Algen, Moose, Pilze.

Bei der Nephritis wird die Equisetum-Therapie auf dem Vordergrund stehen und alles, was den Aufbau anregt und die Abbaukräfte beruhigt; das sind Bettruhe, Wärme, milde Diät. Hier ist z. B. angebracht die Milchdiät, vegetabile Kost mit viel Blattgrün. Während bei den nephrotischen Zuständen auch leichte anregende Gewürze und auch kleine Fleischquantitäten angebracht sein können und zu viel Milch nicht gut ist, weil sie wieder auf den Flüssigkeitsleib hypertrophierend wirkt.

Ein weiteres Heilmittel, das starke Verwandtschaft zu den Nierenprozessen hat, ist Carbo vegetabilis. Wir können geradezu sagen: Carbo vegetabilis verhält sich zur Niere wie Quarz zum Auge. Während der Quarz weiß, durchsichtig ist, durchlässig für Lichtstrahlen, reguläre hexagonale Formen bildet, ist die Kohle schwarz, undurchsichtig, lässt kein Licht durch, ist amorph. Aber sie hat trotzdem eine Beziehung zum Licht, nur trägt sie es verborgen in sich und beginnt erst zu strahlen, wenn ihre Materialität verbrennt. Und die nach außen amorphe Gestalt beginnt sofort mannigfaltige Formen zu bilden, sobald der Kohlenstoff befreit in Verbindung mit anderen Substanzen treten kann; dann entsteht das Heer der sogenannten organischen Verbindungen, also der Stoffe, die schon ins Gebiet des Ätherischen hineingehören. Wie die Niere im Dunkel des ätherischen Stoffwechsel-Organismus strahlt, das Auge aber in der Helligkeit, so strahlt die Kohle im verborgenen Dunkel und der Quarz am Licht. Kohle ist ja etwas, was einerseits selbst aus Fäulnis entstanden ist, andererseits, in die richtige Form gebracht, Fäulnis überwindet. So wirkt sie auch im Menschen, so wirkt auch der menschliche Nierenprozess. Er ist dazu da, um das Tierische im Menschen zu überwinden. Und wirkt er richtig, dann bekämpfen wir einerseits fauliges Aufstoßen, Durchfälle, andererseits Blähungen. Dadurch können wir auch alles, was im Menschen stagniert, zur Ausscheidung bringen. So ist Carbo vegetabilis, in entsprechender Form gegeben, ein wichtiges Heilmittel sowohl bei den nephrotischen als auch bei den nephritischen Zuständen. Es wird immer günstig auf die Diurese wirken, es wird den Astralleib aus seinen Verkrampfungen lösen, Ischämien günstig beeinflussen, aber auch zur Ausschwemmung der stagnierenden Ödeme der Nephrose beitragen, weil es die Strahlung der Niere anregt. Es wird Carbo vegetabilis ganz besonders als Injektion auch wichtig sein für die Störungen von Atemnot, die sich gern im Gefolge einer Nephritis oder bei urämischen Zuständen einstellen.

Von den Metallen werden besonders eine wichtige Rolle Eisen und Kupfer spielen: Eisen mehr bei den nephrotischen Zuständen, Kupfer mehr bei den nephritischen. Doch kann man auch alle anderen Metalle zu Hilfe nehmen, wie Merkur, Silber, Aurum, ganz besonders da, wo es sich um die weiteren Gebiete von Nephrose und Nephritis handelt. In diesem Zusammenhang hat auch das Levico-Wasser in potenzierter Form ein weites Indikationsgebiet.

Von organischen Präparaten wird der Pankreassaft besonders günstig wirken, wenn es sich um Albuminurie handelt, wo durch eine Schwäche der Ichorganisation artfremdes Nahrungseiweiß in den Organismus eindringt und die Tätigkeit des Astralleibes in abnormer Weise beansprucht.[10] Thyreoidea wird wiederum den in der Peripherie stagnierenden Stoffwechsel der Nephrose angreifen und die Ödeme herausschwemmen.

Von pflanzlichen Mitteln kann man das bereits erwähnte Equisetum arvense noch einem besonderen Verfahren unterwerfen, indem man es mit Schwefel röstet. Dadurch kann es auch ein glänzendes Hilfsmittel bei Anurie sein, wo der Astralleib die Niere sich selbst überlässt, die Niere sozusagen atonisch wird.

Andere Pflanzen, die eine Beziehung zur Niere haben, sind: in erster Linie die Schwertlilienwurzel[11] oder z. B. die Petersilienwurzel; auch Rosmarinblätter, Birkenblätter, Melisse. Besonders ist die Schwertlilienwurzel bei den Ödemen der Nephrose angebracht. Die Melisse z. B. ist dagegen mehr bei den nephritischen Zuständen angebracht; sie wirkt auch befreiend auf die Atmung. Birkenblätter sind mehr bei den sklerotischen Erkrankungen anzuwenden.

Bei den im Stoffwechsel sich spiegelnden weiteren Formen der Nephrose ohne Erkrankung des Nierenorgans selbst spielen dann die Urtica-dioica-Blätter eine wichtige Rolle. Die näheren Zusammenhänge sind von Dr. Steiner im III. Medizinerkurs Oktober 1922 ausführlich auseinandergesetzt worden und können dort nachgelesen werden. Dasselbe gilt von der Kamillenwurzel-Therapie bei den Vorläufern der Nephritis, also da, wo das Nierenorgan zu stark in den Stoffwechsel ausstrahlt.

Ob die Medikamente innerlich oder als Injektion oder von außen angewandt werden in Form von Salben, Umschlägen, Sitzbädern, Ganzbädern, hängt vom individuellen Fall ab und ob der Arzt vom Stoffwechselsystem oder vom rhythmischen System oder vom Sinnesnervensystem aus anpacken will.

Ein weiterer wichtiger Gesichtspunkt wird auch die Pflückzeit der einzelnen Pflanzen sein: will man mehr Aufbaukräfte, muss man die Pflanzen im Frühling pflücken oder essbare Pflanzen geben; will man mehr abbauend wirken, muss man zu den im Herbst gepflückten Pflanzen und zu den giftigen Pflanzen greifen.

Zum Schluss sei auch noch einiges über die Heileurythmie gesagt. Im Anfang unserer Betrachtungen wurde auf den S-Laut hingewiesen, wie er sich uns im anatomischen Bild der Niere zeigt. «Eine Beruhigung des Bewegten ist das S», sagt Dr. Steiner. «Aber so, dass man sicher ist, dass durch das angewendete Mittel die Beruhigung eintritt.» Und ferner: «S versetzt den Astralleib in eine starke lebendige Tätigkeit, aber so, dass er an sich hält.» Daraus folgt, dass wir das S sowohl bei den Nephrosen als auch den Nephritiden anwenden können. Ebenso wie wir ja auch für den Stoffwechsel das S bei zu starker und bei zu geringer Gasbildung anwenden. Es wirkt eben ganz besonders da, wo man die Ichorganisation stärken will und von da aus den Astralleib beherrschen. Wo jedoch der Ätherleib sehr geschwächt ist, ist das S nicht angebracht.

Ein anderer Laut ist das A, das ganz besonders für die Anfangsstadien der Nierenerkrankung wichtig ist, wo noch keine Deformationen am Organ aufgetreten sind. Es bringt Ätherleib und Astralleib in ihrem Zusammenwirken ins Gleichgewicht. Auch dieses zeigte sich uns schon im anatomischen Bau im Bilde.

Wichtige heileurythmische Laute sind ferner das B und das P. Das sind Laute, die besonders für die Nephrosen in Betracht kommen, denn sie bedeuten eine starke Anregung für den Astralleib.

Ein weiterer Laut ist das F. Es wirkt ganz besonders anregend auf die Ausscheidung. Es ist wie ein feuriges Ausatmen, aber einesteils in seinen Impulsen stark beherrscht von der Ichorganisation, andernteils rhythmisch ausklingend in das beweglich Wässrige.

Stark aktivierend auf den Astralleib und regulierend besonders bei Nephrosen wirkt das R.

Dagegen werden alle Formen der Schrumpfniere, ganz besonders die sklerotische, stark das L brauchen.

Bei den Vorläufern von Nephrose und Nephritis müssen wir daran denken, was Dr. Steiner über die seelischen Übungen in der Heileurythmie gesagt hat. Da kommen ganz besonders in Betracht die Übungen «Hoffnung-U» und «Liebe-E». Von «Hoffnung-U» sagte Dr. Steiner, dass es angewandt werden müsse da, wo das Ätherische zu stark das Astralische beherrscht oder wo das Astralische zu träge ist im Verhältnis zum Ätherischen. Es ist also eine Übung, die besonders für die Nephrose in Betracht kommt. Und wenn wir uns im Geiste in diese Übung hineinversetzen, wie sie beginnt auf den Hacken stehend, die Arme in Wunschform ausgebreitet, ganz das Bild der Erwartung – und von da dann plötzlich ins U hineinschießt, in das Konzentrierteste sich Zusammenziehen und doch dabei gleichzeitig Hinausstreben in die Unendlichkeit, in ungeheurer Aktivität auf den Zehenspitzen stehend, Schwere und Auftrieb meisternd, dann werden wir die heilsame Wirkung dieser Übung verstehen.

Von «Liebe-E» sagte Dr. Steiner, dass es da anzuwenden ist, wo Ätherisches zu schwach ist und Astralisches zurückgehalten werden muss. Es ist also eine Übung, die besonders für die nephritischen Formen in Betracht kommt. Und wenn wir uns im Geiste in diese Übung hineinversetzen, wie sie beginnt, weitende, aufbauende Kräfte mit den Armen aus dem Umkreis hereinzuholen, und dann im E diese Kräfte wie in den eigenen ätherischen Körper hineinfixiert, so erscheint einem diese Übung wie ein kosmischer Ernährungsvorgang, der immer wieder neue Nahrung aus dem Umkreis hereinholt und im Punkt des sich kreuzenden E in den menschlichen Ätherleib hineinbringt. Wie ein kosmisches Gespräch ist es, wo aus den Weltenweiten Ätherkräfte dem Menschen zugeführt werden.

Immer werden übrigens auch Rhythmen wichtig sein, da gerade Rhythmen stark das Gleichgewicht zwischen Ätherleib und Astralleib herbeiführen. Ob man hier aber mehr die Rhythmen Jamben, Anapäst etc. anwendet oder die diesen gegensätzlichen Trochäen, Daktylen etc., hängt stark von dem speziellen Fall ab.

Immer muss natürlich Rücksicht genommen werden auf den Grad der Erkrankung und die Beweglichkeit des Patienten. Doch wird man selbst im Bett vieles mit kleinen Bewegungen der Finger und Hände erzielen oder auch viel Hilfe haben, wenn dem Patienten die Heileurythmie vorgemacht wird. Gerade Nierenkranke sind in dieser Beziehung sehr empfänglich.

Aus der Arbeit des
Klinisch-Therapeutischen Instituts
Dr. Ita Wegman

ILSE KNAUER

Die Kieselsäure in der Augenheilkunde

Dr. Steiner spricht über die Kieselsäure an verschiedenen Stellen. In den «Mysteriengestaltungen» entwickelt Rudolf Steiner in grandiosen Bildern, wie die Kieselsäure durch die einstige Eiweißatmosphäre der Erde aus dem Kosmos hereindrang und sich als Quarzkristalle in der Erde absetzte. Diese Quarzkristalle sind dem imaginativ Schauenden Augen hinaus in das Weltenall. Aber das Weltenall hat auch diese Augen der Erde eingesetzt. – In einem Arnheimer Vortrag Juli 1924 wird von Rudolf Steiner die Kieselsäure in einen Gegensatz zur Kohlensäure gestellt: Während für das Stoffwechselsystem die Erzeugung von Kohlensäure das Wesentliche ist, ist für das Nerven-Sinnessystem die Erzeugung von Kieselsäure im Menschen ein Wesentliches. Der Kohlenstoff wird in Verbindung mit Sauerstoff als Kohlensäure in der gröberen Atmung ausgeatmet, das Silicium dient in Verbindung mit Sauerstoff als Kieselsäure der feineren Atmung in den Sinnesorganen.

Im Buch «Grundlegendes» wird ein ganzes Kapitel der Kieselsäure gewidmet. Rudolf Steiner sagte dort: Die Kieselsäure wirkt gestaltend, sie ist die physische Grundlage der Ichorganisation. Aber sie drängt nach der Peripherie. Vornehmlich nach den Sinnesorganen, und sie ist wesentlich, dass ein Sinnesvorgang überhaupt entstehen kann. Aber es muss das richtige Maß von Kieselsäure da sein, so viel, dass die Ichorganisation sie bewältigen kann. Sonst entsteht Schwindel, Unlenkbarkeit der Sinne. Ist die Kieselsäure im richtigen Maß vorhanden, so hat sie auch die Aufgabe, die bloßen Naturwirkungen vom Innern des Organismus abzuschließen. Also: Kieselsäure aus dem Kosmos durch die einstige Eiweißatmosphäre hereindringend in die Erde, wirkt als physische Grundlage der Ichorganisation gestaltend, drängt nach der Peripherie, besonders nach den Sinnesorganen, dient der feineren Atmung der Sinnesorgane, schließt ab die bloßen Naturwirkungen vom Innern des Organismus.

Wie finden wir nun an den Phänomenen die Beziehung der Kieselsäure zum Auge?

Findet sich die Kieselsäure stofflich im Auge?

In dieser Richtung hat Hugo Schulz eingehende Untersuchungen angestellt. Er hat z. B. 400 Rinderlinsen gebraucht, um darin gerade eben chemisch nachweisbare Kieselsäure festzustellen. Eine Untersuchung menschlicher Linsen ist aus diesem Grunde unmöglich, da das Material in der dazu nötigen Menge nicht zu beschaffen sein würde. Schulz fand aber Kieselsäure in Epithelialgebilden und besonders im Bindegewebe, vor allem im embryonalen Bindegewebe (Wharton'sche Sulze des menschlichen Nabelstrangs). Neue Untersuchungen haben ergeben, dass der Glaskörper des Auges Kieselsäure enthält. Es finden sich aber noch interessante Stoffe im Auge: Calcium, Kalium, Natrium, Schwefel, Phosphor, Zucker, Ameisensäure, Nicotinsäure, Ascorbinsäure, Milchsäure etc.

Wir wollen nun die Kieselsäure in ihrem chemischen Verhalten verfolgen und sehen, ob aus den Phänomenen sich Beziehungen zum Auge finden.

In der Natur tritt uns das Silicium nicht rein entgegen, sondern in seiner Sauerstoffverbindung als Quarz SiO_2. Die harten durchsichtigen, sechsseitigen Quarzkristalle mit den kleinen daraufsitzenden Pyramiden und dem hohen Schmelzpunkt weisen in ihrer starren, unbeweglichen Form auf die Sinnesorgane, die so stark Abdruck eines Übersinnlichen sind, dass auch in ihnen die starre Form vorherrscht. Es muten uns ja die Sinnesorgane fast wie physikalische Apparate an, so dass man das Auge einer Camera obscura vergleichen kann.

Dass das Silicium in der Natur nicht rein vorkommt, sondern nur in seiner Verbindung mit Sauerstoff, zeigt seine Verwandtschaft zum Sauerstoff und seine Tendenz, sich mit ihm zu verbinden. Es entspricht dem eingangs erwähnten Satz von Rudolf Steiner, dass die Kieselsäure im menschlichen Organismus nur danach strebt, sich mit dem Sauerstoff zu verbinden. Auch der Chemiker findet, wenn er Versuche mit Silicium anstellt, dass dieses nach dem Sauerstoff drängt. So sagt Hoffmann in seiner anorganischen Chemie: «Das feste, reine Siliciumdioxyd ist das Endziel, auf welches alle Verbindungen des Siliciums mit größter Entschiedenheit hinstreben, so dass sie daraus nur mit Aufgebot anderer Energie durch die Kunst des Chemikers zu meist nur vorübergehendem Dasein hervorgerufen werden können.»

Also in der Natur ein Streben des Siliciums zum Sauerstoff und als Endzustand die langen sechseckigen durchsichtigen harten Quarzkristalle; im menschlichen Organismus ein Streben des Sauerstoffs zum Silicium und als Endzustand das menschliche Sinnesorgan mit seinem Sehprozess und seiner feineren Atmung.

Das reine Silicium findet sich nicht in der Natur, es kann nur künstlich hergestellt werden. Es ist undurchsichtig, dunkel-eisenschwarz, metallisch glänzend, bildet reguläre Oktaeder und ist sehr hart. Es wird erst durch den Sauerstoff, den Träger des Lebens, aufgehellt und durchsichtig gemacht. Denn der Sauerstoff ist eng mit dem Licht verbunden.

Um nun an das Wesenhafte der Kieselsäure zu kommen, müssen wir sie in den verschiedenen Formen studieren, in denen sie auftritt.

Da ist es nun interessant, dass der Quarz oft in verschiedenen Farben und Formen auftritt, die nicht stofflich bedingt sind, die also alle dieselbe Formel SiO_2 haben.

Sie können als Amethyst eine violette Farbe annehmen, als Cirtrin gelb, als Rosenquarz rosa, als Karneol rot, als Chrysopras grün. Das Auftreten und die Ursache der Farben ist wissenschaftlich ungeklärt. Die Farbe verschwindet bei stärkerer Erwärmung, also auf 400 Grad C. Die Farbe ist durch etwas anderes bedingt als die Farbe bei Metallverbindungen, z. B. bei Kupfer. Das Blau des Kupfersulfats, das Grün des Malachits, das Rot des Cuprits sind in ihrer Farbe chemisch bedingt, stofflich bedingt. Kupfer wird ja auch therapeutisch für den Stoffwechsel verwandt, da wo sich die höheren Wesensglieder mit der Materie auseinandersetzen müssen, die Materie verwandeln. Beim Quarz ist die Farbe nicht materiell bedingt, sondern immateriell; so wie auch der Sehvorgang auf einem sehr freien Wirken der höheren Wesensglieder beruht, nicht stofflich bedingt ist.

Es gibt aber auch Quarze, die nicht durchsichtig sind. Das sind vor allem die Achate. Auch sie haben die Formel SiO_2. Sie sind ganz undurchsichtig und bilden meist farbige Schichten, die konzentrisch angeordnet sind. Man wird an die Hüllen des Auges erinnert, die auch Schichten bilden. Man denke an die Sklera, der die Schicht der Aderhaut folgt, dann die Pigmentschicht, dann die Netzhaut. Man kann auch an Gesichtsfeldaufnahmen denken, die konzentrische Kreise bilden. Und auch die Iris ist kreisförmig geschichtet. Es gehören zu den Achaten Jaspis, Onyx u. a. Aber auch solche Achate gibt es, die ganz merkwürdige Namen haben, wie z. B. Tigerauge, Falkenauge, Katzenauge etc.

Schließlich gibt es noch eine weitere interessante Metamorphose der Kieselsäure auf ihrem Wege zum harten sechseckigen Quarzkristall, und das ist die folgende:

Sie kann in flüssiger Form auftreten. Sie bildet Kolloidallösungen. Es sind Substanzen, die an Pflanzliches erinnern, an das, was wir bei Pflanzen finden als Eiweiß, Leim, Gummi. Wie ein Nachklang des einstigen Verbundenseins mit der Eiweißatmosphäre der Erde erscheint einem diese kolloidale Kieselsäure, die flüssigere Formen, aber auch dicke Gallerten bilden kann. Und das Auge zeigt diese wie in einem imaginativen Abbild: Es bildet den durchsichtigen gallertigen Glaskörper, es bildet das flüssige Kammerwasser, es bildet die festere Linse. Ja sogar die Sklera nennt Fischer im Handbuch für Augenkrankheiten ein Gel, also eine Gallerte. Er schreibt Folgendes: «In physikalisch-chemischem Sinn ist die Sklera ein Gel mit ungleichmäßiger Anordnung der Teilchen in der dispergierenden Flüssigkeit und nimmt Flüssigkeit in das Innere des quellbaren Körpers unter Volumenvergrößerung auf. Diese Quelle wird bewirkt durch Kali- oder Natronlauge. Es ist auch eine Entquellung der Sklera möglich, und zwar durch Citrate oder durch gesättigte Zuckerlösung oder durch Alkohol. Dann wird sie durchsichtig wie die Hornhaut.» Fischer sagt: «Unter physiologischen Verhältnissen ist die Sklera undurchsichtig, weil sie ein anderes Gel ist als die Hornhaut.»

Wie ist es nun mit den sechsseitigen Quarzkristallen? Finden wir diese auch im Auge? Auf den ersten Blick scheint es nicht der Fall zu sein, und wir müssen uns auch sagen: Das Auge ist ein lebendiger Organismus, da hat der starre Quarzkristall keinen Platz. Aber Anklänge an ihn finden wir doch darin. Schauen wir uns die Linse an, so hat ihr Oberflächenepithel gleichmäßig-sechseckige Zellen wie ein Quarz im Durchschnitt. Und von dieser regulär-sechseckigen Basis gehen sechsseitige Linsenfasern aus, die allmählich flacher und schmäler werden, um in Spiralen schließlich in einem gemeinsamen Strahl zu enden; auf diese Weise entstehen 6 Strahlen, die von einem gemeinsamen Mittelpunkt ausgehen, dem sogenannten Linsenstern. Es sind diese wie pflanzlich gewordene Quarzkristalle, die biegsam geworden sind und ihre Starrheit verloren haben.

Wenn wir ferner unsern Blick auf das Pigmentepithel der Netzhaut werfen – sie liegt zwischen Aderhaut und Netzhaut –, so finden wir, dass sie aus lauter gleichmäßigen sechseckigen Zellen besteht, die an Bienenwaben erinnern oder an Quarzkristalle im Querdurchschnitt. In diesen Zellen ist Pigment, und dieses Pigment sind kleine Kristalle, die stäbchenförmige Gestalt haben und vorn zugespitzt sind, ähnlich wie Quarzkristalle. Wenn nun Licht in das Auge fällt, so bilden diese sechseckigen Zellen Fortsätze, die sie dem Licht entgegen in die Netzhaut zwischen deren Zellen vorschieben. Und zwar gehen besonders die dunklen quarzähnlichen Kristalle in die Fortsätze hinein. Hier ist Finsternis statt Licht, es muss sich also die Finsternis mit dem Licht auseinandersetzen. Hier ist es, wo der Quarz den äußeren Naturwirkungen im Auge eine Grenze setzt. Das Licht von außen wird so umgewandelt, dass es für den menschlichen Organismus nicht Gift wird; dass nur so viel herein kommen kann, als er vertragen kann.

Wir haben also gesehen: Form- und Substanzverwandlung im Quarz entsprechen Form- und Substanzverwandlungen im Auge. Taten und Leiden des Quarzes in der unorganischen Welt spiegeln sich im menschlichen Auge. Es ist das Auge wie eine physisch gewordene Imagination dieser Vorgänge. Auf der einen Seite Quarzkristalle in ihrer strengen sechsseitigen Form, ihrer Härte und Durchsichtigkeit, dann ihre Verwandlung zum Durchsichtig-Flüssig-Kolloidalen, zur durchsichtigen Gallerte, zu undurchsichtigen Schichtbildungen in den Achaten. Auf der anderen Seite: Die undurchsichtigen Hüllenbildungen des Auges, im Innern der durchsichtige gallertige Glaskörper, das flüssige Kammerwasser, die Linse mit ihren durchsichtigen pflanzenhaft gewordenen quarzähnlichen Linsenfasern, das Pigmentepithel mit den sechsseitigen hellen und quarzähnlichen Pigmentkristallen.

Wie ist es nun mit dem Sehprozess? Ist auch er ein Spiegelbild der Kieselsäure? Rudolf Steiner sagt, wie wir bereits eingangs erwähnten: «Wie wir in unserer rhythmischen Organisation Kohlensäure ausatmen, so liegt diesem Vorgang noch ein anderer, feinerer Prozess zugrunde. Der Sauerstoff, der nach dem Kopf zu und damit nach dem Nervensinnessystem geht, der verbindet sich mit dem Silicium und bildet Kieselsäure. Durch diese Absonderung von Kieselsäure wird der ganze menschliche Organismus – in höherem Maße an der Peripherie, in minderem Maße in jedem

Organ – zum Sinnesorgan.» Eine feine Atmung kommt also zustande durch diese Verbindung des Sauerstoffs mit dem Silicium zur Kieselsäure. So wie bei der Bildung einer Flamme der Sauerstoff sich mit dem brennbaren Stoff verbinden muss, so muss sich der Sauerstoff mit dem Silicium verbinden, damit der Sehvorgang oder ein anderer Sinnesprozess entstehen kann. Einem langsamen Verbrennungsvorgang kann man das Sehen vergleichen, einer unsichtbaren Flamme. Schauen wir den Quarzkristall an. Er ist in seiner Durchsichtigkeit in seinen langgestreckten parallelen Kanten wie ein festgewordener Lichtkegel, gleichsam gefrorenes Licht. Und da, wo die kleine Pyramide sitzt, da wird dem ins Unendliche Hinausstrahlen-wollen Halt geboten. Auch das Auge könnte nicht sehen, wenn es nur gleichmäßig ins Unendliche hinausstrahlte. Auch da wird Halt geboten durch die Gegenstände der Außenwelt, die das Auge erfassen will. Es ist, wie wenn sich einem strahlenden I ein E entgegensetzen wollte und in der Kreuzung bewusst wird an der Außenwelt. Ja, es ist sogar so, dass die einzelnen Kanten der Pyramide nicht gleich lang sind, sie kreuzen sich in verschiedenen Entfernungen, so wie auch der Normalsehende in verschiedenen Entfernungen Gegenstände der Außenwelt sehend ergreifen kann. Was im Sehen im Zeitlichen verläuft, ist im Quarzkristall im Bild festgehalten. Wir können hier noch weiter gehen. Wir können sagen: Die Kurzsichtigkeit ist ein zu geringes Quarzsein, die Strahlen kreuzen sich zu früh. Der Kurzsichtige kann die Gegenstände nur in der Nähe erfassen, er ist zu irdisch geworden. Es ist zu wenig Licht da, Astralleib und Ich sind zu schwach, deshalb können sie auch das Auge nicht richtig ergreifen, es nicht genügend durchformen, daher wird der Bulbus groß. So wie Senkfüße oder große Gliedmaßen nicht genügend von den höheren Wesensgliedern erfasst werden und daher der Erdenschwere unterliegen. Man kann sagen, die »Sehflamme» ist beim Kurzsichtigen entsprechend klein. Andererseits kann man die Hyperopie, die Weitsichtigkeit, als ein zu starkes Quarzsein auffassen. Die Kanten der Pyramiden kommen überhaupt nicht zum Kreuzen, kreuzen sich im Ideellen. Die «Sehflamme» ist zu groß, das Auge wird zu sehr vom Ich und Astralleib ergriffen und durchgeformt, daher der Bulbus klein, der Ätherleib schwach. Er neigt zum Glaukom, zum Hartwerden, zum Auftreten von Regenbogenfarben. Der Kurzsichtige sieht nur auf bestimmte Entfernungen, nur in der Nähe, dann sieht er aber gut. Der Weitsichtige sieht weder in der Ferne noch in der Nähe gut. Der Kurzsichtige neigt infolge zu geringen Quarzseins zu Trübungen (Glaskörper, Linse), zu Netzhautdegenerationen, so wie auch im Quarzkristall Trübungen auftreten können, wenn es die kosmische Spiegelung verliert. Der Weitsichtige ist diesen Trübungen weniger ausgesetzt.

Aus solchen Betrachtungen können wir den Übergang zur Therapie finden.

Da wo das Auge am meisten dem Licht ausgesetzt ist, in der Hornhaut, da werden wir am meisten mit dem Quarz therapeutisch wirken können.

Hierher gehören sowohl die Entzündungen der Cornea wie Erosio, Herpes, Ulcus cornea als auch die Trübungen. Immer ist es der Quarz, der hier auf die Gestaltungsprozesse einwirkt, sowohl nach der einen als auch nach der anderen Seite. Die höheren Potenzen wirken mehr auflösend, aufhellend, auf die Trübungen, man kann hier bis zur 30. Potenz gehen. Die niederen Potenzen, ca. D12, wirken auf die Entzündungen. Die besten Wirkungen erhält man durch Injektionen, und zwar subkutane Injektionen in die Schläfe, noch besser subkonjunktivale Injektionen, Letztere allerdings nur bei Trübungen. Ich hatte eine Patientin, deren Visus von 0,8/50 auf 4/4 im Laufe von 2 3/4 Jahren gestiegen war und deren Macula corneae sich ganz wesentlich verkleinert hatte und durchsichtig geworden war. Es könnten da verschiedene Krankengeschichten angeführt werden.

Ein Fall verdient vielleicht besonderes Interesse, wo eine Patientin durch Quarz Schwindel und Übelkeit bekam und dieses sofort verschwand, nachdem Quarz abgesetzt wurde und stattdessen Conch. D6 gegeben wurde. Es ist dieser Fall eine Illustration dafür, dass wenn, wie Dr. Steiner sagt, zu viel Quarz da ist, so dass es von der Ichorganisation nicht bewältigt werden kann, Schwindel entsteht.

Außer bei Hornhauterkrankungen habe ich Quarz auch bei Myopie angewandt und auch bei Astigmatismus. Bei Myopie, um dem, was bei der Myopie so irdisch geworden ist, entgegen zu wirken. Wie wir gesehen haben, kann man ja die Myopie als ein zu geringes Quarzsein des Auges auffassen. Bei Astigmatismus wirkt der Quarz der Deformation entgegen, er wirkt gestaltbildend. Hier muss man meist mit Nicot. kombinieren.

Dr. Steiner hat einmal einer 16-jährigen Waldorfschülerin, die Myopie und Astigmatismus hatte, folgende Therapie verordnet: Quarz D10 3-mal täglich eine Messerspitze, Equisetumtee 1–2 Tassen, beides in täglichem Wechsel. Außerdem täglich eine Stunde lang auf dem Fußrücken ein Läppchen mit Löffelkrautsalbe.

Es ist interessant, dass die meisten Kurzsichtigen Senkfüße haben. Auch die Senkfüße hängen mit einem zu starken Irdischwerden zusammen, einem nicht genügend Durchgeformtsein von den höheren Wesensgliedern, wie die Myopie. In solchen Fällen können auch Injektionen Urt. dioic. nach beiden Seiten hin helfen. Die Urtic. dioic. kann man ja auch zu den Kieselpflanzen rechnen.

Nun können aber statt des reinen Quarzkristalls auch seine flüssigen und gallertigen Formen sicherlich therapeutisch verwandt werden. Es müssen da nur noch Versuche angestellt werden und Erfahrungen gesammelt werden. Ich denke da an die kolloidalen Formen, an die Gele, die gerade auf den Glaskörper eine starke Wirkung haben könnten, z.B. bei Glaskörpertrübungen versucht werden müssten. Vielleicht würde es möglich sein, dass solche Präparate von der Weleda hergestellt würden.

Es muss eben jeder Teil des Auges als etwas Besonderes betrachtet werden und dementsprechend der Quarz verwendet werden. Man kann auch den Quarz mit den obersonnigen Metallen kombinieren, die ja ebenso der Kieselsäure verwandt sind, wie die untersonnigen Metalle der Kohlensäure verwandt sind.

So kann man also den Quarz mit Blei, Zinn oder Eisen kombinieren.

Bei Erkrankungen der Iris muss man an Kieselsäure in Verbindung mit Eisen denken, also kieselsaures Eisen. Denn die Iris ist ja als rhythmischer Teil des Auges dem Eisen verwandt. Man kann die Iris sogar wie etwas Sprechendes empfinden. Die Pupille, die durch sie geformt wird, führt eine beseelte Sprache. Sie weitet sich oder zieht sich zusammen, je nachdem, was sich vom Menschen aus seelisch äußert. Auch auf das Licht antwortet sie. Sie verengt sich auf Licht. Sie weitet sich auf Dunkelheit.

Auch die Linse gehört ja zu den Teilen des Auges, die sich im Sehprozess ihrer Gestalt ändern und die man deshalb auch zu dem sprechenden Teil des Auges rechnen kann. Aus dem Grunde hat Dr. Steiner in manchen Fällen bei Katarakt neben Lärchenharzsalbe und Belladonna auch Ferrum in 6. Potenz verordnet; denn es wird dadurch auf die Beweglichkeit der durch den Katarakt-Prozess erstarrten Linse eingewirkt.

Bei Netzhauterkrankungen müssen wir an Verbindungen der Kieselsäure mit Blei denken, bei Glaskörpererkrankungen an Verbindungen der Kieselsäure mit Zinn. Schon das gewöhnliche Plumb. mell. D20 als Injektion hat eine starke Wirkung auf Netzhautdegenerationen, besonders wenn man es mit Injektionen Arnic. D15 abwechselt. Durch die Arnika, die viel Kieselsäure enthält, kommt die Kieselsäure-Komponente herein. Ich hatte einmal bei einem sogar 70-jährigen Patienten mit stark vorgeschrittener ausgedehnter Netzhautdegeneration in der Macula lutea eine Besserung der Sehschärfe von 1/50 auf 3,18/50, was immerhin bei diesem Alter und dem so vorgeschrittenen Fall beachtenswert ist.

Nun ist noch der Chrysolith ein Stoff, der therapeutische Möglichkeiten in der Augenheilkunde bietet. Der Chrysolith ist ein Magnesium-Silicat. Dr. Steiner spricht in einem Vortrag in Leipzig am 3.10.1906 darüber, wie Edelsteine gleichzeitig mit Sinnesorganen entstanden sind. Er sagt: «Es war in einer Zeit, als der Mensch noch keinen physischen Leib hatte, sondern nur einen Ätherleib. In einer solchen Zeit entstand auch die Anlage zu den Augen. Das physische Auge ist erst später durch den Ätherleib herausgebildet worden, alle anderen Organe sind zuerst aus dem Ätherleib heraus gegliedert und gebildet worden. Jederzeit, wenn ein solches Ätherorgan sich ausbildete, war die Veranlassung die Begierde. Der Astralleib hatte die Begierde, etwas wahrzunehmen, zu sehen, da formte er das Ätherauge – später erst wurde das physische Auge herausgegliedert. Das begierdelose Ätherbild entstand in dem Mineralreich und das begierdelose Gegenbild für das Auge ist der Chrysolith. So ist tatsächlich ein intimer Zusammenhang zwischen dem menschlichen Sehen und dem Chrysolith. Auf gewisse Augenkrankheiten kann man mit ihm wirken.» Interessant ist, dass der Chrysolith, wie bereits erwähnt, eine Verbindung der Kieselsäure mit Magnesium ist. Ebenso wie Kieselsäure-Prozesse mit dem menschlichen Auge verwandt sind, sind es auch die Magnesium-Prozesse, nur in anderer Weise. Magnesium und Silicium sind ja einander polar entgegengesetzt. Das ihnen Gemeinsame ist die Lichtverwandtschaft. Aber während Silicium das Licht passiv selbstlos durchlässt, ist Magnesium nicht lichtdurchlässig. Es strahlt aber selbst intensives hellstes Licht aus. Auch das Auge hat ja diese 2 Seiten. Es ist selbstlos dem Licht der Außenwelt gegenüber. Nur dadurch kann man ja normal sehen, dass man nichts von seinem Auge weiß. Sobald man sein Auge spürt, ist es krank und das Sehen ist beeinträchtigt. Das Auge ist also einerseits passiv aufnehmend, andererseits ist es aktiv. Erkenntnismäßiges und Willensmäßiges wirken zusammen; nur wird das Willensmäßige heute zu wenig berücksichtigt. Dadurch, dass sich die Nerven in das Auge hinein fortsetzen, strömen die Gedanken die Erkenntnistätigkeit ins Auge ein. Dadurch, dass sich die Blutbahnen ins Auge fortsetzen, strömt die Willenstätigkeit in das Auge ein; indem der Chrysolith beides miteinander vereinigt, Silicium und Magnesium, das Passive und das Aktive, ist er ein Mittel, das man bei Augenkrankheiten oft anwenden kann als Unterstützung anderer Medikamente, wenn es sich z.B. um schwere Degenerationserscheinungen handelt.

Nun kommen wir noch zur Behandlung des Auges mit kieselsäurehaltigen Pflanzen. Es sind zu nennen Equisetum arv., Cham. e. rad., Urt. dioic., Arnika, Plantago. Euphrasia ist keine kieselsäurehaltige Pflanze.

Wenn man in botanischen Werken wegen des Kieselsäuregehalts dieser Pflanzen nachschlägt, so findet man Kieselsäure nur für Equisetum arv. angegeben, und zwar 97 % in der Asche. Bei den übrigen genannten Pflanzen ist nichts über Kieselsäure angegeben. Aber es bestehen Angaben von Rudolf Steiner, dass sie Kieselsäure enthalten. Wahrscheinlich ist darin der Gehalt so gering, dass er chemisch nicht nachweisbar ist, so dass in diesen Pflanzen Kieselsäure mehr als Prozess vorhanden ist. Dr. Steiner geht sogar so weit, dass er sagt: «Wenn eine Pflanze stachlig wird, so deutet dieses auf einen Kieselsäure-Prozess.»

Equisetum arvense ist ja eine spezielle Nierenpflanze. Doch da Niere und Auge Beziehungen zueinander haben, ist es verständlich, dass man sie für Augenkrankheiten verwenden kann. In dem bereits erwähnten Fall von Myopie und Astigmatismus war von Rudolf Steiner 1–2 Tassen Equisetumtee alle zwei Tage verordnet.

Ich verwende Equisetum hauptsächlich als 10 % Salbe in die Schläfen, und zwar kombiniert mit einigen Tropfen Oleum Phosphoris D3 bei Presbyopie und sonstigen Akkommodationsstörungen, bei Schielen und Astigmatismus. Bei Schielen und Astigmatismus kombiniere ich die Salbe mit Nicotiana D3. Dadurch wird Deformationen des Auges entgegengewirkt.

Chamomilla e. rad. verwende ich bei Kopfkongestionen mit Beteiligung des Auges in Form von Injektionen D3 dann, wenn die astrale Organisation zu stark im oberen Menschen tätig ist. Deshalb kann sie auch ein gutes Mittel bei Netzhautblutungen sein. Sie enthält ja Kieselsäure, alkalische Salze und Zucker.

Dr. Steiner sagt im Zusammenhang mit Chamomilla e. rad. über die Kieselsäure, die in ihr enthalten ist: «Kieselsäure unterstützt die spezifische Nerven-Sinnes-Tätigkeit, denn die Kieselsäure hat eine Affinität zu diesem peripherisch Organischen. Wir treiben dadurch die astrale Organisation heraus. Dadurch werden die Sinnesorgane entlastet.»

Arnika kann sehr vielseitig verwendet werden. Zunächst als Umschläge und Augentropfen D3 bei Kontusio Bulbi. Auch bei Netzhautblutungen. Dann als Injektion D15 bei Degenerationen der Netzhaut und des Sehnervs. Bei Sehnerv-Degenerationen kann sie kombiniert werden mit einem Präparat aus Nervus-Opticus, Vierhügel und Retina D10. Bei Netzhautdegenerationen kann man die Arnika kombinieren mit Plumbum mellitum D20 als Injektion.

Plantago ist ein wesentlicher Bestandteil der Spec. Ophthalmicae. Ich verwende es mehr bei den äußeren Augenkrankheiten, speziell bei Konjunktivitis kann es verwendet werden. Aber auch bei Iritis und Keratitis. Bei Konjunktivitis als Augentropfen oder Kompressen oder auch Augenbädern; bei Keratitis und Iritis als heiße Kompressen. Zusammenfassend ist zu sagen, dass wohl die Kieselsäure-Therapie in der Zukunft immer mehr Bedeutung für die Augenbehandlung gewinnen wird, je mehr man in das Wesen der Kieselsäure wird eindringen können. Die letzten Kriegsjahre mit ihren Schwierigkeiten in äußerer Beziehung haben in dieser Beziehung vieles an Arbeit verhindert. Ich hoffe, dass im Laufe der Jahre immer mehr zu dieser Vertiefung des Wesensbildes der Kieselsäure wird beigetragen werden können. Das gilt auch für andere Stoffe. Aber um an das Wesen eines Stoffes heranzukommen, dazu gehört eine Lebensarbeit. Viel wird dazu auch beitragen können die Beschäftigung mit der Eurythmie, die ja für die Mediziner nicht nur wegen ihrer therapeutischen Bedeutung wichtig ist, sondern die auch eine Hilfe ist, dass wir stärker in das eindringen können, was als Schöpferisches-Wesenhaftes den Stoffen zugrunde liegt. Dr. Steiner spricht in einem Vortrag vom 25. November 1923 darüber, wie durch das Gesten-Erlebnis der Mensch dazu kommen kann, die Gemeinschaft des Geistigen und Physischen in allen Dingen zu erfassen. Dieses Arbeiten des Menschen an seinem Äußeren, an Physiognomie und Geste, das ist etwas, was der Mensch im Schlaf hineinträgt in das Innere der Natur. Dadurch bekommt er die Möglichkeit, im Schlafe mit seinem Ich an die Naturwesen selber heranzukommen.

Die heutige Natur zeigt uns ja nur die Vergangenheit, das Tote. Wir finden in ihr nicht Freiheit, sondern nur Notwendigkeit. Die Freiheit liegt im Geistig-Seelischen des Menschen. Aber die Natur war einmal frei, damals als noch göttlich geistige Wesen an ihr schafften. An dieses Schaffende dringt die Eurythmie und damit auch das Wesen der Stoffe, die mit diesem Schaffenden verbunden sind. Die Uranfänge der Eurythmie liegen ja in einer Zeit, wo noch kein Gegensatz bestand zwischen Natur und Mensch, wo der Mensch noch ganz mit der Außenwelt lebte. Damals sprach er zu ihr in Gebärden – die Kehlkopfsprache entstammt einer viel späteren Zeit. Durch diese Gebärden setzte sich der Mensch in Beziehung zu dem, was ihn wesenhaft schaffend umgab. Und so haben wir in der Eurythmie einen Nachklang dieses Zwiegesprächs des Menschen mit dem, was wesenhaft den Stoffen zugrunde liegt und was durch die Betätigung in der Eurythmie dem Menschen wieder zum Bewusstsein gebracht werden kann.

Das Wort Silicium hat in seinen Lauten noch viel von dem, was mit dem Wesen der Kieselsäure zusammenhängt. Das ist nicht immer bei den Worten der Fall, die wir für die Stoffe in der Natur haben. Im «S» liegt das Gestaltende der Kieselsäure, im «I» das im Licht und aus dem Licht Schaffende, im «L» das sich Verwandelnde. Die spießigen Quarzkristalle im «S», ihre Durchsichtigkeit im «I», ihre Verwandlungsfähigkeit vom Kristall zum Sol und Gel im «L». Im Wort Kiesel kann man im «K» das Kristallinische des Quarzkristalls empfinden, im «I» die Durchsichtigkeit und das Strahlende, im «E» das das Strahlende aufhaltende und im Kreuzen zum Bewusstsein an der Außenwelt bringende. Es ist das, was geschieht, wenn die Kanten des Quarzes sich an der Spitze schneiden, oder was beim Kreuzen der Sehstrahlen geschieht.

Es liegt viel in den Lauten und man könnte noch viel darüber sagen, wenn man in Einzelheiten des Lauterlebnisses eingehen will. Doch kommt es ja hier auf das Selbsterleben an, zu dem jeder kommen kann, wenn er sich damit beschäftigt.

Eigentlich liegt ja der ganzen Eurythmie ein feiner Kieselsäure-Prozess zugrunde, denn sie durchatmet und gestaltet den Menschen bis in seine peripherischen Teile. So ist es auch zu verstehen, dass die Eurythmie bei einem intimeren Gestalten des Lautes bis in die Sinnesorgane und besonders in das Auge hineinwirken kann und starke therapeutische Wirkungen haben kann. Letzteres ganz besonders, wenn der einzelne Laut heileurythmisch umgestaltet ist. In dieser Beziehung wird man auch durch die Fingereurythmie viel erreichen können.

Es ist nicht einfach, den Versuch zu unternehmen, das Wesen eines Stoffes zu erschließen. Es genügt nicht die bloße Betrachtung vom physischen Aspekt. Was uns physisch entgegentritt, muss als Spiegelbild eines Geistigen erkannt werden. Man muss dann mit seinem ganzen Menschen herangehen und ihn in Denken, Fühlen und Wollen aktiv machen. Dann aber erschließen sich neue Möglichkeiten für das Therapeutische, was ja niemals etwas sein darf, was man als Besitz mit sich herumträgt, sondern welches immer wieder neu schöpferisch erzeugt werden muss. Auch hier müssen wir uns aus dem Reich der Notwendigkeit in das Reich der Freiheit im Sinne der «Philosophie der Freiheit» Rudolf Steiners begeben.

ILSE KNAUER

Über das Auge und seine Therapie

Eine Augentherapie auf geisteswissenschaftlicher Grundlage muss zunächst berücksichtigen, wie das Auge einerseits etwas für sich Abgesondertes ist, und wie es andererseits in lebendiger Beziehung zu dem übrigen Organismus steht. Beides zu verstehen ist nur möglich, wenn man nicht nur den physischen Leib des Auges, sondern auch seine höheren Wesensglieder in die Betrachtung miteinbezieht. Diese Letzteren verhalten sich im Auge anders als im übrigen Organismus. Rudolf Steiner sagt darüber Wesentliches im 2. Ärztekurs, 1. Vortrag, Seite 5. Es heißt da mit Bezug auf die gesamte Hauptesorganisation: «Das Ich schafft sich einen Abdruck im menschlichen Haupte, der astralische Leib schafft sich seinen Abdruck, ebenso der ätherische Leib; nur eben der physische Leib, der ja hier auf der physischen Erde erhalten wird, der ist nicht Abdruck, sondern der ist ein primär Wirksames.»

Was heißt das? Was hier von der Kopforganisation als Ganzer gesagt wird, das gilt für das Auge im Einzelnen. In ihm äußert sich das, was die aufbauenden Wachstumskräfte des Ätherleibes sind, nicht unmittelbar im Physischen, nicht in seinen stofflichen Vorgängen, in Stoffverwandlungen usw.; es äußert sich das Ätherische hier im Bild, und zwar sowohl in der sphärischen Form des Auges als auch ganz besonders im Sehprozess. Dieser Sehprozess spielt sich ja in der Hauptsache außerhalb ab und wird nur reflektiert durch das Auge. – Die sphärische Form des Auges ist eine solche, die der Erdenschwere nicht unterworfen ist. Sie kann nur entstehen, wenn Ätherisches unbehindert vom Physischen sich entfalten kann. Auch das Wasser nimmt eine sphärische Form, d. h. Tropfenform an, wenn es sich frei in der Luft bewegt.

Weiterhin ist nun in der Kugelform des Auges alles auf ein Streben vom Mittelpunkt zur Peripherie und von der Peripherie zum Mittelpunkt eingerichtet. Man denke nur an die Netzhautgefäße, wie sie vom Zentrum des Sehnervs nach außen strahlen, an die Venae vorticales, wie sie sich in einem gemeinsamen Zusammenfluss aus der Peripherie wieder in einem Zentrum sammeln und so die Sklera durchbrechen. Man denke an die Pupille, wie die Iris radiär um sie geordnet ist, man denke an den Linsenstern. Alle diese Anordnungen sind die Abdrücke, die sichtbaren Bilder für das Wirken von Astralleib und Ich. Im Sehprozess vollzieht sich dieses Wirken im Unsichtbaren. In der Weite des Gesichtsfeldes breitet sich der Ätherleib aus, in seinem Erleben des Farbigen wirkt das Astralische, in seinem Zentralisieren betätigt sich das Ich. Wir können aus alle dem verstehen, warum das Auge einerseits etwas so stark für sich Abgesondertes ist und warum für eine feinere Beobachtung doch wieder Zusammenhänge mit dem ganzen übrigen Organismus sich zeigen. Denn die höheren Wesensglieder bilden eine Einheit mit dem übrigen Organismus.

Nur physisch betrachtet, tritt uns das Auge als ein rein physikalischer Apparat entgegen. Damit rechnet auch ein großes Gebiet der Augenheilkunde, die Brillenlehre. Das Auge ist wie ein photographischer Apparat gebaut, wie eine Camera obscura. Man kann ausrechnen, wie die Bilder auf die Netzhaut projiziert werden. Man folgt rein optisch-physikalischen Gesetzen. In dieser Beziehung ist das Auge etwas ganz für sich Abgesondertes. Es kann ein Auge oder es können beide Augen entfernt werden und der Mensch lebt weiter. Das ist nicht der Fall, wenn die Leber oder die Lunge oder das Herz entfernt werden. Dann kann der Mensch nicht weiter leben. Er kann weiter leben, ohne zu sehen – abgesehen von den seelischen Folgezuständen, die bei Verlust eines Auges eintreten –, aber er kann nicht weiter leben, ohne zu verdauen, zu atmen.

Zu dem Ergebnis, dass das Auge etwas ganz vom übrigen Organismus Abgesondertes ist, kommt man aber nur, wenn man vom rein Physischen ausgeht. Das tut die Schulmedizin. Wollen wir zu einer rationellen Augentherapie kommen, dann dürfen wir nicht beim Physischen des Auges stehen bleiben, sondern müssen, wie schon gesagt, die höheren Wesensglieder mit berücksichtigen. In diesem Zusammenhang sei noch an einen besonderen Ausspruch Rudolf Steiners über das Auge erinnert (1. Ärztekurs, 14. Vortrag): «Wenn Sie studieren die Augenorganisation eines Menschen, so werden Sie kommen können zu einem urteilsmäßigen Erfassen des Ätherleibes. Und Sie können sich durch nichts mehr erziehen, etwas vom Ätherleib eines Menschen zu erhaschen, als dadurch, dass Sie achtgeben auf die Augenorganisation eines Menschen.»

Da ist nun interessant, dass das Auge nach Operationen besonders regenerationsfähig ist. Das hängt mit der Tätigkeit des Gesamt-Ätherleibes zusammen. Wenn z.B. bei Kataraktoperationen ein Schnitt durch die Cornea gemacht wird, das Kammerwasser sich entleert und die Linse extrahiert wird, dann verklebt die Schnittwunde sofort und es hat sich in wenigen Minuten neues Kammerwasser gebildet. Auch die Möglichkeit, die Hornhaut eines anderen Menschen transplantieren zu können, beruht auf der besonderen Regenerationsfähigkeit des Auges. Hierin sind in den letzten Jahren große Erfolge erzielt worden. Man hat Menschen, die infolge von dichten Hornhautnarben nicht mehr sehen konnten, durch Einpflanzen von klarer gesunder Hornhaut wieder zum Sehen verholfen. Zum ersten Mal wurde eine solche Transplantation vor 50 Jahren von einem deutschen Augenarzt gemacht. Er verwandte dabei ein rechteckiges Stück Hornhaut eines menschlichen Auges, welches infolge Krankheit enukleiert werden musste. Ein Fortschritt war, als man zu einem kreisförmigen Transplantat überging, das bedeutend besser einheilte. Es ist dies zu verstehen aus dem oben über die sphärische Form des Auges Gesagten. Die Erfahrungen der letzten Zeit haben ergeben, dass auch überlebende Hornhaut von soeben Verstorbenen verwandt werden kann, und zwar bis zu 12 Stunden post mortem. Dabei wird das Transplantat vollständig umgewandelt in eigenes Gewebe. Das ist nur möglich, weil das Auge eine große Regenerationskraft hat.

Wie das Ätherische des Auges – im Sinne des oben von Rudolf Steiner Angeführten – mit dem ganzen Ätherleib des Menschen zusammenhängt, können wir beobachten nach erschöpfenden Krankheiten, bei starkem Abbau des Gesamt-Ätherleibes. Dann wird auch das Auge matt und lässt in seiner Sehkraft nach, ohne dass eine organische Störung vorliegt. Auch bei Müdigkeit kann die Sinneswelt nicht in der Intensität aufgenommen werden wie bei Ausgeruhtsein, auch bei gesunden Augen.

Über diesen Zusammenhang des Ätherischen im Menschen mit dem Auge spricht Rudolf Steiner wiederholt. Von hier aus ist auch der Zusammenhang zwischen Auge und Nierensystem zu verstehen. Vom Nierensystem strahlt Wässeriges in den ganzen Organismus und bis ins Auge hinein (Vortrag vom 20.10.1922). Dieses ist ein lebendiges Wässriges, wie alles Flüssige im menschlichen Organismus. Auf den Wogen dieser inneren Flüssigkeit strahlt der ätherische Organismus des Menschen in die Augen hinein. Er begegnet hier dem, was sich im astralischen Leib und dem Ich durch den Sehakt abspielt. Nur daraus kann z.B. verstanden werden, dass schwerste Sehstörungen bis nahezu Erblindungen bei urämischem Koma eintreten können, ohne dass ein organischer Befund erhoben werden kann – und dass die Sehkraft wieder zur Norm zurückkehrt, wenn die Niere wieder arbeitet.

An anderer Stelle (1. Ärztekurs, 14. Vortrag) spricht Rudolf Steiner von einem ätherischen Gerüst, das dem Menschen in seinem ganzen Organismus durch den Sehvorgang eingegliedert ist. Dieses Gerüst liegt etwas mehr nach außen als das eigentliche Ichgerüst, das physisch ist. Über diese Gerüste hat man sich bereits unter Ärzten viele Gedanken gemacht. Man verstand nicht, was damit gemeint ist. – Das physische Ichgerüst muss jedenfalls die physische Gestalt des Menschen bedingen. Das ätherische Gerüst, das dem Menschen durch den Sehvorgang eingegliedert wird, kann man nicht ohne weiteres sehen, aber man kann es in der Heileurythmie beobachten. In der Heileurythmie appelliert man an dieses Gerüst dadurch, dass man Laute mit den Händen und Füßen machen lässt. Dadurch bringt man sehr stark den Ätherleib in Bewegung. Man erzeugt ein ätherisches Gerüst ähnlich wie durch den Sehvorgang. Gelingt es nun, durch die Heileurythmie also dieses ätherische Gerüst in Bewegung zu setzen, dann spiegelt sich das sofort im Ausdruck des Auges. Es wird eben dadurch auch der Ätherleib im Auge angeregt und in Wechselwirkung mit Astralleib und Ich gebracht. Und umgekehrt entsteht das Gerüst dadurch, dass das, was im Auge durch die Begegnung des Ätherleibes, des Astralleibes und Ich zustande kommt, wieder zurückstrahlt in den übrigen Organismus hinein. Auf diesem Zusammenhang zwischen ätherischem Sehgerüst und dem Sehvorgang beruht die Heileurythmie bei Augenkrankheiten. Man geht dabei also nicht direkt an das Auge heran, sondern an das Sehgerüst und heilt das Auge dadurch indirekt.

Ich erinnere mich an eine Patientin, die kürzlich bei mir in der Sprechstunde war. Sie hatte in der Sonne auf dem Felde gearbeitet und dann genäht. Da merkte sie, dass sie mit dem rechten Auge nicht mehr richtig sehen konnte, es traten heftige Kopfschmerzen ein. Die Untersuchung ergab rechts eine Neuritis optici mit hyperämischer verwaschener Papille und Ödem der Netzhaut. Ich ließ die Patientin neben der medikamentösen Behandlung Heileurythmie machen. Es war interessant zu sehen, wie sie die Übungen machte. Zwischen der rechten und linken Körperseite bestand ein großer Unterschied. Die Bewegungen mit dem linken Arm waren geformt und gut. Rechts dagegen, auf der Seite des kranken Auges, konnte sie die Laute nicht gestalten. Es war, wie wenn der Ätherleib dieser Seite keine richtige Verbindung mit dem physischen Leib hatte und vom Ich nicht beherrscht war. Der Ätherleib der rechten Körperseite hängt eben durch den Sehvorgang und durch das dadurch entstandene Sehgerüst mit dem Ätherleib des rechten Auges zusammen. Und da er in diesem Fall im Auge gestört war, war er es auch in der entsprechenden Körperseite.

Eine solche Beobachtung können wir immer wieder machen, wenn wir Menschen haben, die einseitig sehbehindert sind, oder wenn das eine Auge stärker sehbehindert ist als das andere. Immer spiegelt sich diese Tatsache im Ätherischen der entsprechenden Körperseite und in der lautlichen Bewegungsmöglichkeit des Ätherleibs der entsprechenden Seite. Das sind Beobachtungen, die einem gewöhnlich in der Sprechstunde entgehen, sie fallen erst in der Heileurythmie auf, wie überhaupt die Heileurythmie ein gutes Diagnostikum ist.

In dieser Beziehung ist interessant, kurzsichtige und weitsichtige Menschen Heileurythmie machen zu lassen. Es fällt einem da besonders stark der Unterschied im Verhalten des ganzen Ätherleibes im Zusammenhang mit dem physischen Leib und den höheren Wesensgliedern auf. Bei einem kurzsichtigen Menschen halten die Laute stark am Physischen, können schwerer durchatmet werden. Bei einem weitsichtigen Menschen ist alles viel flüssiger, beweglicher, muss aber mehr gerafft werden. Das Gerüst ist bei Ersterem näher am Physischen, bei Letzterem weiter davon entfernt. Darauf beruht auch die Therapie der Kurz- und Weitsichtigkeit, dass bei der Heileurythmie das Sehgerüst durch die Laute beeinflusst wird und dieses zurückwirkt auf das Auge.

Es ist ja so, dass bei der Myopie und Hyperopie organische Veränderungen im Bau des Auges vorliegen, doch sind diese sekundär. Wenn man verstehen will, wie eine Myopie oder eine Hyperopie entsteht, und wenn man zu einer Therapie kommen will, muss man auch hier zu dem Erkennen der höheren Wesensglieder übergehen. Ganz besonders gibt da eine Erfahrung in der Praxis Grund zu Überlegungen. Ich habe mich gewöhnt, bei Sehprüfungen die Augen zunächst binocular, dann ohne Glas einzeln, und dann binocular und einzeln mit Glas zu prüfen. Da gibt es nun große Differenzen. Eigentlich müsste man denken, dass Menschen mit gleicher Dioptrienzahl bei Myopie die gleiche Sehstärke ohne Glas haben. Das ist aber nicht der Fall. Das ist nicht einmal der Fall beim rechten und linken Auge desselben Menschen. Diese Tatsache lässt sich aus rein physikalischen Vorgängen nicht erklären. Dazu gehört die Anerkennung der Tätigkeit der höheren Wesensglieder. Es kann ein Mensch z. B. auf beiden Augen eine Myopie von –2 Dioptrien haben und mit dem linken Auge ohne Glas bedeutend besser sehen als mit dem rechten. Oder ich kann einen Patienten A. haben mit –3 Dioptrien Myopie, sein Visus ohne Glas ist 4/20. Ein Patient R. hat dieselbe Myopie von –3 Dioptrien, aber sein Visus ohne Glas ist 4/50, also bedeutend schlechter. Die Zahl 4, der Zähler, bedeutet dabei die Entfernung, in der der Patient vor der Tafel sitzt. Der Nenner bedeutet die Entfernung, aus der der Patient bei normaler Sehschärfe den betreffenden Buchstaben lesen müsste. Physikalisch liegt bei beiden Patienten dasselbe vor, nur verhalten sich die Wesensglieder verschieden. Bei dem einen, der ohne Glas besser sieht, ist der Ätherleib freier und kann mehr aktiv erfasst werden von Astralleib und Ich. Bei dem anderen ist der Ätherleib mehr an den physischen Leib gebunden und Astralleib und Ich sind träger.

Es ist auch so, dass, wenn man bei einem Patienten eine Myopiebehandlung durch Heileurythmie macht, als Erstes sich die Sehschärfe ohne Glas bessert, und auch dieses zuerst auf einem Auge, dann auf dem anderen Auge. Erst viel später tritt eine Änderung in der Dioptrienzahl auf, so dass ein schwächeres Glas verordnet werden kann, und dieses nur bei niedriger Myopie. Bei höheren Myopien kann man nur vorbeugen, dass keine Verschlechterung eintritt, und kann höchstens die Sehschärfe heben. Hier sind bereits zu starke physische Veränderungen vorhanden. So muss bei der Behandlung der Myopie zunächst an die Prozesse und nicht an das Physisch-Erstarrte appelliert werden.

Es kann durch eine entsprechende Pädagogik viel dafür getan werden, dass das Auge aus seiner Passivität befreit wird, dass das Physische nicht die Oberhand gewinnt. Das geschieht z. B., wenn die Kinder angehalten werden, mit Interesse und Liebe die Sinneswelt anzuschauen, nicht bloß sie anzuglotzen. Gerade ein liebevolles Eingehen in die Pflanzenwelt und ein Unterricht, der lebendiges Empfinden und künstlerische Kräfte im Kind anregt, wirkt in dieser Richtung sehr fördernd. Außerdem wird man da, wo man beginnende Störungen sieht, rechtzeitig mit Heileurythmie eingreifen und dadurch viel erreichen können. Es ist statistisch nachgewiesen, dass in Stuttgart die Waldorfschule bedeutend weniger kurzsichtige Kinder hat als andere Schulen.

Medikamentös hat Rudolf Steiner sowohl bei der Myopie als auch bei der Hyperopie im Therapeutenkurs 1924 Belladonna in hoher Potenz angegeben. Er meinte aber, es könne nur vor dem 3. Lebensjahr angewandt werden, da das Auge dann noch entwicklungsfähig ist.

Die Belladonna ist eine Pflanze, die stark den außerirdischen Kräften ausgesetzt ist, wenn es zur Samenbildung, zur Fruchtbildung kommt. Man sehe sich nur die schwarzglänzende, kugelige Frucht an, die rings von Kelchblättern umgeben ist und nach oben zum Himmel schaut. Sie mutet einen wirklich wie ein kleines Auge an. Und die violettschwarze Farbe, die schon am Stengel und an den Blüten beginnt, hat etwas, was einen gar nicht mehr pflanzenhaft anmutet. Es ist interessant zu beobachten, wie die Blüte, die zur Erde geneigt ist, im Fruchtwerden sich immer mehr erhebt und nach vollendeter Reife kerzengerade nach oben schaut. Es ist dieses besonders ausgeprägt bei den auf Waldlichtungen wild wachsenden Belladonna-Arten im Schwarzwald. Bei der Belladonna in Schwäb. Gmünd fand ich es weniger ausgeprägt. Aber charakteristisch ist immer wieder der schwarze unheimlich starke Glanz der Frucht. Rudolf Steiner sagt von dieser Pflanze: «Die Belladonna möchte in die Welt so hinausschauen, wie die höheren, über dem Pflanzenreich liegenden Wesen in die Welt hinausschauen. Dann zeigt sie die Begierde zum Wahrnehmen. Nur hat sie keine Organisation dafür wahrzunehmen; sie ist Pflanze geblieben und will entwickeln so etwas, wie es im menschlichen Auge liegt. Aber sie kann kein Auge entwickeln, weil sie eben einen Pflanzenkörper, nicht einen Menschen- oder Tierkörper hat. Deshalb wird sie eine Tollkirsche, wird eine Belladonna» (1. Ärztekurs, 19. Vortrag).

So kann man sich vorstellen, dass, wenn man einem Kind unter 3 Jahren, wo die Augenentwicklung noch nicht abgeschlossen ist, wo aber eine Kurz- oder Weitsichtigkeit sich vorbereitet, hochpotenzierte Belladonna gibt, damit gleichsam der Weg bereitet wird für eine normale Augenentwicklung, für ein besseres Sehenkönnen.

Übrigens ist die Belladonna ein Heilmittel, das uns immer wieder in der Augentherapie begegnet, weil diese Pflanze so viel mit dem Augenprozess zu tun hat. Wir werden später noch auf sie zurückkommen. Ich selbst verwende Belladonna bei myopen und hyperopen Patienten, auch wenn sie mehr als 3 Jahre alt sind, d.h. bei Kindern und Erwachsenen. Voraussetzung ist, dass sie während dieser Zeit Heileurythmie machen. Und zwar gebe ich Belladonna als Augentropfen D10 aus Ampullen. Ich stelle mir vor, dass durch die Heileurythmie Belladonna auch noch bei älteren Patienten wirken kann. Denn man appelliert durch Heileurythmie an Kindheitskräfte, die im Menschen nur während der Embryonal- und Wachstumszeit tätig sind. So wird also durch die Heileurythmie der Boden bereitet, dass Belladonna besser wirken kann.

Übrigens ist bekannt, dass Myopien auch durch Kontraktionen der Linse entstehen können, und dass diese durch Belladonna gelöst werden, wodurch dann sehr schnell Sehverbesserungen eintreten.

Rudolf Steiner gab in einem besonderen Fall von Myopie + Astigmatismus bei einem Waldorfschulkind Umschläge mit Cochlearea auf den Fußrücken und innerlich abwechselnd Quarz und Equisetumtee. Er behandelte hier also nicht lokal vom Auge aus, was durch die bisherigen Ausführungen wohl zu verstehen ist. Ich selbst habe in manchen Fällen von Myopie Injektionen mit Quarz D12 gegeben, auch Salbenbehandlungen mit Ungt. Equiseti + Phosphor. Übungsmäßig kann man den Kurzsichtigen darauf hinweisen, Farbenübergänge von Rot nach Blau anzuschauen, um den Blick zunächst am Rot zu aktivieren, um ihn dann im Blau in die Weite zu führen.

Rudolf Steiner riet in einem Fall von Kurzsichtigkeit einem Patienten, in einen himmelblauen Kasten ohne Brille hineinzuschauen und dabei gleichzeitig stark seine Füße zu spüren. Dazu empfahl er Senfpflaster-Applikation auf die Fußsohlen. Den Hyperopen lasse ich Farben von Blau nach Rot anschauen, um den Blick zu üben, sich von der Ferne nach der Nähe zu konzentrieren.

Eine Augenerkrankung, die vor allem mit einer Störung der Ichtätigkeit zusammenhängt, ist das Schielen, sowohl nach innen als auch nach außen, also Strabismus convergens und divergens. In diesen Fällen ist das Ich nicht mehr imstande, die Richtkraft der Augen zu beherrschen, es ist zu schwach. Beim Schielen nach innen liegt ein schwacher Ätherleib vor, ein Ätherleib, der sich zu wenig mit dem Physischen beschäftigt. Der Astralleib wirkt zu stark, das Ich kann nicht ausgleichen. Es ist verständlich, dass der Strabismus convergens vorwiegend bei hyperopen Kindern auftritt, da bei diesen der Ätherleib im Auge schwach ist und nicht genügend vom Ich beherrscht werden kann. Auslösende Ursachen sind dann meist: Schocks, Keuchhusten, Durchfälle etc.

Prof. Büchner in Freiburg machte Versuche mit Molcheiern, die er bei Sauerstoffmangel sich entwickeln ließ. Sauerstoffmangel bewirkt immer eine Schwächung des Ätherleibes. Bei den Versuchen ergab sich, dass bei der Entwicklung solcher Eier die Augen Missbildungen aufwiesen, es traten Cyklopenaugen und Synophthalmus auf. Im Sichnähern der Augen bei Strabismus convergens liegt etwas Ähnliches vor.

Beim Schielen nach außen ist der Astralleib träge, die Augen gehen nach der Seite, sie folgen dem Strom des Ätherleibes, der stärker am Physischen haftet. Strabismus divergens tritt meist bei myopen Kindern auf.

Therapeutisch kommen krampflösende und ichstärkende Medikamente in Betracht, vor allem Heileurythmie. Rudolf Steiner hat geraten, die schielenden Kinder I mit dem Finger machen zu lassen, und zwar die nach einwärts Schielenden I mit dem kleinen Finger und der kleinen Zehe und die nach auswärts Schielenden I mit dem Zeigefinger und der großen Zehe. Es ist ja der Zeigefinger mehr die aktive Seite der Hand, der kleine Finger die passive, mehr an den Ätherleib appellierende. Im Ganzen wird durch das I stark an das Ich appelliert.

Ich habe Kinder und auch Erwachsene häufig diese Übungen machen lassen, fand sie aber nur wirksam, wenn man sie sehr lange durchführte, auch mit entsprechenden Pausen. Außerdem lasse ich die Übungen mit Konsonanten und Vokalen mit den Beinen kombinieren.

Medikamentös kenne ich keine Angaben von Rudolf Steiner. Ich selbst gebe bei Strabismus convergens Conchae, Argentum und Magnesium phosph. Auch Ungt. Equiseti und Nicotiana zum Einreiben in die Schläfe. Bei Strabismus divergens gebe ich Levico D3 oder Phosphor, auch Ungt. Equiseti und Phosphor zum Einreiben in die Schläfe, denn es handelt sich hier um Menschen, deren Geistig-Seelisches nicht richtig in das Leiblich-Physische eingreifen will.

In der Schulmedizin ist man beim Schielen heute sehr schnell bei der Hand mit Operieren. Rudolf Steiner wies darauf hin, dass eine solche Schieloperation einen starken Eingriff in das Ich des betreffenden Menschen bedeutet und karmische Folgen haben kann. Jedenfalls würde ich einen Menschen nicht vor dem 21. Lebensjahr schieloperieren lassen. Erst im 21. Lebensjahr wird das Ich frei.

Erwähnen möchte ich in diesem Zusammenhang noch die Heterophorie, weil sie für den Praktiker wichtig ist. Es ist dieses ein latentes Schielen, welches starke Kopfschmerzen verursachen kann. In der Schulmedizin verordnet man dagegen Prismenbrillen. Rudolf Steiner verordnete in einem solchen Fall Senfwickel an die Beine und Agaricus muscarius D6 innerlich. Die Patientin wurde dadurch tatsächlich von ihren Schmerzen befreit. Ich selbst beobachtete, dass eine solche Heterophorie verschwand, nachdem ich eine Retroflexio uteri aufgerichtet hatte.

Erwähnen möchte ich noch einen 46-jährigen Patienten, der normalsichtig war und seit dem 20. Lebensjahr mit dem rechten Auge nach außen schielte. Das Schielen trat auf nach einer Unterschenkelamputation am linken Bein. Mit 34 Jahren war eine Schieloperation am rechten Auge vorgenommen worden ohne Erfolg. Der Patient schielte sehr stark nach außen. Er machte dann 4 Wochen regelmäßig Heileurythmie. Der Zustand hatte sich dadurch so weit gebessert, dass er während der Heileurythmiestunde überhaupt nicht mehr schielte. Nur wenn er sprach und über etwas nachdachte, trat das Schielen wieder auf. Es ist hier interessant der Zusammenhang der Beinamputation mit dem Schielen.

Ich möchte nun zu einigen Augenkrankheiten übergehen, bei welchen Rudolf Steiner therapeutische Angaben gemacht hat, und die auch für den Praktiker von Interesse sind. Aus solchen Angaben kann therapeutisch viel gelernt werden, wenn man versucht, sie aus dem Krankheitsprozess heraus zu verstehen. Ich werde anschließend meine eigenen Erfahrungen hinzufügen.

Bei der Katarakt handelt es sich um eine Trübung der vorher klaren Linse; Stoffwechselprozesse, Salzablagerungen, Verkalkung entstehen in ihr. Wir sind in dem Teil des Auges, wo normalerweise ein lebendiges Spiel stattfindet zwischen Spannung und Lösung, ein fortwährendes sich Verbinden und Lösen der oberen und unteren Wesensglieder. Die Trübung ist ein Ausdruck dafür, dass der Astralleib sich zu stark mit dem Physischen verbindet und dass der Ätherleib schwach ist. Rudolf Steiner gab für die Katarakt Belladonna D6 morgens 5 Tropfen zum Einnehmen, weiterhin innerlich einmal täglich 1 Messerspitze Ferrum praeparatum D6 und Ungt. Resinae laricis als Salbe in die Umgebung der Augen zum Einreiben.

Durch Belladonna wird der Astralleib stärker in Bewegung gebracht. Es kann nach dem bisher über Belladonna Gesagten verstanden werden, dass sie in ihrer Beziehung zum Licht-Luftigen lösend wirken muss bei Verfestigung. Sie hat außerdem die besondere Beziehung zum Astralischen dadurch, dass sie als Pflanze stark über das Pflanzliche hinaus will, dass sie also zu viel Astralisches in sich aufnimmt. Darauf beruht ihre Giftwirkung. In letzter Zeit habe ich, angeregt durch einen Vortrag Rudolf Steiners, die Belladonna subkonjunktival und auch intravenös gegeben bei Katarakt. Rudolf Steiner spricht in diesem Vortrag, die Belladonna müsse stark verdünnt in das Blut gebracht werden, dann würde die Starkrankheit bekämpft und dasjenige zerstreut werden, was als Absatz in der Linse entstanden ist. Die Erfahrungen sind noch zu kurz, um Endgültiges darüber zu sagen.

Ich erinnere mich an ein Kind, das ich einmal in der Sprechstunde hatte. Es kam von weit hergereist, weil ihm niemand helfen konnte. Es hatte einen schweren Blepharospasmus mit Keratitis scrophulosa. Das Kind schrie, versteckte sich hinter der Mutter und hielt den Kopf nach unten und die Hände vor die Augen, weil das Licht ihm weh tat. Ich gab ihm Belladonna D6 innerlich. Schon am nächsten Tag machte das Kind die Augen auf und war in wenigen Tagen geheilt. Ich erzähle den Fall, weil er so stark die Wirkung der Belladonna zeigt, dieses sich Öffnen, Aufwachen, zum Himmel Schauen.

Resina laricis ist das Harz der Lärche. Es hat einen stark aromatischen und belebenden Geruch. Die Lärche ist ein Baum, der in seinen weichen, vom Zentrum ausstrahlenden Nadeln schon an sich etwas Auflösendes hat. Harze haben immer eine belebende Wirkung auf den Ätherleib, denn sie sind ja der innerste Lebenssaft eines Baumes und sie sind fest geworden, ohne trüb zu werden. So ist zu verstehen, dass Resina laricis den verhärtenden Tendenzen der Katarakt entgegenwirkt. Die Wirkung der Lärchenharzsalbe verstärkt sich durch Kombination mit Ananas. Man kann verstehen, dass diese hartschalige, stark aromatische Frucht Verhärtungen, Verkrampfungen und Trübungen günstig beeinflussen kann.

Ferrum praeparatum bei Katarakt ist von Rudolf Steiner wohl in einem individuellen Fall gegeben worden. Es hat zur Linse insofern eine Beziehung, als diese noch stark dem rhythmischen, beweglichen Teil des Auges angehört und Ferrum in diesem Gebiet seine Wirksamkeit hat. Bei Alterssklerosen mit Hypertonien und Katarakt wird man kein Ferrum geben, sondern Cortex betulae und Skleron A. Cortex betulae am besten als Injektion in D3, und statt Skleron A auch Plumbum mellitum D20.

Ich habe diese Medikamente oft bei Katarakt verordnet und gute Wirkungen gesehen. Allerdings kann man nur bei beginnenden Fällen etwas erreichen. Spätere Stadien, besonders da, wo der Patient mit seinem Sehvermögen nicht mehr auskommt, müssen operiert werden.

Ich selbst habe Belladonna D6, statt innerlich, oft als Augentropfen gegeben. In manchen Fällen habe ich Bernstein D6 als Augentropfen verordnet und gute Wirkungen gesehen. Bernstein ist ja auch ein Harz, welches durch Jahrtausende einen Verhärtungs- und Klärungsprozess durchgemacht hat und deshalb in diesem Fall therapeutisch am Platze ist.

Wenn wir nun zum Glaukom kommen, so begeben wir uns in ein viel umstrittenes Gebiet. Dem Allgemeinpraktiker wird das Glaukom hin und wieder in der Sprechstunde begegnen, weil es Fälle gibt, wo über Kopfschmerz geklagt wird und nicht ohne weiteres ersichtlich ist, dass die Ursache in den Augen liegt. Auch wird man die Differentialdiagnose zu Konjunktivitis oder Iritis stellen müssen. Die Schulmedizin führt die Ursache des Glaukoms auf ein nicht genügendes Abführen des Kammerwassers durch den Schlemm'schen Kanal zurück. Rudolf Steiner bezeichnet das Glaukom als ein zu starkes Physischwerden des Glaskörpers und weist darauf hin, dass man therapeutisch den ganzen Organismus stark in die Ausatmung bringen muss. Vielleicht werden durch diese Angabe später einmal der Glaukomforschung neue Wege gewiesen. Zunächst stehen wir noch sehr am Anfang.

Es ist ja dieses Physischwerden des Glaskörpers schwer festzustellen, weil man bei der Untersuchung des Glaukoms keine Veränderung am Glaskörper sieht. Außerdem ist über die Funktion des Glaskörpers noch wenig bekannt. Vielleicht ist er sehr beteiligt an der Abführung des Kammerwassers und dadurch bei seiner Erkrankung die starke Ansammlung des Kammerwassers zu erklären. Es gibt auch in der Schulmedizin schon Theorien darüber, dass der Glaskörper ein Filtrationsweg sein könnte.

Nun hat Rudolf Steiner als Behandlung des Glaukoms im Therapeutenkurs 1924 ein Präparat aus Knochenasche angegeben, welche mit dem Saft von Luftwurzeln von Bäumen oder Pflanzen, die auf Felsen klettern, versetzt werden sollte. Dadurch sollte die Ausatmung des menschlichen Organismus stärker gemacht werden, als sie bei dem betreffenden, glaukomkranken Menschen im Verlaufe seiner Erkrankung ist. Die Knochenasche als solche wirkt ja schon allein auf die Ausatmung. Der Luftwurzelsaft konzentriert die Wirkung mehr auf das Auge. Interessant ist, dass Glaukomkranke oft Atembeschwerden haben, nicht richtig ausatmen können, auch Lungenemphysmen haben. Rudolf Steiner wies darauf hin, dass jede Einatmung den Druck in der Cerebrospinalflüssigkeit steigert, nur wird dieses sofort durch die Ausatmung wieder aufgehoben. Beim Glaukom ist nicht genug Ausatmung da, um den durch die Einatmung gesteigerten Druck in der Cerebrospinalflüssigkeit und damit im Kammerwasser des Auges wieder aufzuheben. Nun ist das Philodendron, aus dessen Luftwurzeln der Saft für das Präparat gewonnen wird, keine Pflanze, die auf Felsen klettert. Solche Pflanzen sind schwer zu beschaffen, da sie nur in den Tropen zu finden sind. Ich hoffe aber, dass es mit der Zeit der Weleda gelingen wird, Verbindungen anzuknüpfen, um das Material zu beschaffen. Ich erwarte davon sehr viel für die zukünftige Glaukomtherapie. Immerhin kann man mit Cinis ossium cum Philodendron ein Glaukom, wenn auch nicht heilen, so doch bessern oder aufhalten. Jedenfalls wirkt es drucksenkend und bessert im Gegensatz zum üblichen Pilocarpin, welches die Schulmedizin anwendet, die Sehschärfe und das Gesichtsfeld. Interessant ist, dass selbst in Fällen, wo der Druck nicht zur Norm zurückgeht, trotzdem Sehschärfe und Gesichtsfeld sich bessern. Das ist ein Zeichen, dass der erhöhte Druck bei Glaukom nicht die Hauptsache ist, sondern etwas Sekundäres. Ich verwende Cinis ossium cum Philodendron als Injektion in 8. Potenz und innerlich in D3 bis D6.

Oft habe ich bei Cinis ossium cum Philodendron die Indikation etwas weiter gefasst und es auch da gegeben, wo es sich um Fälle handelte, bei älteren Leuten z.B., mit etwas weiter Pupille, die über Flocken-Sehen und schwarze Punkte vor den Augen klagten. Es waren Fälle, wo ein ausgesprochenes Glaukom nicht zu finden war, wo auch keine Drucksteigerung da war. Man konnte sie vielleicht als Vorstadium eines Glaukoms auffassen. Durch Cinis ossium cum Philodendron konnten solche Patienten geheilt werden.

Cinis ossium cum Philodendron hat auch eine schmerzstillende Wirkung. Ich habe es einmal bei einem Patienten gegeben, der einen Splitter in der Sklera hatte, der nicht entfernt werden konnte und starke Schmerzen verursachte. Der Patient wollte sich das Auge, trotzdem es blind war, nicht entfernen lassen. Durch Cinis ossium cum Philodendron ließen die Schmerzen unmittelbar nach dem Einnehmen nach.

Eine weitere Angabe von Rudolf Steiner bei Glaukom, die er mir einmal persönlich gegeben hat, ist Stannum. Dass Stannum bei Glaukom wirksam sein kann, ist insofern einleuchtend, als Stannum auf alles Flüssige organisierend und formend wirkt. Deshalb seine Verwendung bei Hydrozephalus, pleuritischen Exsudaten, Gelenkergüssen etc. Ich habe sehr lange herumgesucht, in welcher Form es am besten verwendet werden könnte. Bewährt haben sich mir dann Augentropfen in Ampullen Stannum D8 und Injektionen Stannum D30 oder D10. Ich habe immer wieder nach Injektionen Stannum D30, besonders auch bei kindlichem Glaukom, also bei Hydrophthalmus unmittelbare Druckherabsetzungen gesehen.

In einem besonderen Fall von Glaukom riet Rudolf Steiner einmal zu Belladonna. Dass auch Belladonna mitunter bei Glaukom angewandt werden kann, ist aus dem vorher darüber Gesagten einleuchtend. Nur habe ich die Erfahrung gemacht, dass man die Potenz nicht tiefer als D10 geben darf. Die 6. Potenz konnte mitunter das Gegenteil und eine Drucksteigerung bewirken. Nach Injektionen von Belladonna D10 habe ich dagegen direkte Pupillenverengerungen gesehen, wenn die Pupille wie immer bei Glaukom zu weit war. Das war ein Zeichen, dass der Druck gesunken war.

Ich selbst habe außerdem in manchen Fällen Injektionen von Iscador A St 6 oder Q St 6 in die Lebergegend gegeben und gute Wirkungen gesehen. Es wurde direkt nach der Injektion eine wohltuende Wirkung im Auge angegeben. Es waren dies allerdings nur Fälle, die einen präcancerösen Eindruck machten. Aber wenn man daran denkt, dass das Glaukom ein ähnlicher Prozess ist wie eine Geschwulstbildung, kann man den günstigen Einfluss verstehen. Wichtig ist bei Glaukom die Heileurythmie, und zwar alles, was auf die Ausatmung wirkt. Also besonders Vokale, vor allem U, und von Konsonanten M.

Wenn wir nun zur Irido-Cyclitis kommen, so ist sie eine entzündliche Erkrankung des mittleren rhythmischen Teiles des Auges. Glaukom kann man im Gegensatz, wie bereits gesagt, dazu mehr mit einem Geschwulstprozess vergleichen, denn das Glaukom ist ein zu starkes Physisch-Werden des Auges, wo auch das vermehrte Kammerwasser ein totes Wasser wird, also gleichsam Außenwelt. Bei der Irido-Cyclitis spielen Blutprozesse, Eisenprozesse eine Rolle. Verwachsungen des hinteren Teiles der Iris mit der Linse, sogenannte hintere Synechien, Glaskörpertrübungen, gesellen sich sehr bald als Folgen hinzu. Sekundär kann dann ein Glaukom entstehen, ebenso wie aufgrund eines chronischen Magenulkus sich ein Karzinom entwickeln kann.

Eine Patientin mit Irido-Cyclitis tuberculosa fragte einmal Rudolf Steiner nach einem Vortrage in Prag, wo er einiges über Augenerkrankungen ausgeführt hatte, ihretwegen um Rat. Rudolf Steiner riet ihr zu Spongia-Sanguinaria D15. Die Patientin hat die Lösung, trotzdem sie alkoholisch war, direkt ins Auge eingeträufelt und, trotzdem es sehr brannte, eine entschiedene Besserung gespürt. Später wurde das Medikament dann eingenommen.

Spongia ist ein Meerschwamm, der wie alle Schwämme in sich vorzugsweise das rhythmische System darstellt. Er besteht ja nur in Einsaugen und Ausstoßen von Wasser, Ernährung und Atmung sind bei ihm noch eins. Er kann gleichsam saugend und reinigend wirken auf das, was sich als Schlacken absetzt.

Sanguinaria ist die Wurzel einer nordamerikanischen Pflanze, die zu den Papaveraceen gehört. Sie hat einen roten Saft und eine weiße Blüte. Wir haben da in dem roten Saft der Wurzel eine starke Beziehung zum Blut-Eisenprozess, und es ist, wie wenn die weiße Blüte ein Bild dafür ist, wie zu stark in die Sinne herauf wirkende Blutprozesse zurückgedämpft, gereinigt und geklärt werden.

Es hat sich mir im Laufe der Jahre Spongia-Sanguinaria als ein sehr wertvolles Medikament bei Irido-Cyclitis bewährt. Ich verwende es als Injektionen in die Schläfe, auch als Augentropfen und innerlich. Es hat sogar eine druckherabsetzende Wirkung bei sekundärem Glaukom. Bei Folgezuständen von Irido-Cyclitis mit Verwachsungen, also hinteren Synechien, habe ich mir ein Präparat hergestellt aus Formica D15 plus Iris bovis D4 und verwende es als Injektion in die Schläfe. Die Formica soll lösend und wärmend wirken und die Iris bovis gleichzeitig das Ätherische im Auge beleben. Alle tierischen Präparate wirken direkt auf den Ätherleib. Ich habe hier gute Wirkungen gesehen.

Außerdem gebe ich bei Irido-Cyclitis immer Wärmeapplikationen mit Species ophthalmicae, die besser wirken als die üblichen elektrischen Heizkissen. Species ophthalmicae ist eine sehr glückliche Mischung aus Erythrea centaurea, Euphrasia off., Foeniculum vulgare, Plantago lanceolata. Ich möchte im Folgenden kurz auf diese Bestandteile eingehen.

Euphrasia ist eine Pflanze, die zu den Scrophulariaceen gehört. Sie enthält Gerbsäure, Bitterstoff, blauen Farbstoff lieferndes Chromogen, fettes und ätherisches Öl und aromatische, harzartige Substanzen. Sie ist ein Parasit, der von den Wurzeln von Gräsern lebt. Von Melanchthon wird erzählt, dass er einst an «Augenfluss» litt und dass ihm da im Traum ein Schutzgeist in Gestalt eines Arztes erschien, der ihm Euphrasia anriet. In 2 Tagen sei er geheilt gewesen. Die Pflanze hat in ihren weißen, blaugeäderten Blüten, die auf der Unterlippe einige strahlend gelbe Streifen haben, etwas sehr Leuchtendes. Auch die Blätter geben in ihrer fächerförmigen Anordnung etwas Hinausstrahlendes, während die Wurzel sehr unscheinbar ist. Das Wurzelhafte vereinigt die Pflanze in ihren oberen Teilen mit dem Ausstrahlenden, es ist, wie wenn beides in Wechselwirkung stünde. Man kann versuchen, aus dieser Signatur der Euphrasia ihre Wirkung abzulesen, die bei jeder Art von Entzündung der Augen günstig ist.

Fenchel als Umbellifere hat etwas stark Lösendes und durch sein ätherisches Öl Aufbauendes. Es ist als Umschlag der Kamille unbedingt vorzuziehen, die vom Volk oft bei Augenentzündungen verwendet wird, aber beim Auge keine günstige Wirkung hat. Sehr gut sind Fenchelkompressen bei Hordeola. Sie wirken hier wärmend, lösend und zerteilend.

Plantago und Erythrea centaurea sind bekannte wundheilende Pflanzen. Plantago ist besonders wirksam durch ihren Kieselsäuregehalt.

Zusammenfassend kann man sagen, dass die Heilungsmöglichkeiten mit den erwähnten Mitteln bei Irido-Cyclitis bedeutend bessere sind als in der Schulmedizin. Ich habe Patienten oft bessern können, die mit den dortigen Behandlungsmethoden nicht vorankamen. Ich erinnere mich an einen besonders schweren Fall von Irido-Cyclitis, der von der Augenklinik in Freiburg aufgegeben war und vor der Erblindung stand. Der Prozess hatte sich bereits auf die Konjunktiva in Form eines tiefen Ulkus ausgedehnt. Er wurde mir zur Behandlung übergeben, trotzdem er dort klinisch aufgenommen war. Die Augenklinik verfolgte den Verlauf mit Interesse. Er ist dann geheilt worden.

Ich möchte jetzt kurz noch auf die Konjunktivitis und das Hordeolum und Chalazion eingehen, weil dies Erkrankungen sind, die dem praktischen Arzt häufig in der Sprechstunde begegnen.

Die Lider sind ein merkwürdiges Gebilde in ihrem rhythmischen Sich-Öffnen und -Schließen. Es ist wie ein fortwährendes abwechselndes Wachen und Schlafen. Bei der Konjunktivitis werden die Lider schwer, fallen zu, sie nähern sich dem Schlafzustand. Sie kommen aus dem Sinnesbereich mehr in den Stoffwechselbereich. Hier verwende ich in leichten Fällen oft Euphrasia D3 als Augentropfen, bei Absonderungen Argentum nitricum D4, die als Dilutio aquosa auch in gewöhnlichen Fläschchen haltbar ist, während ich sonst bei Augentropfen wegen der Haltbarkeit Ampullen verwende. Argentum spielt bei entzündlichen Augenerkrankungen eine große Rolle, man kann es z. B. bei Panophthalmie als Injektion in Argentum praep. D30 subkutan in die Schläfe verwenden und dadurch viel erreichen. Bei der absondernden, eitrigen Konjunktivitis wird es sich darum handeln, Argentum, das ja besonders zum ätherischen Leib eine Beziehung hat, zu kombinieren mit Stickstoff in Form von Argentum nitricum. Dadurch wird das Astralische neben dem Ätherischen zu stärkerer Tätigkeit aufgerufen und der Absonderung Einhalt getan. Ich verwende als Augentropfen Argentum nitricum D4 dil. aquosa 1–2-mal täglich 2 Tropfen.

Bei der Diplobazillen-Konjunktivitis ist Zincum sulfuricum 0,3 % angebracht, wie es auch die Schulmedizin verwendet, denn die Wirkung ist da eine sehr eklatante und einleuchtende.

Bei einseitiger Konjunktivitis muss man berücksichtigen, ob es sich um das rechte oder linke Auge handelt. Rudolf Steiner hat einmal erwähnt, dass das rechte Auge mehr Beziehung zum Merkur hat, das linke mehr zum Kupfer.

Das rechte Auge ist mehr das verstehende, das linke mehr das fühlende, dasjenige,, welches mehr eingestellt ist auf Interessehaben für dasjenige, das man anschaut. Rudolf Steiner spricht darüber im dramatischen Kurs und weist darauf hin, dass mit dieser Verschiedenheit der Augen zusammenhängt, warum auf der Bühne in Fällen, wo das Interesse des Zuschauers erweckt werden soll, der Schauspieler von rechts nach links gehen muss. Dann empfängt das Auge im Anschauen von dem nach dieser Seite hin Gehen den Eindruck des Interessanten. Dagegen, will man in einer Passage auf den Verstand des Zuschauers wirken, auf das reine Verstehen, muss der Schauspieler von links nach rechts gehen.

Es genügt bei rechtsseitiger Konjunktivitis, wenn ich die Schläfen mit Ungt. Mercur D3 einreiben lasse, bei linksseitiger wird die linke Schläfe mit Ungt. Cupri eingerieben.

Nun nehmen gern im Auge die äußeren Entzündungen kugelige Formen an, es ist, wie wenn die Augenbildung nachgeahmt würde. Eine Konjunktivitis nimmt gern eine granulöse, körnerartige Form an wie bei Frühjahrskatarrh, Trachom, den Phlyktänen. Es treten an den Lidrändern Hordeola auf, in der Lidbindehaut Chalazien. Hordeola und Chalazien lassen sich außerordentlich gut beeinflussen durch Staphisagria D3 innerlich.

Staphisagria ist eine Delphinumart und gehört zu den Ranunculaceen. Es kommt im Mittelmeergebiet vor. Die Blüte bildet eine Traube mit violetten Kelchblättern. Die Pflanze ist behaart. Die Samen sind tetraetisch, aromatisch und giftig. Zur Verwendung kommen die Samen. Sie haben eine erweichende, zerteilende Wirkung. Ein Hordeolum kann damit schnell zum Verschwinden gebracht werden, besonders wenn man kombiniert mit heißen Kompressen von Fencheltee. Bei einem Chalazion steht man vor der Wahl, es entweder operativ auszuschälen oder mit Staphisagria D3 und Ungt. Cupri oder Ungt. Uraninit es mehrere Monate zu behandeln. Man kann es dann, wenn man genug Ausdauer hat, zum Verschwinden bringen. Immerhin wird es auch bei operativem Vorgehen, welches ein harmloser Eingriff ist, ratsam sein, Staphisagria innerlich zu geben, um Rezidiven vorzubeugen.

Erwähnen möchte ich noch die Chorioiditis disseminata. Sie ist eine Aderhauterkrankung, die mit Entzündungen beginnt und sehr schnell zu Narben und dichten schwarzen Pigmentschollen in der Aderhaut führt. Das Sehvermögen wird dadurch sehr behindert. Die Schulmedizin ist dagegen machtlos. Man rechnet sie zu den tuberkulösen Augenerkrankungen. Ich bin allmählich darauf gekommen, in solchen Fällen Phosphor D10 innerlich, Quarz D12 innerlich und Ungt. euphrasiae zum Einreiben in die Schläfe zu geben. Damit habe ich erstaunliche Wirkungen gesehen.

Ich hatte z. B. eine 34-jährige Patientin, die am 11.4.1946 mit einer Chorioiditis disseminata links zu mir in die Sprechstunde kam. Es waren alte und frische entzündliche Herde in der ganzen Aderhaut verstreut zu finden. Visus links: = 2/50, rechts = 4/4. Sie bekam Phosphor D10, Quarz D12 und Ungt. euphrasia. Am 18.4., also nach 7 Tagen, war der Visus schon auf 3/50 gestiegen. Nach einem Aufenthalt in der Höhe, während welcher Zeit sie immer wieder die Medikamente genommen hatte, kam sie am 22.7.1947 wieder in die Sprechstunde. Visus links = 4/15 f. Am 29.7.1947 Visus links = 4/10, am 22. 8. Visus links 4/5. Alte Pigmentherde waren natürlich noch in der Aderhaut zu finden, doch waren die frischen Entzündungsherde abgeheilt, und es war so viel gesunde Netzhaut dazwischen, dass die Patientin stark in ihrem Sehvermögen gebessert war.

Ein Glioma retiane habe ich kürzlich bei einem $2^{1}/_{2}$ Jahre alten Kind behandelt. Ich gab Injektionen von Iscador Q St. 10 0,2 ccm in die Schläfen. Das bewirkte sofort ein Nachlassen der Brecherscheinungen, die gelben Tumormassen gingen zurück, die Pupille erschien wieder in ihrer Schwärze, und zwar konnte beobachtet werden, wie im Laufe der Injektionen die Pupille aus einem senkrechten schwarzen Spalt allmählich sich zu ihrer gewöhnlichen Rundung entwickelte. Leider trat später ein Rückfall ein, so dass das Auge entfernt werden musste.

Immerhin ist es interessant, dass das Iscador, wenn auch nur vorübergehend, eine günstige Wirkung gehabt hat.

Zum Schluss möchte ich noch einiges streifen, was mit dem geistigen Aspekt des Auges zusammenhängt. Rudolf Steiner hat einmal darauf hingewiesen, wie die Sinne, indem sie die äußerste Grenze unseres Körpers bilden, eine Brücke sind zu höheren Bewusstseinszuständen. Wir haben gesehen, wie stark das Auge im Ätherischen lebt. Aber es lebt darin unbewusst. Gelingt es uns, bewusst diese Welt des Ätherischen zu erfassen, dann kommen wir zur Imagination. Das ist ein Bewusstseinszustand, zu dem der Mediziner, wenn er anthroposophischer Arzt werden will, streben muss.

Das war es, was wie ein tragischer Zug im 12. Jahrhundert über den Lehrern von Chartres waltete, dass sie nicht mehr herankommen konnten an die Welt des Ätherischen, die ihnen wie eine hehre Göttin erschien – Natura nannten sie sie –, aber die ihnen immer wieder entschwand. Bei Brunetto Latini in seinem «Tesoretto» leuchtet noch etwas davon herein. Und lange Zeit vorher, als der Tempel von Ephesus noch stand, da konnte zwar der alte Grieche die Welt des Ätherischen erleben, aber nur im Schlaf. Persephone nannte er sie. Und er sprach davon, wie in der Nacht, wenn er seine Augen schloss, Persephone einzog durch seine Augen.

Heute sagt Rudolf Steiner von den Sinnen Folgendes (Therapeutenkurs 1924): «Durch die Tätigkeit des Nerven-Sinnes-Systems im Zusammenhang mit der Atmung werden aus der kosmischen Umgebung Stoffe in außerordentlich fein verteiltem Zustande aufgenommen, von der Nerven-Sinnes-Organisation in den Organismus eingegliedert und ersetzen substanziell dasjenige, was alles abgeht, bilden also neue Substanz im Organismus. Der gewöhnliche Stoffwechsel liefert substanziell bloß das Nervensystem.»

Es sind also, so befremdend dies auch für das heutige Bewusstsein erscheint, die Sinne an der Ernährung des Menschen sehr beteiligt, es ist gleichsam eine kosmische Ernährung, die durch die Sinne vor sich geht. Es ist das, was die alten Griechen im Schlaf bewusst erlebt haben als das in ihre Augen Einströmende, Belebende, das sie Persephone nannten.

Diese Dinge haben auch eine therapeutische Seite. Durch dauerndes Brillentragen schließt man sich ab von dieser ernährenden kosmischen Welt. Das kann man besonders bei Kindern unter 6 Jahren beobachten, wenn sie infolge von Strabismus convergens bei Hyperopie vom Augenarzt zu ständigem Brillentragen verurteilt werden. Die Kinder werden dann auffallend schnell blass, bekommen schlaffe Gesichtszüge, verlieren ihre Kindlichkeit, trocknen gleichsam ein. Es fehlt die kosmische Ernährung durch die Augen. Ähnlich ist es bei kurzsichtigen Kindern, die ständig Brillen tragen müssen. Da ist das beste Gegenmittel, die Brille nur zeitweise tragen zu lassen, viel Eurythmie machen zu lassen ohne Brille und zu Naturbeobachtungen hinführen, die Interesse und Liebe im Kinde erwecken. Die Kinder blühen dann auf, abgesehen davon, dass die Augen besser werden. Wie erwähnt, ist bei einer Statistik in Stuttgart festgestellt worden, dass die Waldorfschule die geringste Anzahl von Kurzsichtigen unter ihren Schülern aufwies. Das hängt mit der besonderen Pädagogik zusammen, die die erwähnten Dinge berücksichtigt, die die Kinder an die Eurythmie heranführt und an die liebevolle Betrachtung der Natur.

Es ist ja die Eurythmie etwas, was im höchsten Grade die kosmische Ernährung durch die Sinne fördert und den ganzen Menschen an die Welt des Ätherischen heranbringt, in der er sonst unbewusst mit seinen Augen lebt.

ILSE KNAUER

Kurzsichtigkeit und Weitsichtigkeit

Eine Erwiderung und Erweiterung zu den Aufsätzen von J. Grube und H. Brunke in den Beiträgen Heft 4, Juli/August 1975.

Die Beiträge von J. Grube und H. Brunke über Kurzsichtigkeit und Weitsichtigkeit haben mich veranlasst, einiges dazu zu erwidern.

J. Grube geht von der Äußerung Rudolf Steiners aus, dass die normale menschliche Augenbildung ein aufgehaltener, verlangsamter Entzündungsprozess ist und dieser bei der Myopie beschleunigt ist. Dieses, meine ich, bezieht sich aber nur auf die embryonale Augenbildung. Wenn dadurch ein größeres Auge entsteht, die sogenannte Achsenmyopie, ist dieses nicht allein ausschlaggebend für die Kurzsichtigkeit. Es ist bekannt, dass auch Menschen mit kleinen Augen kurzsichtig sein können. Wir müssen also bei der Myopie noch etwas anderes berücksichtigen, und das ist der Sehprozess, der nicht immer abhängig ist vom physischen Bau des Auges. Diesem sollen die folgenden Ausführungen dienen.

Rudolf Steiner legte immer Wert darauf, einen Krankheitsprozess vom Gesichtspunkt der Wesensglieder zu betrachten. Nur eine solche Diagnose kann in die Therapie überführen. Darauf ist das Buch «Grundlegendes» von Rudolf Steiner und Ita Wegman aufgebaut.

Der Sehprozess hängt mit den übersinnlichen höheren Wesensgliedern zusammen. Dabei spielen nicht nur die physikalischen passiven Vorgänge des Einfalls der Lichtstrahlen und der Lichtbrechung eine Rolle, wie bei einem Photoapparat. Denn das Auge ist ein tätiger Organismus.

Zum besseren Verständnis sei hingewiesen auf die Ausführungen Rudolf Steiners im 2. Ärztekurs 1921, wo geschildert wird, dass die oberen Wesensglieder Ätherleib, Astralleib und Ich sich im oberen Menschen anders verhalten als im unteren. Im Sinnes-Nerven-Menschen sind sie sehr frei, wenig an das Physische gebunden, im Stoffwechselmenschen dagegen stark gebunden, so dass hier Nahrungsumwandlung, Darmbewegung vor sich gehen kann, während oben eine Verbindung mit der Umwelt geschieht. So kann Rudolf Steiner davon sprechen, dass im Sehprozess vom Auge aus Ätherisches und Astralisches hinströmt zum Gegenstand. Damit das Gesehene aber bewusst wird, muss es sich im Physischen des Auges spiegeln [5].

Es sind also zwei Dinge nötig für das normale Sehen: die freie Betätigung der übersinnlichen Wesensglieder und das physische Auge, in welchem gespiegelt wird.

Beim Kurzsichtigen betätigen sich die oberen Wesensglieder nicht frei, sondern sowohl Ätherleib wie Astralleib sind zu stark an das Physische des Auges gebunden. Darauf beziehen sich Äußerungen von Rudolf Steiner, die auch von J. Grube und H. Brunke angeführt werden, aber nicht von dem Gesichtspunkt angeschaut werden, wie er von R. Steiner wohl gemeint ist.

Dort, wo R. Steiner über eine mangelhafte Inkarnation des Kurzsichtigen im 5. Vortrag von «Geisteswissenschaft und Medizin» spricht, bezieht er sich auf den Astralleib [1]. Im 14. Vortrag über das Gerüst bezieht er sich auf den Ätherleib [2]. Diese beiden wirken verschieden.

Es sei das über die Tätigkeit des Astralleibes Gesagte hier noch einmal angeführt:

«Kurzsichtige Menschen sind solche, welche eine gewisse Zurückhaltung ihres Ich und astralischen Leibes haben gegenüber dem physischen Leib. Man hat es zu tun mit einem Menschen, dessen Geistig-Seelisches nicht eingreifen will in das Leiblich-Physische.»

Da damit eine mangelhafte Inkarnation gemeint ist, die übrigens bei kurzsichtigen Kindern immer zu beobachten ist, muss der Astralleib, der zwischen unterem und oberem Menschen immer polar wirkt, im Fall der Myopie sich zu stark an das Physische des Auges binden, kann nicht frei genug zu den Dingen der Umwelt hinausströmen. Daraus ergibt sich das schlechte Sehen in die Ferne, das gute Sehen in die Nähe. Die Ichorganisation dagegen ist schwach, kann den Prozess nicht beherrschen. Das polare Wirken des Astralleibes kann man in einer Lemniskate darstellen [4]. Nur daraus kann verstanden werden, warum bei normaler Augenbildung erst im Schulalter oder bei Berufen mit starker Beanspruchung des Nahsehens eine Myopie auftritt.

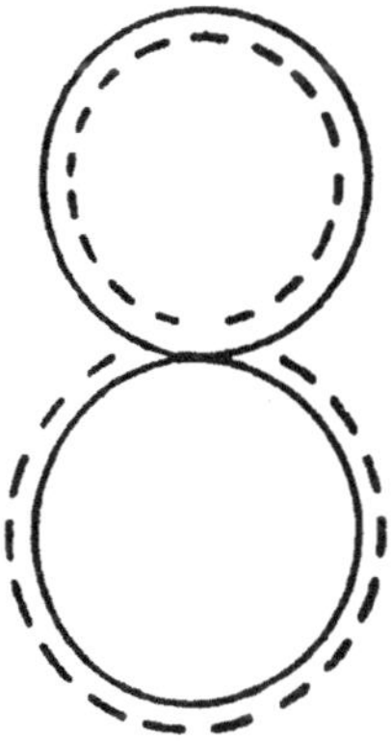

Die Therapie kann dann folgende sein: Belladonna D12 Augentropfen, Quarzsalbe in die Augenumgebung, nachts, innerlich Phosph. D5, Skorodit D6, Vivianit D6, Ferrum D6, alles zur besseren Inkarnation und lösend im Sehprozess. In der Heileurythmie haben sich bewährt: L, M, F, U, I. Die Laute wirken lösend im Augenbereich und gleichzeitig inkarnierend. Die Wirkung wird verstärkt durch Laute mit Fingern und Zehen. Das F ist dabei nicht «Vorbereitung», wie J. Grube meint, sondern besonders stark auf die Myopie wirkend, weil es Ätherisches und Astralisches im Auge löst und unten inkarniert. Das I wirkt auf die Ichorganisation und besonders auf den Rücken, der meist schwach ist bei myopen Kindern. Laute mit den Händen und Fingern sind wichtig, weil sie eine besondere Beziehung zum Auge haben. «Je mehr an unserer Oberfläche unsere Organe liegen, von desto geistigeren Kräften rühren sie her» [7]. Dies ist der Fall bei Augen, Fingern und Zehen. «Aus den Fingern gehen hervor und leuchten weit hinaus in den umliegenden Raum strahlende Gebilde des Ätherleibes» [8].

Inwieweit auch die Beine mit den Augen zusammenhängen, geht aus folgender Äußerung R. Steiners hervor: «Unsere zwei Beine sind nur fleischgewordene Richtungen des Wahrnehmens, die wir in einer geistigeren Weise auch haben, indem sie sich vom Gehirn durch die Augen ausstrecken und die Farben wahrnehmen. während wir sonst die Schwere wahrnehmen und alles, was damit zusammenhängt» [9].

Erwähnt soll noch die Beziehung zwischen Auge und Niere sein, doch kann in diesem Rahmen nicht näher darauf eingegangen werden.

Ähnliches wie bei der Heileurythmie wird erreicht durch Farben. Eine therapeutische Angabe von Rudolf Steiner in dieser Hinsicht bei einer stark kurzsichtigen Patientin lautet:

«Zweimal täglich schauen auf einen himmelblauen Karton; zu gleicher Zeit ein Senfpflaster auf die Fußsohlen, bis es anfängt zu ziehen. Dabei vorstellen: ‹Jetzt dringt durch meine Augen die

Blauheit des Himmels ein bis zu meinen Füßen.› Um das gut zu spüren, ein Senfpflaster.»

Über das Blau sagt Rudolf Steiner an anderer Stelle [6]: «Würde man in eine blaue Fläche untertauchen, so würde man durch die Welt gehen, indem man das Bedürfnis empfindet, mit dem Blau immer weiter und weiter vorzuschreiten, den Egoismus in sich zu überwinden, gleichsam makrokosmisch zu werden, Hingabe zu entwickeln.»

Im Fall der erwähnten therapeutischen Angabe bei der kurzsichtigen Patientin sollte also das Blau im Augenbereich den Astralleib lösen, im unteren Menschen durch das Senfpflaster inkarnieren. Erfahrungsgemäß kann man das Blau noch stärker zur Wirksamkeit bringen, wenn man abwechselt mit kurzem Anschauen von Rot.

J. Grube führt diesen Fall, der in den Degenaar-Krankengeschichten zu finden ist, als Entzündung an und spricht von einem starken Blutprozess, der zurückgedrängt werden muss.

Ich habe diese Patientin kurz nach dem Tode von Rudolf Steiner selbst gesehen. Sie hatte eine Myopie mit Degenerationen und eine mangelhafte Blutversorgung des Auges, also keinen starken Blutprozess. Nun kann eine Entzündung in eine Degeneration übergehen, weil bei beiden der Astralleib zu stark an das Physische gebunden ist. Der Unterschied liegt nur im Ätherleib. Dieser ist bei der Entzündung zu stark tätig, bei der Degeneration durch das Alter sehr abgeschwächt. Durch das Blau wird der zu stark gebundene Astralleib gelöst, was in beiden Fällen erwünscht ist. Deshalb sind Angaben von Rudolf Steiner vorhanden, die sowohl bei Katarakt als auch bei Konjunktivitis auf eine blaue Fläche schauen lassen.

Was geschieht nun mit dem Ätherleib beim Kurzsichtigen? Darauf beziehen sich die Ausführungen von Rudolf Steiner über das Gerüst im 14. Vortrag von «Geisteswissenschaft und Medizin» [2]. Es heißt darin, dass die Ichtätigkeit im ganzen Menschen ein physisches Gerüst erzeugt; der Sehvorgang ein ätherisches Gerüst. Beim Kurzsichtigen rückt das ätherische Sehgerüst näher an das physische Gerüst, beim Weitsichtigen ist es weiter entfernt. Daraus folgt, dass beim Kurzsichtigen auch der Ätherleib stärker an das Physische des Auges gebunden ist, als es normalerweise der Fall ist. Denn der Ätherleib wirkt im unteren wie im oberen Menschen gleichsinnig, nicht polar wie der Astralleib. Man kann es in der Form einer Ellipse veranschaulichen.

So muss man in der Therapie beim Kurzsichtigen auch den Ätherleib stärker vom Physischen lösen. Dieses geschieht durch die bereits erwähnte Therapie. Allerdings muss berücksichtigt werden, dass eine Besserung der Sehkraft nur im Anfangsstadium der Myopie und vor dem 21. Lebensjahr zu erreichen ist. Doch kann vorgebeugt werden, dass es im späteren Alter nicht zu den bekannten Degenerationen kommt. Sind diese bereits vorhanden, wird die Therapie sich anders gestalten müssen. Man wird aufbauende Medikamente geben müssen und die Ichorganisation stärken. Das geschieht durch das Harz der Lärche, Resina laricis. Man kann es verwenden entweder als Augentropfen oder Kompressen oder subkutane Injektionen, diese gemischt mit dem am stärksten befallenen Organ des Auges und Belladonna D20.

Wenn nun ein Kurzsichtiger mit geeigneter Brille normal sehen kann, so korrigiert die Brille nur das passive Einfallen der Lichtstrahlen. Unterbunden wird dabei die aktive Tätigkeit der Wesensglieder, die vom Menschen ausgeht, zu den Dingen hin, die Ätherleib und Astralleib löst vom zu starken Haften am Physischen des Auges. Dabei soll nichts gegen das Brillentragen gesagt werden. Je nach dem Fall ist es nötig. Doch wird ein zeitweises Üben ohne Brille immer gut sein.

Die Tatsache, dass zwei Kurzsichtige, wenn sie mit gleichstarken Brillengläsern auf normales Sehen korrigiert worden sind, ohne Glas verschieden gut sehen, lässt einen aufmerken. Hier spielt der aktive Sehprozess eine Rolle. Er kann bei dem einen stärker, beim anderen schwächer sein, er kann das Physische des Auges überwinden.

Wie ist es nun beim Weitsichtigen, bei der Hyperopie? Da sind die oberen Wesensglieder zu frei, sie betätigen sich weniger am Aufbau des physischen Auges. Da ist das Sehen in die Nähe erschwert, in die Ferne gut. Nur bei starker Hyperopie und im Alter ist auch das Sehen in die Ferne erschwert. Es schießt der Sehprozess über das Ziel hinaus. Der Vortrag von R. Steiner über das ätherische Sehgerüst, wo es heißt, dass dieses zu wenig an das physikalische Gerüst bei der Hyeropie gebunden ist, auch im Auge, erläutert es [2].

Die Therapie muss bei der Weitsichtigkeit die oberen Wesensglieder stärker an das Physische des Auges binden. Dies kann geschehen durch eine 10-prozentige Equisetumsalbe in die Augenumgebung. Es wird dadurch der Astralleib von der Niere gelöst und greift im Auge stärker ein. Ferner sind Augentropfen Corp. Vitr./Argent. D6 günstig und Belladonna. In der Heileurythmie helfen Stoßlaute B, N, als Vokale A und E.

Aus den bisherigen Ausführungen folgt, dass das Auge bei der Hyperopie zu stark Sinnesorgan ist. Es hat deshalb weniger Neigung zu Degenerationen, sondern mehr zu Glaukom, welches man als eine Geschwulstbildung bezeichnen kann. Bei einer Geschwulst greift ja der Astralleib nicht genügend ein, der Ätherleib ist schwach. Beim Kurzsichtigen dagegen ist das Auge zu sehr Stoffwechsel-Organ. Da greift der Astralleib zu stark ein, deshalb die Neigung zu späteren Degenerationen.

Die Meinungsverschiedenheit von J. Grube und H. Brunke in dieser Hinsicht beruht darauf, dass H. Brunke eine Degeneration als zu starken Kopfprozess auffasst [10].

Aus den vorhergehenden Ausführungen geht aber hervor, dass sowohl Entzündung als auch Degeneration Stoffwechselprozesse sind. Nur hat die Degeneration mit dem Nervenprozess ein Gemeinsames in dem schwachen Ätherleib. Vielleicht werden sich durch diese Ausführungen die Divergenzen der beiden Autoren Grube und Brunke beheben lassen.

Literatur

[1] Geisteswissenschaft und Medizin 1920, 5. Vortrag, R. Steiner

[2] Geisteswissenschaft und Medizin 1920, 14. Vortrag, R. Steiner

[3] Ärztekurs 1921, R. Steiner

[4] Zur Therapie 1923/24, 31. Dezember bis 2. Januar 1924, R. Steiner

[5] Zyklus «Okkultes Lesen und okkultes Hören», Dornach, 3. Oktober 1914, R. Steiner

[6] Vortrag Dornach, 1. Januar 1915, R. Steiner

[7] Vortrag Leipzig, 22. Februar 1916, R. Steiner

[8] Exkurse in das Gebiet des Markus-Evangeliums, 7. Vortrag, Berlin, 28. Februar 1911, R. Steiner

[9] Vortrag 24. Juni 1920, Stuttgart, R. Steiner

[10] Beiträge zu einer Erweiterung der Heilkunst, Heft 4/75, Aufsätze von J. Grube und H. Brunke

ILSE KNAUER

Augenerkrankungen und ihre Behandlung

Eine Augentherapie nach geisteswissenschaftlichen Gesichtspunkten ist nur möglich, wenn das Auge im Zusammenhang mit dem ganzen Menschen betrachtet wird. Dieser Zusammenhang ist nicht nur dadurch gegeben, dass das Auge mit dem Organismus durch Blutgefäße, Lymphgefäße und Nerven verbunden ist. Es besteht auch ein Zusammenhang zwischen dem Auge und den übersinnlichen Wesensgliedern Ätherleib, Astralleib und Ich-Organisation. Ist der Ätherleib ganz allgemein durch Übermüdung oder Krankheit geschwächt, so äußert sich diese Schwäche auch am Auge; es wird matt, nimmt die Umwelt weniger intensiv auf, wird leichter geblendet, die Sehschärfe leidet.

Freude, Kummer und Schmerz spielen im Astralleib. Sie äußern sich im Glanz des Auges, im Spiel der Pupille, in Tränen. Die Pupille wird weit bei Schmerz und Angst, aber auch dann, wenn Geist und Seele des Menschen den Körper nicht richtig ergreifen können. Deshalb haben Kinder oft weite Pupillen, besonders wenn sie kurzsichtig sind. Die Kurzsichtigkeit entsteht dadurch, dass das Geistig-Seelische nicht eingreifen will in das Leiblich-Physische.[12] Der Greis dagegen hat meist enge Pupillen.

Ist die *Ich-Organisation* geschwächt, tritt eine Störung im Zusammenwirken beider Augen auf, in deren Bewegungsapparat, den Augenmuskeln. Eine Folge davon ist das Schielen, das später abgehandelt wird. Hier sei nur darauf hingewiesen, dass diese Störung nicht nur lokal zu sehen ist, sondern sich im ganzen Menschen äußert, was besonders in der Heileurythmie beobachtet werden kann: Es treten Schwierigkeiten beim Schreiten auf; das Bein, das dem schielenden Auge entspricht, wird weniger beherrscht. Beim Strabismus convergens wird häufig das Bein der kranken Seite zu stark nach innen gewendet. Ist ein Auge durch Krankheit sehr sehschwach oder blind geworden, so weicht der Patient beim Schreiten gern nach der gesunden Seite ab, ein Hinweis, dass das Auge mit der Ich-Organisation zusammenhängt, die sich im Schreiten offenbart. Die Gliedmaßen auf der Seite des kranken

Auges sind weniger bewusst, weniger belebt und weniger durchlässig.

Auf diesen Zusammenhängen beruht auch die Möglichkeit, durch Heileurythmie mit Armen, Fingern, Füßen und Zehen auf die Augen zurückwirken zu können. Gerade die Finger und Zehen als die peripherischsten Teile der Gliedmaßen hängen über den Ätherleib besonders mit den Augen zusammen.

Wie sehr das Auge mit dem Gesamtorganismus korrespondiert, ersieht man auch aus folgenden Beobachtungen. Bei angeborenen Anomalien der Augen treten oft Deformitäten bei Fingern und Zehen auf. Kurzsichtigkeit ist meist mit Senkfüßen verbunden. Die therapeutischen Hinweise von R. Steiner bei Kurzsichtigkeit umfassten auch äußere Anwendungen an den Füßen, so z. B. Cochleareasalbe auf den Fußrücken oder Senfpflaster auf Sohlen oder Waden.

Das Auge ist aus den Kräften des ganzen Weltalls heraus gestaltet. Wie kein anderes Organ des Menschen ist es ein Abbild des Kosmos (siehe Bd. I, S. 132 ff.). Seine sphärische Gestalt zeigt sich in immer neuen Wiederholungen und Abwandlungen in Sklera, Choroidea und Retina, in der Iris mit den kreisförmigen und radiär ausstrahlenden Muskeln, in der runden Pupille. Eine noch weitere Abwandlung zeigen die Linsenfasern. Es wechseln die Formen zwischen Punkt und Umkreis und dem Radial-Ausstrahlenden. So tritt die Arteria ophthalmica ins Zentrum des Sehnervs ein und teilt sich dann in der Retina in mehrere radiäre Äste, die von einem Punkt ausstrahlen und sich dann wieder auf der Papille sammeln. Meist sind es vier Äste, ein Bild für das Verhältnis von Blut und Nerv oder Puls zu Atem, die sich im gesunden Zustand wie 4 : 1 verhalten. Die Venae vorticosae treten durch die Sklera sternförmig aus.

Für das gesunde Auge fand Steiner folgenden Vergleich: «Wenn Sie sich das ganze Firmament vorstellen mit den Sternen, die das Licht auf die Erde hereinstrahlen, und das ganz klein denken, dann haben Sie eigentlich das Innere des Menschenauges. Es ist eigentlich eine ganze Welt im kleinen. – Das Auge ist innerlich wie ein erleuchteter Sternenraum. Das Licht geht nicht ins Gehirn hinein. – Das Licht fühle ich mit der Seele.»[13]

In krankhaften Zuständen kann man z. B. bei der Synchisis scintillans beim Spiegeln ein Funkeln und Glitzern im Glaskörper wie bei einem Sternenhimmel beobachten. Die Retinitis pigmentosa zeigt beim Spiegeln auf der Netzhaut zahlreiche schwarze Pigmentkörnchen von sternähnlicher Form, wie Lichter, die zu Asche geworden sind.

Wegen des intensiven Zusammenhanges des Auges mit dem gesamten Organismus spiegeln sich in ihm auch Allgemeinerkrankungen wider.

Die Netzhautblutungen bei *Diabetes* sind Ausdruck einer gestörten Ich-Organisation bzw. deren Verlagerung mehr ins Nerven-Sinnes-System, was ja beim Diabetes vorliegt (siehe Bd. II, S. 181 ff.). Bekanntlich kann die Insulinbehandlung die diabetischen Netzhauterkrankungen nicht aufhalten. Es ist deshalb eine Gesamtbehandlung des Diabetes nötig, d. h. eine Stärkung der Ich-Organisation im Stoffwechsel, wodurch nicht nur der diabetischen Situation, sondern den diabetischen Augenveränderungen entgegengewirkt wird. Therapeutisch kommen hierbei Rosmarinbäder oder Equisetumbäder in Betracht (siehe Bd. II, S. 315); innerlich: Belladonna D6; Hyoscyamus D4; Betula, Folium D1 (10 %) Caryophylli D3; Stibium met. praep. D6; Prunus spinosa, Summitates D2–D5; Phosphorus D5. Bei Netzhautblutungen sind angezeigt Injektionen Retina D10 und Arnica Planta tota D15, in die Augenumgebung Stibium met. praep. 0,4 % Ungt.; als Augentropfen Capsella bursa pastoris D4. Einem Diabetiker sollte man – auch ohne Netzhautblutungen – Retina D10 Inj. verabreichen.

Die charakteristische fleckförmige Netzhautdegeneration bei Diabetes, die oft auch die Macula betrifft, ist die Folge eines übermäßig starken Abbaus durch den Astralleib, der von der Ich-Organisation nicht beherrscht wird.

Die *Retinitis albuminurica* bei chronischer Nephritis ist Ausdruck eines zu stark wirkenden Astralleibes im Auge. Das Nierensystem hat ja die Aufgabe, die Kräfte des Stoffes radial auszustrahlen. Dabei haben die Nerven und Sinne, die sich nach dem Innern des menschlichen Organismus erstrecken, die Aufgabe, plastisch in der Organbildung zu wirken (siehe hierzu das Kap. Nieren, S. 69). Ist diese Nierentätigkeit, die sog. Nierenstrahlung, zu stark, so entstehen Krämpfe, aber auch Entzündungen oder Abbau. Im Auge finden wir als Ausdruck dieser Auseinandersetzung die Sternfigur in der Macula lutea, die Kaliberschwankungen der

Netzhautarterien und den korkzieherartig gewundenen Verlauf der Netzhautvenen.

Ist umgekehrt die Nierenstrahlung zu schwach, so kommt es nicht nur zu Hypotonie, Hämorrhoiden, Status varicosus, Menorrhagien (siehe Kap. Nieren, S. 71), sondern das Auge wird auch nicht genügend mit Blut bzw. Ätherischem versorgt. Die Folge kann eine Netzhautablösung sein bzw. in späteren Jahren Netzhautdegenerationen.

Bei diesen Störungen der Nierenstrahlung braucht der Urin keinen pathologischen Befund aufzuweisen.

Aber auch andere Störungen im Augenbereich, die Konjunktivitis, Lichtempfindlichkeit und Heterophorie können ihre Ursachen in Funktionsstörungen von Leber, Niere, Magen oder Unterleib haben.

Wie stark die Beziehung des Auges zum Wasserhaushalt, d. h. letztlich zum Ätherleib sind, zeigen die schon im Kapitel Lichtstoffwechsel (siehe Bd. II, S. 223) erwähnten Versuche bezüglich der Bedeutung des «energetischen Anteils der Sehbahn» (Hollwich). Die Wirkungen erstrecken sich nicht nur auf den Wasserhaushalt, sondern das ganze Vegetativum, den Kohlenhydratstoffwechsel und den Tagesrhythmus.[14] So wird durch Lichteinwirkung über das Auge in der Epiphyse die Melatoninabsonderung herabgesetzt und die Keimdrüsen werden entsprechend stimuliert. Deshalb hält man Legehennen unter stärkerer Belichtung.

Herzkrankheiten können ein linksseitiges Glaukom verschlechtern oder hervorrufen. Man wird bei solchen Patienten, wenn das Glaukom überwiegend links auftritt, an eine zusätzliche Herzbehandlung denken müssen, besonders wenn eine Hypotonie vorliegt.

Die fundamentale Idee der Dreigliederung, die dem menschlichen Organismus zugrunde liegt, können wir auch im Auge wiederfinden:

Die Sklera kann man vorwiegend als dem Stoffwechselsystem zugehörig ansehen, doch lichtet sie sich nach vorne zur durchsichtigen Cornea auf. Das eigentliche Sinnes-Nerven-System repräsentiert die Retina mit Ausbreitung der Sehnervfasern. Zum rhythmischen System gehören Chorioidea, Iris, Ziliarkörper und Glaskörper.

Aufschlussreich ist die embryonale Bildung des Auges, das

deutlich aus einer Zweiheit hervorgeht. Cornea und Linse sind von außen, vom Ektoderm gebildet. Ihnen wächst von innen der hintere Teil des Auges mit dem Glaskörper entgegen. Dieser Teil des Auges entspricht mehr dem Leben, während der vordere Teil relativ unlebendig und Außenwelt ist. Die Pupille der Iris ist in der Mitte wie ein Tor zwischen außen und innen.

Den vorderen Teil des Auges mit Iris und Linse kann man auch als den aktiveren «sprechenden» Teil ansehen. Der hintere Teil mit der Retina ist mehr aufnehmend. Man kann den vorderen Teil mehr mit dem sprechenden Kehlkopf vergleichen, den hinteren mit dem aufnehmenden Ohr. So wie aber Kehlkopf und Ohr funktionell ein Ganzes sind, eine Einheit bilden, so ist auch vorderer und hinterer Teil des Auges ein Ganzes.[15]

Um zu einer Ratio in der Therapie zu kommen, ist es wichtig, sich die verschiedenen Gesichtspunkte klarzumachen, aus denen sich die Therapie für einzelne Krankheiten ergibt.

Skleritis

Die Entzündungen der Sklera sind sehr schmerzhaft und können oft sehr hartnäckig sein. Es handelt sich hier um den Stoffwechselanteil des Auges. Warme Umschläge mit Species ophthalmicae oder Heilerde, innerlich Graphites D6, auch Mercurius viv. nat. D6 und Belladonna D20 haben sich bewährt. Liegt eine rheumatische Ursache vor, so sind Formica bzw. Vespa Crabro oder Apis als Injektionen und als Augentropfen angezeigt (siehe Bd. II, Kap. Tierische Heilmittel, S. 441 ff.), als Augentropfen auch Stannum met. praep. D8. Man muss auch an die erwähnte Verwandtschaft des Auges mit der Peripherie und der Haut denken. Deshalb sind auch Schwefelbäder gut.

Konjunktivitis

Auch bei der Konjunktiva sind wir noch im Stoffwechselbereich des Auges. Es besteht eine deutliche Beziehung zu dem Stoffwechsel und besonders zu den Schleimhäuten. Viele Schleimhautentzündungen, besonders von Nase, Rachen, aber auch Magen,

Darm und Unterleib können eine Konjunktivitis zur Folge haben. Es sei an dieser Stelle das Reiter'sche Syndrom erwähnt mit der Trias Polyarthritis, Uretritis und Konjunktivitis. Andererseits können Erkältungen, Schlaflosigkeit, Überanstrengungen, Erschöpfung durch schwere Krankheit, Nachtarbeit, besonders Arbeit bei schlechtem künstlichem Licht, wie überhaupt jede Schwächung des Ätherleibes eine Konjunktivitis bewirken. Im letzteren Falle helfen Augentropfen, Prunus spinosa, aber auch Injektionen von Iris Bovis D4. Das Organpräparat Iris hat eine aufbauende Wirkung, die sich nicht nur auf die Iris selbst erstreckt, sondern auf den Lichtstoffwechsel wirkt.

Iris Bovis ist besonders wirksam bei Konjunktivitis von Glaukom-Patienten, bei denen durch Pilocarpin oder ein anderes Miotikum leicht eine Reizkonjunktivitis entsteht.

Bei *akuter* Konjunktivitis kommen in Betracht Euphrasia D3 und Mercurialis (Wala) Augentropfen; bei *Verätzungen* und Verblitzungen Combudoron-Augentropfen, möglichst häufig angewandt.

Bei *eitriger* Konjunktivitis sind sehr wirksam Argentum nitr. Augentropfen (D4). Dabei kommt nicht nur die bekannte oligodynamische Wirkung von Silber in Betracht. Silber baut den Ätherleib auf, während durch den Stickstoff der Astralleib angesprochen wird, der in dieses Gebiet eingreift. Auch Calendula D4 Augentropfen (mindestens viermal täglich!) können zu einer schnellen Heilung führen. – Ist die Konjunktivitis mit *Randkeratitis* verbunden, sind Echinacea/Quarz Augentropfen (Wala) angezeigt, die sich auch bei Trägern von Kontaktlinsen bewährt haben.

Bei einem Fall von eitriger Konjunktivitis bei einem Säugling waren nach wirkungsloser Vorbehandlung erst Umschläge mit Resina Laricis comp. Emulsio, 15 Tropfen auf 2 Esslöffel Wasser, erfolgreich.

Bei Trockenheit der Konjunktiva können Echinacea 10 % Ungt. oder Stibium met. Praep. 0,4 % Ungt., nachts auf die Lider aufgetragen, günstig wirken.

Bei Conjunctivitis follic. kann man Cuprum sulfuricum Augentropfen (D6) anwenden, auch bei Entzündungen der Conjunctiva bulbi, besonders am linken Auge. Es hilft auch beim Tränen der Augen. In leichteren chronischen Fällen kann man auch Dioptas

D8 (natürliches Kupfersilikat) als Augentropfen nehmen; diese auch bei Lichtempfindlichkeit. – Bei überanstrengten Augen mit Nahbeschwerden sind sehr wirksam die Augentropfen Argentum-Corpus vitreum.

Mercurius vivus ist angezeigt als Salbe (0,1 %) oder Augentropfen (D6) oder Zinnober D20 innerlich, vor allem bei rechtsseitigen Augenerkrankungen. Das rechte Auge ist mehr eingeschult auf das Verstehen, das linke mehr auf Interesse haben für das, was man anschaut.[16]

Bei *Heuschnupfen* kann man Gencydo Augentropfen verwenden neben der üblichen Grundbehandlung (siehe S. 215 ff.). Hier hat sich auch die Injektion von Aurum D30 / Equisetum D20 āā bewährt (ca. zweimal wöchentlich).

Bei Diplobazillen-Konjunktivitis sind die üblichen Zink-Augentropfen angezeigt (Zincum sulfuricum 0,01 : 10,0).

Schließlich ist noch daran zu denken, dass auch eine falsche Brille eine Konjunktivitis auslösen kann.

Selten sind Neubildungen in der Konjunktiva. Sie sind mit Pigmentbildungen verbunden und dann verdächtig auf Malignom.

Bei einem achtjährigen Jungen fand ich eine umschriebene Gefäßneubildung in der temporalen Seite der Konjunktiva des linken Auges, verbunden mit Pigmenteinlagerungen und Linksstauungen. Wegen des dringenden Verdachtes auf ein Malignom sollte das Auge enukleiert werden. Eine Behandlung mit Iscador P c. Hg sowie Chelidonium Augentropfen und Solutio Siliceae comp. D15 Dil. brachte die Erscheinungen zurück, so dass die Operation unterbleiben konnte.

Liderkrankungen

Blepharitis und Hordeolum sind Ausdruck einer Allgemeinerkrankung.

Die *Blepharitis* ist Begleiterscheinung einer skrophulösen Konstitution oder einer allgemeinen Ekzematose. Hier ist eine Konstitutionstherapie nötig, die sich natürlich nach den jeweiligen Gegebenheiten richtet. Günstig erweist sich die Therapie mit Conchae D6 Trit.; äußerlich Antimonit 0,4 % Ungt. auf die Lidränder oder Euphrasia comp. Augensalbe.

Das *Hordeolum* ist meist Ausdruck einer allgemeinen Furunkulose und muss wie diese behandelt werden (z. B. mit Erysidoron 1 und 2, Sulfur jodatum, Mercur., Quarz). Äußerlich sollten heiße Umschläge mit Fencheltee und Spec. ophthalmicae gemacht werden. Innerlich: Belladonna D10, Schlehen-Elixier, als Augentropfen: Euphrasia D3 oder Echinacea D3, Injektionen subkutan in den Nacken, mit Gencydo 1 %. Als Salbe kann besonders Euphrasia comp. Augensalbe oder auch Mercur. viv. 0,1% oder Echinacea Ungt. 1 % verwendet werden. (Die beiden zuletzt genannten Salben in die Augenumgebung, *nicht in das Auge* streichen!)

Das *Chalazion* gehört in den Bereich der gutartigen Geschwülste. Es entsteht bekanntlich durch Verschluss einer Talgdrüse. Äußerlich wird Viscum Pini 5 % Ungt. aufgetragen und innerlich Staphisagria D3 oder Fluorit D10 gegeben. Die operative Ausschälung des Chalazions ist angebracht, wenn es so groß ist, dass es bei der Augenbewegung hinderlich ist. Wegen der Rezidivgefahr ist aber eine gleichzeitige interne Behandlung nötig.

Keratitis

Die Cornea ist gefäßlos und dadurch schlecht ernährt. Sie ist der am stärksten entvitalisierte Teil des Auges. Deshalb ist die Heilungstendenz der Keratitis oder eines Ulcus corneae so schwierig. Angezeigt sind heiße Kompressen mit Species ophthalmicae, Injektionen Quarz D12 mit Stibium met. praep. D6, Belladonna D20, innerlich Conchae D6, Aethiops antimon. D8. Auch heiße Fußbäder mit Equisetumtee wirken günstig. Als Augentropfen sind angezeigt Euphrasia D3 oder Quarz D6.

Die Aufbauprozesse und eine Kräftigung der Sinnesorgane kann man erreichen durch Quarz, am besten in Verbindung mit dem Lärchenharz. Deshalb sind bei chronischen Fällen Injektionen von Quarz D30 / Resina Laricis D5 angezeigt.

Bei Macula corneae haben sich Augenkompressen mit Resina Laricis comp. Emulsio oder als Salbe bewährt, auch Quarz D12 Inj. und Trit. (auch D30 / Resina Laricis D5 Inj.).

Iritis

Die Folgeerscheinungen der *Iritis* wie hintere Synechien, Praecipitate, Glaskörpertrübungen, sekundäres Glaukom können eine erhebliche Schädigung der Sehkraft bewirken. Da die Iris zum rhythmischen Teil des Auges gehört, muss immer auf Herz und Kreislauf Rücksicht genommen werden. Diese können ebenso wie Unterleibserkrankungen (besonders Endometritiden und Senkungen) oft eine Ausheilung erschweren. Auch nach einer Schwangerschaft kann eine Iritis auftreten. In einem Fall sprach eine Iritis auf die Therapie erst an, nachdem eine Myombehandlung mit Berberis durchgeführt worden war. Der Uterus ist der rhythmische Teil des Unterleibes, hat aber auch eine Beziehung zum Herzen (siehe S. 337).

Bei einer rheumatischen oder tuberkulösen Iritis muss auf die Allgemeinerkrankung Rücksicht genommen werden.

Bei jeder Iritis oder Irido-Cyclitis sind immer heiße Kompressen angezeigt mit Species ophthalmicae. Dieser Tee besteht aus Euphrasia, Foeniculum, Plantago lanceolata und Erythraea centauricum und stellt eine sehr glückliche Kombination dar.

Euphrasia, der Augentrost, gehört zu den Skrofulariaceen und gilt als Parasit, der von den Wurzeln der Gräser auf Viehweiden lebt. Deswegen führt die Pflanze auch den Namen «Milchdieb». Die Wurzel ist sehr unscheinbar, was mit ihrem parasitären Charakter zusammenhängt. Man findet in der Pflanze Gerbsäure, Bitterstoffe, einen blauen Farbstoff lieferndes Homogen und andere Substanzen. Man kann darin den hereinziehenden Charakter ablesen, was bei überschießenden Entzündungsprozessen im Sinnesbereich notwendig ist. In der Volksheilkunde ist Augentrost seit längster Zeit bekannt. Von Melanchthon wird erzählt, dass er einst an «Augenfluss» litt und dass ihm im Traum ein Schutzgeist in Gestalt eines Arztes erschien, der ihm diese Pflanze anriet. In zwei Tagen sei er geheilt gewesen.

Foeniculum, der Fenchel, gehört zu den Umbelliferen (siehe Bd. II, S. 258), die alle in durchlichteter Luft leben und dieses Element in den ätherischen Ölen zum Ausdruck bringen. Außerdem enthält Fenchel den Kieselprozess, der für die Augen von großer Bedeutung ist. Die Aufgüsse sind als Umschlag der Kamille unbedingt vorzuziehen, die eher im Stoffwechselbereich wirksam ist.

Plantago lanceolata, der Spitzwegerich, und *Erythraea centaurium,* das Tausendgüldenkraut, sind bekannte wundheilende Pflanzen, besonders im Schleimhautbereich.

In der Iritisbehandlung wird man Atropin oder Scopolamin nicht entbehren können. Die dadurch bewirkte symptomatische Pupillenerweiterung schützt vor der Bildung der hinteren Synechien. Man braucht es aber seltener zu geben bei der hier erwähnten Therapie.

Ein ganz wesentliches Medikament bei der Iritisbehandlung ist Sanguinaria D15 / Spongia D15 āā, das auf R. Steiner zurückgeht, der es einer Patientin mit schwerer Irido-Cyclitis anriet. Besonders die subkutanen Injektionen in die Schultergegend oder Schläfe haben sich sehr bewährt. Bei hartnäckigen Fällen kann man die Injektionen mit Cissus-Ossa D6 kombinieren, auch wenn kein sekundäres Glaukom vorhanden ist.

Spongia ist ein Meeresschwamm, in dessen Lebensprozess Ernährung und Atmung noch eines sind. Die Trennung von ätherischer Grundlage und astralischem Eingreifen ist noch nicht so differenziert wie bei höheren Tieren. Darauf beruht die therapeutische Wirkung (siehe Bd. II, S. 447), wobei der Jodgehalt sicher einen wesentlichen Anteil hat. Die reinigende Wirkung erstreckt sich mehr auf den oberen Menschen sowohl bei Iritis wie auch Glaskörpertrübung und Präzipitaten.

Sanguinaria canadensis, die Blutwurz, ist eine nordamerikanische Papaveracee. Sie hat einen roten Saft und eine weiße Blüte. In dem roten Saft der Wurzel kann man eine starke Beziehung zum Blut-Eisen-Prozess sehen, während die weiße Blüte ein Bild dafür ist, dass die zu stark in die Sinne wirkenden Blutprozesse zurückgedämpft, gereinigt und geklärt werden. Sanguinaria D15 kann man innerlich anwenden bei dem oft sehr quälenden Symptom der *Mouches volantes,* auch zugleich Augentropfen Sanguinaria/Spongia.

So kann Sanguinaria D15 / Spongia D15 āā bei einer Irido-Cyclitis einesteils die Entzündung beeinflussen, andererseits Glaskörpertrübungen klären und hintere Synechien lösen sowie den Augendruck regulieren.

Da es sich hierbei darum handelt, Entzündungs- und fehlgeleitete Eiweißprozesse zu beherrschen – nicht zuletzt auch wegen der rheumatischen Komponente –, ist Eisen angezeigt, das in Bezug auf den Lichtstoffwechsel Magnesium als Grundlage hat (siehe Bd. II, S. 226). In dem Präparat *Uvea comp.* sind die beiden Metalle direkt mit Iris verbunden (siehe Bd. II, S. 243). Ihre Wirkung wird durch Hyoscyamus ergänzt, das zum rhythmischen System eine besondere Beziehung hat (z. B. im Cardiodoron) und das für die Iris als rhythmischem Teil des Auges spezifischer indiziert ist als die generellere Belladonna-Wirkung. Bei akuter Irido-Cyclitis wendet man D30 als Injektion an, zur Vorbeugung von Rezidiven D15 Inj., Augentropfen D6.

> Bei einem jetzt 43-jährigen Patienten mit rheumatischer Vorgeschichte treten seit 6 Jahren rezidivierende Iritiden auf, die fachärztlich mit Cortison und Antiphlogistica behandelt werden. – Erhält Uvea comp. Augentropfen und D15 Inj. 2 Amp. mit Eigenblut. Insges. 9 Inj. Nach 2-jähriger Beobachtung keine Rezidive. Der Patient berichtet auch eine positive Wirkung auf seine rheumatischen Beschwerden (Dr. Matthiolius).

Therapeutisch indiziert ist ferner bei Iritis Belladonna D10–D30, besonders Injektionen von Belladonna D20. Bei akuten, heftigen Schmerzanfällen haben sich Injektionen Belladonna D30 bewährt. Die Belladonna als Heilpflanze ist in Bd. II auf S. 277 ausführlich dargestellt.

Bei hinteren Synechien kann man Injektionen von Formica D15 und Iris Bovis D4 zusammen in die Schläfen- oder Schultergegend geben – bei besonders hartnäckigen Fällen können hilfreich sein Injektionen von Tabacum D10, Argentit D30, Apis D6, Iris Bovis D4, Lachesis D10 (sc. Oberarm).

Bei den Folgezuständen einer Irido-Cyclitis mit Glaskörpertrübungen haben sich als sehr hilfreich bewährt die Augentropfen Belladonna/Betula/Formica.

Ein wichtiges Medikament bei Iritis und Irido-Cyclitis ist Absinthium D1 / Resina Laricis D3 āā Dil. (dreimal 10 Tropfen). Dieses Medikament geht auf R. Steiner zurück. Die Patientin, die es seinerzeit erhielt, hatte eine schwere Irido-Cyclitis mit starken Verwachsungen der Iris mit der vorderen Linsenkapsel und reichlich Glaskörpertrübungen, so dass das Sehvermögen stark herabgesetzt war. Sie erhielt außerdem noch Cardiodoron, ohne dass Herz- und Kreislaufstörungen vorlagen. Diese Medikamentation wird verständlich, wenn man sich vergegenwärtigt, dass die Iris – wie oben dargestellt – zum rhythmischen System innerhalb des Auges gehört und durch Cardiodoron insgesamt rhythmische Prozesse angesprochen werden.

Resina laricis ist das Harz der Lärche; es hat einen stark aromatischen Geruch. Die Lärche ist ein Nadelbaum, wirft aber wie sonst nur die Laubbäume im Rhythmus der Jahreszeiten die Nadeln ab. Im Verhältnis zu anderen Nadelbäumen wirkt er sehr weich, empfindsam. Harze sind der innerste Lebenssaft eines Baumes. Sie sind fest geworden, ohne trüb zu werden, und haben eine belebende Wirkung auf den Ätherleib. Das Harz dieses ganz im Rhythmus des Jahres lebenden Baumes wirkt Verhärtungen entgegen.

In dem Präparat *Resina Laricis comp.* (Emulsion und Salbe) ist die Wirkung des Lärchenharzes verstärkt durch Ananas. Diese hartschalige, im Innern aber stark aromatische und wässrige Frucht wirkt Verhärtungen, Verkrampfungen und Trübungen entgegen. Zur Unterstützung der Therapie aller degenerativen Prozesse kann man Resina Laricis comp. Emulsio als Badezusatz verwenden, da die Peripherie bzw. die ganze Haut des Menschen eine Beziehung zu den Augen hat, worauf schon wiederholt hingewiesen wurde (1–2 Esslöffel auf ein Ganzbad).

Bei Kindern mit rezidivierender Iritis ist oft eine Konstitutionsbehandlung mit Eisen, z. B. Ferrum ustum D4 oder Ferrum ustum comp. oder Skorodit D6 nötig, um den Inkarnationsprozess anzuregen.

Auch hier kann die medikamentöse Therapie durch Heileurythmie unterstützt werden. Bei Iritis wird dadurch besonders Rezidiven vorgebeugt. Es kommen in Betracht: L M G A U, Sympathie – Antipathie, Ballen und Spreizen, besonders Rhythmen (siehe Bd. II, Kapitel Heileurythmie, S. 355 ff.).

Chorioiditis

Die Chorioidea kann man ebenso wie die Iris und den Ziliarkörper dem rhythmischen Teil des Auges zuordnen, da sie das eigentliche Zirkulationssystem und Blutorgan des Auges bildet.

Eine Entzündung tritt meist bei tuberkulöser Disposition auf (Chorioiditis disseminata). Die Herde erstrecken sich über die ganze Aderhaut. Die Entzündung führt schnell zu verstreuten, teils entzündlichen, teils narbig-degenerierten Herden mit Einlagerung von dichten schwarzen Pigmentschollen. Dadurch wird das Sehvermögen sehr behindert. Die Patienten zeigen meistens eine «zerfließende» Konstitution, weshalb die Gestaltungskräfte angeregt werden müssen. Auch das Herz ist dabei zu berücksichtigen.

Medikamentös steht im Vordergrund eine Beeinflussung der Konstitution bzw. der tuberkulösen Disposition durch Phosphor, Ferrum und Quarz. Bewährt haben sich Phosphorus D10 Dil., Ferrum met. praep. D10 Trit., Conchae D6, Quarz D12, Chrysolith D12. – Resina Laricis D6 / Retina D4 āā als Injektion kommen besonders dann in Betracht, wenn die Herde in der Macula liegen; im akuten Stadium Chrysolith comp. als Injektion. Ansonsten kann Konstitutionstherapie erforderlich sein, z.B. mit Kephalodoron u.a.

In der Heileurythmie kommen in Betracht B S U, L M (hinter dem Kopf), Rhythmen, Sympathie – Antipathie, I.

Erkrankungen der Retina

Netzhautdegeneration

Sie ist die häufigste Erkrankung der Retina, meist mit Beteiligung der Chorioidea. Es handelt sich um einen vorzeitigen Alterungsprozess als Folge von Gefäßsklerose, Myopie, Diabetes und Nierenerkrankungen. Die Netzhautdegeneration tritt meist im Alter auf, kann aber auch schon bei Kindern erhebliche Sehstörungen verursachen. Als *zentrale Macula-Degeneration* ist sie besonders störend, denn sie bewirkt ein zentrales Skotom, wodurch das Fixieren praktisch unmöglich ist. Hier ist eine Heilung nicht möglich, aber es ist dem Patienten schon geholfen, wenn ein Stillstand oder eine geringe Besserung durch eine Behandlung auftritt. Es versteht sich, dass die Behandlung sehr lange Zeit durchgeführt werden muss. Bewährt haben sich in diesem Sinne bei der trockenen Form der Maculopathie die Injektionen mit Resina Laricis D6 / Retina D4 āā zweimal wöchentlich s. c. in die Schultergegend oder in die Schläfe. Man kann diese Injektionen auch mit Arnica D15 oder Plumbum mellitum D20 kombinieren. Letztere sind besonders angezeigt, wenn Gefäßsklerosen mitspielen. Capsella bursa pastoris D4 Augentropfen haben eine gute Wirkung. Diese Pflanze wirkt sowohl Blutungen wie Verhärtungen entgegen. Sehr wichtig ist in diesen Fällen die Heileurythmie; hier kommen L M G U in Betracht, auch mit den Fingern und Füßen, L M um den Kopf.

Die *Retinitis albuminurica* mit der Sternfigur in der Macula lutea ist durch die Grundkrankheit lebensbedrohend. Entscheidend ist die Behandlung der Niere. Lokal werden Capsella bursa pastoris D4 Augentropfen und Equisetum arvense 10 % Ungt. in die Augenumgebung von Nutzen sein.

Netzhautblutungen

Arteriosklerose der Netzhautgefäße kann zu Netzhautblutungen führen. Im Vordergrund steht natürlich die Behandlung der Grundkrankheit. Hier kommen Injektionen in Frage von Arnica D15 zusammen mit Retina D6 bzw. Resina Laricis D6 / Retina D4 āā, Plumbum mell. D20 (eventuell Arnica/Betula comp. Mischampulle), ferner Ferrum hydroxydatum D4 bis D10 Trit. und als Augentropfen Capsella bursa pastoris D4. Letzteres ist wirksam bei inneren Blutungen.

Eine weitere Ursache der Netzhautblutung kann sein eine Thrombose der Vena centralis retinae oder einer ihrer Äste. Dabei sind Augentropfen Borago (D3), auch Ruta graveolens (D3) empfehlenswert; innerlich Kalium aceticum comp. D6. Dazu die erwähnten Inj. Arnica D15 mit Retina D6.

Die juvenilen Netzhautblutungen sind bekanntlich therapeutisch schwer anzugehen. Die Krankheit führt oft zu fast völliger Blindheit und greift somit tief in das Schicksal der jungen Menschen ein. Meist ist in diesen Fällen die Nierenstrahlung zu stark. Dann ist Chamomilla, Radix angezeigt (siehe S. 73), am besten als Injektion D3 sc. in den Oberschenkel. Arnica-Kompressen werden vom Patienten sofort als klärend empfunden. Die Augenumgebung wird mit Hamamelis 10 % Ungt. oder Stibium met. Praep. 0,4 % Ungt. eingerieben. Innerlich haben sich bewährt Marmor/Stibium Mischampullen und Trit.; oder Corallium rubrum D6 / Stibium D6 āā Mischampullen und Trit. Die blutstillende Wirkung von Stibium ist an anderem Ort dargestellt (siehe Bd. II, S. 397). Zur Aufhellung des Glaskörpers und Sehverbesserung kann man Injektionen von Sanguinaria D15 / Spongia D15 āā subkutan in die Schultergegend geben.

Ablatio retinae

Sie tritt vor allem bei Myopie auf, diese wird später abgehandelt. Vor allem liegt bei der Ablatio eine Schwäche des Ätherleibes vor, so dass hier einzelne Teile der Gestaltung aus dem Zusammenhang entfallen. Außerdem ist die Ich-Organisation zu schwach, um das Ganze zu beherrschen, so dass eine Ablösung eintritt. Auslösende Ursachen können Schocks und körperliche Überanstrengungen sein. In erster Linie ist hier Prunus angezeigt. Die Schlehenfrüchte kommen erst durch den Frost zur richtigen Wirksamkeit. Wie in Band I, S. 204, ausgeführt wurde, verbindet sich der Lebensäther durch die Kältewirkung umso stärker mit der Pflanze. Auch in dem stark herben Geschmack der Schlehenfrüchte äußert sich die konzentrierende Kraft. Man wendet Prunus, Fructus 10%ig Ungt. in die Augenumgebung an. Ferner Prunus Fructus D3 zu sc. Injektionen, am besten zusammen mit Injektionen von Retina D6, D10 oder Resina Laricis / Retina Mischampulle subkutan in die Schläfe oder Schultergegend mit nachfolgendem Verband des Auges. Durch das Organpräparat Retina wird die konzentrierende Kraft der Schlehe auf dieses Gebiet gelenkt, somit der Ätherleib dort angesprochen und gestärkt und der Tendenz der Netzhaut, dem Ätherleib zu entfallen, entgegengewirkt.

Die operative Behandlung der Netzhautablösung, bei der eine Narbenbildung an der Rissstelle bewirkt wird, führt oft zu einem guten Erfolg (in ca. 75 % der Fälle). In jedem Falle ist es ratsam, eine Nachbehandlung in obigem Sinne folgen zu lassen, um Rezidive zu vermeiden. Denn es ist nötig, der degenerierten Netzhaut Lebenskräfte zuzuführen und die Ichkräfte zu stärken. Schließlich wird jede folgende Operation vom Auge schlechter vertragen, da operative Eingriffe als solche schon eine Schwächung des Ätherleibes des Auges bewirken.

Ich habe mit der oben erwähnten Therapie wesentliche Sehverbesserungen und Milderungen der subjektiven Beschwerden bei operierten Patienten erreichen können.

Bei frischen Fällen habe ich auch Besserungen gesehen durch Baunscheidtieren der Waden mit frischer Fischgalle, was einmal von R. Steiner geraten wurde. Da es nicht immer leicht ist, frische Fischgalle zu beschaffen, kann man sich auch helfen durch intrakutane Injektionen von Fel Piscis D6 in die Wadengegend oder Fel

Piscis 0,5 % Ungt. in die Wade. Die Salbe kann auch direkt auf die Augenlider aufgetragen werden. Sie hat eine wärmende Wirkung und ist deshalb auch günstig bei Narbenbildungen. Die Fischgalle wird bereits im Alten Testament in der Tobiasgeschichte als heilkräftig für die Augen erwähnt.

Eine sehr wichtige Unterstützung bei Behandlung der Ablatio retinae ist die *Heileurythmie*. Sie muss aber sehr vorsichtig und sachkundig gemacht werden. Sie beugt Rezidiven nach Netzhautoperationen vor. Gute Erfahrungen habe ich mit L und M hinter dem Kopf, N und M von vorn nach hinten und E mit Armen und Füßen gemacht. Dabei das Verbinden der einzelnen E in der Horizontalen. Dazu die Antipathie-Übung, weil diese sehr den Rücken und die Ichtätigkeit stärkt und das Gefühl für den hinteren Raum gibt.

Atrophia nervi optici

Die Atrophie des Sehnerven, die entweder primär oder als Folge einer Neuritis nervi optici auftritt, kann man zu den verhärtenden und abbauenden Augenkrankheiten rechnen. Hier helfen Injektionen von Arnica Planta tota D15, D20 im Wechsel mit einem Organpräparat: Lamina/Retina comp. (es enthält Nervus opticus, Vierhügel und Retina). Besonders gute Wirkungen kann man bei jüngeren Menschen beobachten. Entsprechend der Genese muss man aber auch mit anderen Medikamenten kombinieren (z.B. Nerv. opt. cps. Augentropfen, Wala; Chrysolith comp. oder Chrysolith D12, 30 als Inj. und per os).

Katarakt

Obwohl der graue Star eine typische Erkrankung des späteren Lebensalters ist, kann bei hochgradiger Myopie, allgemeiner Sklerose oder Diabetes die Katarakt schon im mittleren Lebensalter auftreten. Sie beruht auf einer Stoffablagerung in der Linse, und zwar in diffusen oder regelmäßigen Formen im Zentrum oder Speichen in der Peripherie.

Im fortgeschritteneren Stadium entfernt man heute die getrübte Linse und pflanzt in den hinteren Kapselsack eine Kunststofflinse ein. Dadurch wird ein komfortables Sehen erreicht.

Eine operationslose Therapie ist nur sinnvoll bei beginnender Katarakt. Man kann dadurch den Prozess aufhalten, eventuell bessern.

R. Steiner erwähnte, dass man durch Injektion von Belladonna in hoher Potenz, wenn sie direkt ins Blut gegeben werde, den grauen Star beeinflussen könne, vorausgesetzt, dass die Krankheit noch nicht zu weit fortgeschritten ist.

Am besten haben sich mir Injektionen mit Belladonna, Radix D10–D20 subkutan und subkonjunktival bewährt. Bei den subkonjunktivalen Injektionen muss ein Druckverband für eine Stunde mit elastischer Binde erfolgen, und es darf nicht anästhesiert werden. Eine Kombination mit Lens / Resina Laric. (Mischampulle) gibt bessere Erfolge. Man kann diese zusätzlich in den Unterarm spritzen. – Zum Verständnis der Wirkung der Belladonna sei auf das Kap. Heilpflanzen, Bd. II, S. 277, verwiesen. Belladonna ist auch angezeigt als Augentropfen (D6, D12) zweimal täglich 1–2 Tropfen in das Auge oder auch innerlich D6 Dil. oder D10 Dil.

Wirksam unterstützt wird die Belladonna durch Formica und Betula. Diese Mischung ist als Augentropfen im Handel (Belladonna/Betula/Formica) und hat sich bei Ablagerungs- und Verhärtungsprozessen gut bewährt.

Nach einem Hinweis R. Steiners kann man bei Schichtstar Phosphorochalcit (D6, Trit., Amp.) anwenden.

Bei jeder Art von Katarakt ist Resina Laric. comp. (siehe S. 547) Ungt. oder Gelatum angezeigt. Noch besser aber als Emulsion (15 Tr. auf 2 Essl. Wasser zu Umschlägen). Besonders wirksam sind die Kompressen abends, weil sie mitunter auch schlaffördernd wirken.

Glaskörpertrübungen

Sie entstehen bei hochgradiger Myopie, durch Verflüssigung des Glaskörpers im Alter oder als Folge von Irido-Cyclitis. Es sind dies alles letztlich Abbauerscheinungen im Ätherleib des Auges.

Im entzündlichen Zustand bei Iritis sind Injektionen Sanguinaria D15 / Spongia D15 āā zu empfehlen, auch innerlich oder als Augentropfen. Im chronischen Stadium sind hilfreich subkutane

Injektionen von Corpus vitreum-Stannum oder Corpus vitreum D6 / Succinum D6 āā oder Argentum-Corpus vitreum (siehe unten) in die Schläfe oder Schultergegend; innerlich Chrysolith D12 Trit., Sanguinaria D15; Stannum D8 / Succinum D6 āā Augentropfen oder Argentum-Corpus vitreum Augentropfen, ferner Augenkompressen mit Resina Laricis comp. Emulsio (siehe oben).

Glaukom

Es ist wichtig, das Glaukom rechtzeitig zu erkennen, denn es macht oft keine Beschwerden, besonders, wenn nur ein Auge erkrankt, und der Patient kommt so zu spät zum Arzt. Es handelt sich in solchen Fällen um das Glaukoma simplex chronica.

Dramatisch verläuft das akute Glaukom, das in wenigen Stunden zur Erblindung führen kann und mit starken Kopfschmerzen, Übelkeit, Rötung des Augapfels, weiten Pupillen und Sehen von farbigen Ringen um ein Licht einhergeht.

Zur ursächlichen Erklärung der intraokularen Drucksteigerung gibt es viele Theorien.[17]

Bis zum 18. Jahrhundert herrschte die Ansicht Galens vor, dem Glaukom läge eine Vertrocknung der Linse zugrunde. 1844 spricht Mackenzie zum ersten Mal von einer vermehrten Ansammlung wässriger Flüssigkeit im Augeninnern und von Glaskörperquellung. Die Entdeckung des Augenspiegels durch Helmholtz (1851) führte 1855 zur Entdeckung der glaukomatösen Exkavation der Sehnervpapille durch Albrecht v. Graefe. Dieser spricht von einer diffusen Durchtränkung des Corpus vitreum und führt die Entstehung der Hypertension auf eine Neurose der Sekretionsnerven zurück. Aufsehen machte die von ihm zum ersten Mal ausgeführte Iridektomie bei Glaukom, die in vielen Fällen Besserung brachte. Heute wird dem Druck bei Glaukom die größte Bedeutung beigemessen. In der Hauptsache ist man geneigt, die Ursache im Schlemm'schen Kanal zu sehen, der durch Kompression, Verstopfung usw. das Kammerwasser nicht mehr genügend abführen kann. Es regen sich aber auch Stimmen, die von einer verminderten Durchlässigkeit der Glaskörpergrenzschicht bei Glaukom (Nordenson) und einer altersbedingten Änderung des Gelgerüstes des Corpus vitreum sprechen (Thiel).

Im Grunde genommen gilt auch heute noch: «Wir kennen die Grundleiden beim primären Glaukom nicht, deshalb kann unsere Therapie nur darauf gerichtet sein, den Druck zu normalisieren. Damit wird beim akuten Glaukom die bestmögliche Funktion wiederhergestellt, beim chronischen Glaukom die vorhandene wenigstens erhalten, vielleicht etwas verbessert. Nur bei manchen alten chronischen Glaukomen mit schweren Gesichtsfeldausfällen kann Herabsetzung des Druckes, selbst auf sehr niedrige Werte, den fortschreitenden Funktionsverfall nicht mehr aufhalten.»[18]

Aus dem letzteren Umstand kann man ersehen, dass der erhöhte Augendruck nicht allein eine Rolle spielt beim Zustandekommen des Glaukoms – abgesehen davon, dass die Ursache des erhöhten Drucks heute noch nicht klar erforscht ist.

R. Steiner wies 1923 auf den Glaskörper als Ursache des Glaukoms hin.[19] Er sprach von einem zu stark Physischwerden des Glaskörpers, einer Hypertrophie der Glaskörpertätigkeit, welche zum Glaukom führen. Der Ätherleib kann nicht mehr richtig an den Glaskörper heran.

Über die spezifische Funktion des Glaskörpers ist noch wenig bekannt. Das zu starke «Physischwerden» des Glaskörpers ist klinisch schwer festzustellen, weil man keine Veränderungen im Glaskörper sieht; er ist auch beim Glaukom klar. Es kann sich also nicht um Stoffwechselablagerungen handeln wie bei der Katarakt, sondern seine Vitalität ist gestört. R. Steiner weist darauf hin, dass die Linse der mehr unlebendige Teil des Auges, der Glaskörper stärker von Vitalität durchzogen ist. Bekannt ist ja, dass das Glaukom durch Aufregungen, Sorgen, Überarbeitung usw., also Schocksituationen, entstehen kann. Das sind Ereignisse, durch die der Ätherleib geschwächt bzw. partiell sogar herausgeschockt werden kann. Ähnliche Verhältnisse liegen beim Karzinom vor (siehe S. 369ff.). R. Steiner hat sogar das Glaukom mit einem Geschwulstprozess verglichen (s. u.).

Er wies aber auch noch darauf hin, dass eine ungenügende Ausatmung beim Glaukomkranken vorliegt. Dies konnte inzwischen experimentell gefunden werden. Bei experimenteller Hyperventilation sinkt der intraokulare Druck deutlich ab. Bei experimenteller Hypoventilation steigt er jedoch an, ebenso bei Halsvenenstau. «Neben der bekannten Korrelation zwischen Venen- bzw. Intrathorakaldruck und intraokularem Druck wird gezeigt, dass die Tension des Auges auch von der CO_2-Spannung des arteriellen Blutes mitbestimmt wird.»[20]

Als Therapie wies R. Steiner hin auf den kohlensauren Kalk aus Knochenerde, vermischt mit dem Saft von Luftwurzeln. Dadurch soll spezifisch der Ausatmungsprozess angeregt werden. Ausatmung ist hier in einem umfassenden Sinne gemeint (siehe Bd. I, S. 88). Das bezieht sich auch auf die bessere Durchgestaltung des Wasserorganismus.

Das Präparat, das aufgrund dieser Angaben zunächst entstand, war Cinis ossis / Philodendron. Es hatte noch nicht den optimalen Wirkungsgrad erreicht. Dennoch wirkte es bei längerem Gebrauch druckherabsetzend und sehverbessernd.

In geeigneten Fällen hat es auch eine schmerzstillende Wirkung: Ein Patient hatte einen Splitter in der Sklera, der nicht entfernt werden konnte, zur Erblindung geführt hatte und starke Schmerzen verursachte. Es war kein Glaukom vorhanden. Der Patient wollte sich das Auge, obwohl es blind war, nicht entfernen lassen. Durch Cinis ossis / Philodendron ließen die Schmerzen unmittelbar nach dem Einnehmen nach. Das Auge konnte erhalten werden. – Schmerzen treten oft bei Stauungen des Astralleibes auf. Wenn durch das Präparat die «Ausatmung» angeregt wird, dann kann sich auch der Astralleib lösen.

Wirksamer ist das Präparat Cissus-Ossa (Amp. D6; Trit. D3, D6). Es unterscheidet sich von anderen Präparaten durch die Pflanze (Cissus gongyloides), deren Luftwurzel eher den Intentionen R. Steiners entspricht, sowie die Herstellungsart, die Gewinnung des Kalkanteils der Knochen, wobei hier Vogelknochen zur Anwendung kommen.

Stannum ist bei Glaukom angezeigt. Es wirkt formend, und zwar gerade auf den halbflüssig-festen Zustand (siehe Bd. II, S. 426). Bewährt haben sich Stannum Augentropfen (D8), ferner Stannum D12–20. Noch wirksamer ist Corpus vitreum-Stannum, bei dem durch einen pharmazeutischen Prozess das Zinn mit dem Glaskörper verbunden wird (siehe Bd. II, S. 243). Am besten gibt man 2–3-mal wöchentlich eine Injektion zusammen mit Cissus-Ossa sc. Oberarm.

Interessant ist die Beobachtung, dass unter der Glaukomtherapie mit Stannum sich oft als «Nebenwirkung» die Diurese verstärkt, was mit der besseren Beherrschung des Wasserorganismus durch Stannum zusammenhängt.

Während Stannum regulierend auf das Umgehen des Organismus mit dem Wasser einwirkt, kann man das erwähnte zu starke Physischwerden des Glaskörpers durch Silber angehen. Ein entsprechendes Präparat ist Argentum-Corpus vitreum, bei dem durch einen pharmazeutischen Prozess die Silberwirkung direkt an den Glaskörper herangebracht wird. Es ist deshalb nicht nur bei Glaukom, sondern auch bei Glaskörpertrübungen als Injektion und Augentropfen angezeigt. Man kann damit auch akute Schmerzzustände beeinflussen. Ferner hat es eine gute Wirkung bei vorzeitiger Presbyopie und Asthenopie. – Einen anderen Ansatzpunkt hat das Präparat Trabeculum comp., das ebenso wie einige vorher genannte Präparate aus der Zusammenarbeit der Augenärzte mit O. Wolff entstanden ist. Trabeculum comp. wirkt auf den Kammerwinkel und ist so konzipiert, dass Verklebungen, Stauungen usw. des Schlemm'schen Kanals aufgelöst werden sollen. Es ist somit besonders bei sekundärem Glaukom angezeigt, auch in Kombination mit den anderen genannten Präparaten.

Bei chronischen Fällen ist auch Resina Laricis comp., auf das schon wiederholt hingewiesen wurde, angezeigt, sowohl als Salbe wie zu Kompressen (Emulsio).

Sehr günstig wirken auch warme Kompressen mit Jura Fango (Bad Boll). Man verrührt eine kleine Menge des schwarzen Pulvers in heißem Wasser zu einem Brei, streicht diesen auf ein Läppchen und legt es auf das geschlossene Auge, mit Abdeckung durch ein trockenes wollenes Tuch.

Bezüglich der Gesamtbehandlung des ganzen Organismus beim Glaukom verdienen besonders Leber und Niere Beachtung. Die Leber ist ein Organ, das den Wasserhaushalt beherrscht (siehe S. 14). Deshalb ist ihre zusätzliche Behandlung (z. B. mit Kalium carbonicum D6, Hepatodoron u. a.) angezeigt zur Unterstützung der Glaukomtherapie. – Die Niere hängt im selben Sinne mit dem Luftorganismus zusammen. Von hier geht die Beherrschung der Durchatmung aus (siehe S. 66). Deshalb ist in diesem Sinne Equisetum D15 sowie Carbo Betulae (oder Carbo Equiseti) D15, D20 angezeigt (auch Formica D15).

Schließlich hat sich mir auch Bernstein (Corpus vitreum D6 /

Succinum D6) als Augentropfen bewährt. Bernstein ist ein fossiles Harz von Kiefern der Tertiärzeit, welches durch Jahrtausende einen Verhärtungs- und Klärungsprozess durchgemacht hat. Relikte aus früheren Erdzuständen sind oft besonders therapeutisch wirksam, da sie gewissermaßen beim Menschen an die Jugendkräfte appellieren. Hier liegt der Unterschied z. B. zu dem schon oben erwähnten Lärchenharz (Resina laricis), das unmittelbar dem Lebensstrom des Baumes entstammt. Mit dem Bernstein dagegen wird mehr an die Durchlässigkeit des Auges für die Lichtstärke appelliert. Bernstein ist nicht nur beim Glaukom, sondern auch bei Glaskörper- oder Linsentrübungen angezeigt. – Eine gute Kombination sind die Augentropfen Stannum D8 / Succinum D6 āā (am besten dreimal tägliche Anwendung).

Bei manchen Glaukom-Patienten ist Iscador angezeigt, das an sich zur Behandlung der Krebskrankheit verwendet wird. R. Steiner hat das Glaukom als eine Art Geschwulstprozess angesehen, der allerdings nicht zur vollen Auswirkung kommt. Er hat diese Krankheitstendenz polar zu den Entzündungsprozessen im Ohr dargestellt. Auge und Ohr sind als Organe polar aufgebaut, so wie die Krankheitstendenzen der Sklerose bzw. das Karzinom polar der Entzündung gegenüberstehen (siehe Bd. II, S. 120 ff.). Unabhängig von dieser Kenntnis hat einmal ein Fachkollege treffend das Glaukom den «Krebs des Auges» genannt. Man kann also von dieser Seite her auch diese «Geschwulstbildung im Wässrigen» des Auges von der Konstitutionsseite her angehen.

Dass beim Glaukom die Allgemeinbehandlung eine Rolle spielt, wird zwar heute schon gesehen, jedoch in der Praxis noch kaum gewürdigt. So wurde statistisch gesichert gezeigt, dass eine gleichzeitige Herztherapie beim Glaukom die Erfolgschancen der übrigen Therapie verbessert.

Auch auf die allgemeine Stoffwechselsituation ist Rücksicht zu nehmen. Da bekannt ist, dass sich bei Azidose kaum ein Glaukom entwickelt und die alkalotische Stoffwechselsituation das Glaukom fördert (man findet dabei fast kein Vitamin C im Kammerwasser), ergibt sich daraus die Konsequenz, diätetisch oder auch medikamentös die Azidose zu fördern.

Ein wichtiger Bestandteil der Glaukombehandlung ist die Heileurythmie. Durch diese kann man bessere Erfolge erzielen als nur durch medikamentöse Behandlung. Es kommen in Betracht die Laute LMAU, D, S, G in verschiedenen Modifikationen (siehe Kap. Heileurythmie).

Refraktionsstörungen[21]

Die Refraktionsstörungen gehören nicht in das Gebiet der Augenkrankheiten. Doch können sie zu Augenkrankheiten führen, wenn sie einen progressiven Charakter annehmen, besonders bei der Myopie. Gewiss können diese Zustände durch geeignete Brillengläser ausgeglichen werden. Damit ist jedoch das Problem des Zustandekommens der Störung nicht gelöst. Auch können durch Brillengläser die z. B. im Gefolge einer Myopie auftretenden Krankheiten (s. u.) nicht verhindert werden. Wäre das Auge beim Sehen vollständig passiv, so müsste jeder Myope mit gleicher Dioptriezahl ohne Brille die gleiche Sehschärfe haben. Das ist aber nicht der Fall. Bereits daraus sieht man, dass das Auge kein passives Instrument wie etwa ein Photoapparat ist.

Das Sehen ist ein aktiver Prozess, in dem der Mensch lebt und sich ausdrückt; das Auge ist von Leben durchdrungen und tätig. Dadurch kann das Auge dem passiv hereinströmenden Licht Aktivität entgegensetzen, so dass Ätherleib und Astralleib hinausströmen können zum Gegenstand. – Im menschlichen Haupte, besonders im Auge, sind die Wesensglieder viel freier als im mittleren Menschen und besonders im Stoffwechselsystem. Deshalb ist der Mensch beim Sehvorgang nicht in seinem Körper, sondern er ist mit seinem Ich und Astralleib bei dem gesehenen Gegenstand. Das Auge macht das Gesehene bewusst, indem es als Spiegelungsapparat wirkt und der Seele zurückspiegelt, womit sie zusammenlebt.[22]

Um die Refraktionsstörungen zu verstehen, ist es nötig, nochmals auf die Augenbildung als solche einzugehen.[23]

Im Allgemeinen sieht man die Störungen dadurch bedingt, dass das kurzsichtige Auge generell zu lang, das weitsichtige dagegen zu kurz gebaut ist. Das gibt es freilich durchaus als die sogenannte Achsenmyopie. Im Einzelfall und gerade bei den leichteren Fällen kann es anders sein. Etwa neun Zehntel der myopen Augen bis sechs Dioptrien weisen eine ganz andere Achsenlänge auf, als man nach der Refraktion erwarten müsste. Bei den Myopen über sechs Dioptrien sind etwa zwei Drittel reine Achsenmyopien. Die

Bulbuslänge spielt also zweifellos eine wesentliche Rolle. Doch entspricht sie durchaus nicht dem Brechungszustand des Auges. Ein ebenso wichtiger Faktor wie die Bulbuslänge ist die Brechkraft des Auges, also im Wesentlichen die der Hornhaut und der Linse.

Diese zwei Faktoren, also Bulbuslänge und brechendes Medium, werden beim Wachstum des Auges stets koordiniert, so dass die Abbildung des gesehenen Gegenstandes auf der Netzhaut erfolgt – bis zu einem gewissen Grade sogar unabhängig von der Länge des Auges. Wenn also eine Anomalie auftritt, so muss die Ursache nicht in dem einen Faktor, z. B. der Bulbuslänge, liegen, sondern kann auch an dem anderen Faktor, dem brechenden Medium, liegen. Die eine oder andere Störung kann durch das übergeordnete Ordnungsprinzip sogar bis zu einem gewissen Grade ausgeglichen werden. Das heißt aber, erst wenn dies nicht mehr möglich ist, d. h. die Wesensglieder nicht intensiv genug eingreifen, tritt die Anomalie auf. Man spricht heute von einem «Versagen des Korrelationsmechanismus» (Spooner).[24]

Es müssen also Bulbuslänge und Brechkraft zueinander passen, d. h. durch eine *aktive Korrelation* aufeinander abgestimmt sein, sonst entsteht ein Brechungsfehler.

Man kennt aber auch sogenannte *transitorische Ametropien,* d. h. Myopien oder Hyperopien, die nur vorübergehend auftreten. Transitorische Refraktionsstörungen können niemals ihre Ursache im physischen Bau des Auges haben, denn dieses hat seinen Endzustand erreicht. Es sind funktionelle Störungen. Nur weil das Auge ein lebendiger, tätiger Organismus ist, von höheren übersinnlichen Wesensgliedern durchzogen, können diese Störungen auftreten. Sie werden beobachtet nach Traumen, bei Allergien und nach verschiedenen Medikamenten wie z. B. Sulfonamiden und Arsen. Außerordentlich aufschlussreich ist die Beobachtung, dass transitorische *Myopien* beobachtet werden bei *ansteigenden* Blutzuckerwerten, bei deren Abnahme aber Hyperopien. Hierin kann man geradezu einen Schlüssel zum Verständnis dieser geschilderten Erscheinungen erblicken. Der Zucker ist ja der Träger der Ich-Organisation, was verschiedentlich ausgeführt wurde (siehe Bd. II, S. 174 f.). Grundsätzlich ist es ja im Organismus immer das Ich, das eine integrierende, zusammenfassende Funktion hat (siehe Bd. I, S. 51 ff.). Bei dem erwähnten Ordnungsprinzip liegt aber solch eine übergeordnete harmonisierende Funktion vor. Wir dürfen es deshalb als Ausdruck der Tätigkeit der Ich-Organisation anschauen.

So wird auch verständlich, weshalb transitorische Ametropien nach Traumen auftreten können, d.h. aber nach Schocksituationen, wenn die höheren Wesensglieder durch den Schock vorübergehend zu stark aus dem Leib herausgelöst sind und nicht mehr richtig eingreifen können. Auch bei der Allergie liegt die geschilderte Situation vor. Dabei handelt es sich um ein zu starkes Überhandnehmen der Fremdprozesse gegenüber dem «Selbst», d.h. dem Ich (siehe Bd. II, S. 217). Das Arsen ist aber – wie früher wiederholt ausgeführt – Repräsentant des Astralleibes. Wird dieser durch das Arsen übermächtig, so wird dessen Beherrschung durch das Ich erschwert, es kann ebenfalls nicht richtig eingreifen. Offenbar wird letztere Situation auch durch die Sulfonamide bewirkt.

Man kann also sagen, dass ein *Brechungsfehler entsteht,* wenn das *Ordnungsprinzip versagt,* d.h. wenn das *Ich nicht genügend Kraft besitzt* oder anwendet, um das *brechende Medium* und die *Bulbuslänge aufeinander abzustimmen.*

Die Refraktionsanomalien, Hyperopie und Myopie, sind also nicht durch die Bulbuslänge allein gegeben, sondern durch zwei – weitgehend gegensätzliche – Varianten des *Augenbildungsprozesses* als solchem, was näher ausgeführt werden soll.

Jede Organbildung, und damit natürlich auch die des Auges, geschieht durch den Ätherleib, der allerdings seine Impulse durch Astralleib und Ich erhält. Das Auftreten der Refraktionsstörung ist unter diesem Aspekt sehr aufschlussreich: Die Kurzsichtigkeit kommt im Allgemeinen zwischen dem 9. und 14. Lebensjahr zur Erscheinung und schreitet etwa bis zum 30. Jahre fort. Die Weitsichtigkeit dagegen kann schon angeboren sein oder wird im Kleinstkindalter schon entdeckt, vor allem deshalb, weil sie oft mit Einwärtsschielen kombiniert ist. – Offenbar ist also das Auge beim Kurzsichtigen in der ersten Lebenszeit noch in Ordnung, während beim Weitsichtigen der Augenbildungsimpuls von Anfang an zu schwach ist. Das Auge bleibt ja auch im Falle einer Achsenhyperopie zu klein.

Myopie

Die Myopie ist heutzutage das dringendere Problem. Viele Untersuchungen zeigen, dass die Kurzsichtigkeit im Zunehmen begriffen ist, und zwar nur bei zivilisierten Völkern, nicht bei primitiven Stämmen. Auch findet man unter Städtern mehr Kurzsichtige als unter der ländlichen Bevölkerung. Unter den europäischen Gebildeten findet sich ein höherer Prozentsatz von Kurzsichtigkeit als in den übrigen Bevölkerungsschichten (ganz im Gegensatz zu Indien).

An den schwedischen Schulen nahm die Myopie von 1927 bis 1951 zu, trotz erheblicher prophylaktischer und hygienischer Maßnahmen, bei Realschülern um 19,45 %, bei Latein-Abiturienten um 25,26 %. In Deutschland hatten Volksschüler einen Anteil von 4,38 % Myopen, Schüler höherer Lehranstalten 13,03 %, Studenten 41,31 % (Thiel 1953). Es existiert eine Vielzahl an Untersuchungen zu diesem Punkte und fast ebenso viele Deutungen. In einer heute außerordentlich modern anmutenden Studie versuchte Cohn schon 1867 in Untersuchungen an über 10000 Schülern in Breslau den Begriff einer Schulmyopie statistisch zu belegen.[25]

Dabei wurde eine Zunahme der Myopie durch Lesen und Lernen postuliert. Der wissenschaftlichen Denkweise entsprechend, lehnte man später solche exogenen Einflüsse ab und vertrat später vor allem durch Steiger[26] die Ansicht, dass die Myopie stets durch Vererbung bedingt sei.

Es gibt heute genügend Untersuchungen, die zeigen, dass zu den zweifellos vorhandenen genetischen Faktoren eine Vielzahl exogener Einflüsse kommen, die sich fördernd auf die Myopie auswirken. Die schon von Cohn gefundene positive Relation zwischen Myopie und höherer Schulbildung konnte bestätigt werden.[27]

Ebenso besteht eine positive Beziehung zwischen der Körpergröße und der Myopie. So waren z.B. in London kurzsichtige Schüler im Alter von 15 Jahren im Durchschnitt größer als ihre nichtkurzsichtigen Mitschüler.[28] Autoren beschreiben auch Korrelationen zwischen Myopie und Menarchetermin, ein Zusammenhang, der auch für Westberliner Verhältnisse bestätigt werden konnte (Scholz). Damit ergibt sich ein Hinweis auf das Akzelerationsproblem, das für die Erkenntnis der Myopie eine bedeutende Rolle spielt, wie noch zu zeigen sein wird. «Die beträchtlichen

Unterschiede in der Häufigkeit der Myopie, die zwischen Jugendlichen mit verschiedener Schulbildung bestehen, sind bei ihrer Einschulung noch nicht vorhanden. – Von allen untersuchten Faktoren hat die Schulbildung die engsten Beziehungen zum Auftreten der Kurzsichtigkeit» (Scholz).

Zur geistig-seelischen Situation der Kurzsichtigen seien Untersuchungen angeführt, nach denen «Kurzsichtige pünktlicher und aufmerksamer in der Schule sind. Sie haben vorwiegend geistige Interessen, sind weniger als andere an Sport oder körperlicher Arbeit interessiert»,[29] obwohl «kurzsichtige Kinder nicht bemerkenswert intelligenter sind». Man kann sehr häufig beobachten, dass kurzsichtige Kinder ausgesprochene Leseratten sind mit relativ geringem Bewegungsbedürfnis, der Bewegungsorganismus ist manchmal wie verkümmert. Sie interessieren sich für kleine Dinge, sind konzentrierter und ausdauernder als Hyperope, schon weil sie von einem stärkeren Bewegungsdrang nicht beunruhigt werden.

Damit hängt zusammen, dass der Myope eigentlich mehr «nach innen» sieht. Er hat eher geistige Interessen. Die Verbindung zum Physischen, materiell Irdischen ist nur locker. Er mag dieses beherrschen können – aber mehr theoretisch, nicht praktisch. Er ist nicht der konstitutionell geborene Handwerker, sondern eher ein Schreibtischarbeiter.

Ein Verständnis für diese Verhältnisse kann man dadurch gewinnen, dass durch das Sehen im ganzen Menschen ein ätherisches Gerüst bewirkt wird.[30] Dieses ist beim Weitsichtigen stärker in die Peripherie verlagert, beim Kurzsichtigen mehr nach innen. Damit hängt zusammen, dass der Myope insgesamt mehr «nach innen» orientiert ist, während der Weitsichtige sich eher tätig der Außenwelt zuwendet.

Selbstverständlich kann sich die erwähnte Betonung des Kopfpoles beim Kurzsichtigen in verschiedener Weise äußern. Die vorgetragenen Gesichtspunkte sollen das Verständnis der *myopen Konstitution* verstehen helfen, aber kein starres Schema sein. So findet man freilich auch Myope, bei denen sich die Betonung des Nerven-Sinnes-Poles nicht in einer Neigung zum Lesen oder geistigen Interessen äußert, sondern in irgendeiner Akribie, Bevorzugung analytischer Denkweisen oder einer vorherrschenden Neurasthenie. Wie in Bd. II auf S. 153 ff. näher ausgeführt, wird dabei die ganze «obere Organisation» des Menschen zu stark in Anspruch genommen. – Eine konstitutionelle Bevorzugung des Nerven-Sinnes-Poles bei insgesamt zurückhaltender Inkarnationstendenz kann sich eben verschieden äußern. Hierfür ist die Myopie aber ein charakteristisches Symptom.

Fasst man diese Befunde zusammen, so kann man in ihnen eine stärkere *Betonung des Kopfpoles* bei Kurzsichtigen sehen, *sie leben mehr vom Nerven-Sinnes-System* aus. Das Stoffwechsel-Gliedmaßen-System wird relativ zu schwach ergriffen.

Weshalb ist aber dann das Hauptsinnesorgan des heutigen Menschen, das Auge, gestört? Nach R. Steiner sind «kurzsichtige Menschen solche, welche eine gewisse Zurückhaltung ihres Ich und ihres astralischen Leibes haben gegenüber dem physischen Leib. Und die Kurzsichtigkeit ist gerade eines der wichtigsten Zeichen dafür, dass man es zu tun hat mit einem Menschen, dessen Geistig-Seelisches nicht eingreifen will in das Leiblich-Physische.»[31] Wenn beim Kurzsichtigen die Störung erst relativ spät auftritt, so mag es sein, dass die Disposition schon vorher gegeben ist. Sie wird aber erst relativ spät wirksam. Während der Augenbildungszeit scheint also das Eingreifen des Geistig-Seelischen in das Leiblich-Physische noch ausreichend zu sein, erst später zieht es sich mehr zurück. Dies ist zwar im Alter ein physiologischer Prozess, doch dann ist die Augenbildung längst abgeschlossen. Beim Kurzsichtigen aber geschieht dies noch in der Wachstums- bzw. Ausbildungsphase des Auges, wodurch eine Bildungsstörung eintritt.

Diese Verhältnisse lassen sich noch weiter präzisieren. Beim Myopen kann man sehen, dass sich nicht nur allgemein die höheren Wesensglieder zu wenig mit dem Leib verbinden, sondern dass gerade im Auge der Ätherleib schwächer ist bzw. sich vorzeitiger löst, als es der Entwicklung entsprechen sollte, während der Astralleib stärker haftet. Dafür sprechen deutlich die folgenden Befunde. Die Lederhaut ist beim myopen Auge dünner, bis zu einem Drittel ihrer normalen Dicke! Elektronenmikroskopische Untersuchungen bestätigen die Minderwertigkeit des skleralen Gewebes. Der Glaskörper weist viel früher als normalerweise destruktive Veränderungen auf. Relativ früh kommt es zu Linsentrübungen, d.h. Verphysizierung. Auch Netzhautveränderungen zur Degeneration hin sind häufig. Am Sehnerv können partielle Atrophien auftreten; sogar im Bereich des Stoffwechselanteils des

Auges, der Aderhaut, kommt es zu degenerativen Veränderungen, von der Aderhautatrophie im Bereiche von Conusbildungen bis hin zur landkartenartigen Aderhautatrophie. Weitgehende Parallelen zwischen den myopischen und den senilen Augenveränderungen sind heute unbestritten. Gesichert ist auch die Korrelation zwischen einer ausgesprochen degenerativen Augenerkrankung, der Retinitis pigmentosa, und der Myopie.

In den geschilderten Erscheinungen haben wir also degenerative Veränderungen durch Entvitalisierungsprozesse, das heißt aber, dass der Ätherleib gegenüber dem physischen Leib zu schwach, aber stärker gebunden ist.

Es wurde oben schon erwähnt, dass man in der fehlenden Korrelation bei der Augenbildung ein ungenügendes Eingreifen des Ich sehen kann. Dieses ist zunächst beim Kleinkind noch ganz im Aufbau und in der Organbildung tätig. Im Laufe der Entwicklung tritt ein allmähliches Freiwerden der Wesensglieder ein, was in Bd. I, S. 47 ff. und Bd. II, S. 36 ff. ausführlich geschildert wurde.

Die Verhältnisse sind aber beim Myopen in der frühen Kindheit offenbar zumeist noch weitgehend ungestört. Das genannte Auftreten der Störung erst im oder nach dem neunten Lebensjahr dürfte damit zusammenhängen, dass um diese Zeit das Ich in den Stoffwechsel «eingekoppelt» werden sollte (näher ausgeführt in Bd. II, S. 40). Unterbleibt die Umschaltung und Einschaltung ins Gliedmaßensystem, so fehlt die genügende ichhafte Durchdringung der Wesensglieder vor allem im unteren Bereich. Das äußert sich in Ätherleib und Astralleib verschieden. Der Ätherleib wird nicht richtig beherrscht von Astralleib und Ich, so dass er «hypertrophiert». Dadurch kommt es zu einem relativ starken, nicht ganz beherrschten Wachstum, was bei der Akzeleration der Fall ist. Diese wurde ja bereits ausführlich abgehandelt (siehe Bd. II, S. 69 ff.). Auch das Auge wächst weiter, wodurch es zu einer Achsenmyopie kommt. Insofern kann man das *myope Auge als einen Spezialfall der Akzeleration* anschauen. Letztlich liegt hier wie da ein ungenügendes Eingreifen des Geistig-Seelischen in den Leib vor.

Für den Astralleib aber gilt, dass er im menschlichen Organismus wie in einer Lemniskate wirksam ist, d. h. zwischen der oberen und unteren Organisation tritt eine Umkehr der Wirkungsrichtung ein.[32]

Greift er im unteren Organismus zu schwach ein, so kommt es «oben» im Bereich des Nerven-Sinnes-Systems zu einer umso stärkeren Bindung. Das liegt bei der Myopie vor; der Astralleib haftet stärker am Auge, wodurch jetzt wieder als Folge der Ätherleib geschwächt wird bzw. sich vorzeitig löst. Wegen dieses stärkeren Haftens des Astralleibes sieht der Myope nur in der Nähe gut. Der Astralleib ist nicht frei genug, um bis in die Ferne zu schwingen. Nach R. Steiner[33] entsteht durch die Ichtätigkeit im Menschen ein physisches Gerüst im ganzen Körper, durch den Sehvorgang ein ätherisches Gerüst. Dieses ist beim Myopen stärker an das physische Gerüst gebunden als beim Normalsehenden.

Der Ätherleib wirkt aber nicht polar zwischen oben und unten. Deshalb kann man ihn bildlich als Ellipse darstellen.[34] Die gestrichelte Linie entspricht den Verhältnissen bei der Myopie.

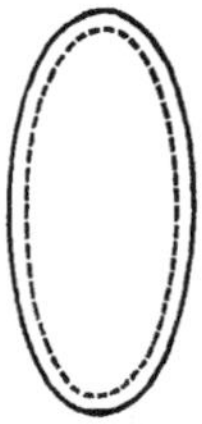

Ätherleib bei Myopie

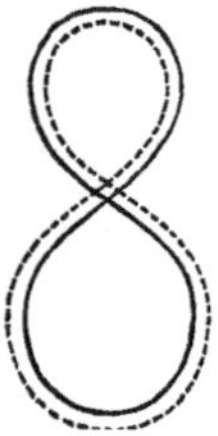

Astralleib bei Myopie

Durch diese Verhältnisse kann auch verständlich werden, weshalb die Myopie erst relativ spät in Erscheinung tritt und viel später die degenerativen Erscheinungen auftreten, wofür die Symptome beschrieben wurden.

Von einem gewissen Zeitpunkt an, der sicher nicht weit hinter demjenigen liegt, an dem die Störung in Erscheinung tritt, aber bevor noch Entvitalisierungsprozesse einsetzen, wird das Auge starrer, weil der Ätherleib beginnt, sich zurückzuziehen. Deshalb ist auch dann der Bildungsprozess irreparabel. Prophylaxe und Therapie müssen also vorher schon beginnen.

Man sagt heute, die Kurzsichtigkeit sei weitgehend erblich. Das besagt aber nur, dass die Störung im Ätherleib liegt. Denn nichts Physisches wird ja vererbt. Hinzu kommt allerdings die menschheitliche Situation, die eingangs dargestellt wurde. Die

Zunahme der Myopie bei den zivilisierten Völkern zeigt deutlich den Einfluss der zivilisierten Lebensweise, mit der ja eine Betonung der Kopfarbeit und damit zusammenhängend der abbauenden Prozesse vom Nerven-Sinnes-System gegeben ist, ebenso wie ein ungenügendes Ergreifen des gesamten Stoffwechsel-Gliedmaßen-Systems, was ja auch die konstitutionelle Grundlage für das Auftreten des Diabetes gibt (siehe Bd. II, S. 181 ff.).

Die wahre Prophylaxe der Myopie wird in einer Hygiene des täglichen Lebens, besonders der Pädagogik, liegen. Jede Intellektualisierung bedeutet eine Verlagerung der Kräfte des Menschen nach dem Nerven-Sinnes-System. Hier ist nicht nur eine Intensivierung der körperlichen Betätigung nötig, um den Menschen mehr in seine Gliedmaßen zu inkarnieren, sondern die Harmonisierung von Denken, Fühlen und Wollen, wie es in der Waldorfpädagogik als Grundlage gegeben ist. – Man muss die Kinder anregen, ihre Umgebung liebevoll zu betrachten, mit Interesse und mit Seele, nicht mit intellektuellem Kopfdenken die Natur aufzunehmen.

Belladonna als Pflanze «möchte in die Welt so hinausschauen, wie die höheren, über dem Pflanzenreich liegenden Wesen in die Welt hinausschauen. Dann zeigt sich die Begierde zum Wahrnehmen ... und will entwickeln so etwas, wie es im menschlichen Auge liegt.»[35] Da es sich bei der Belladonna um den Augenbildungsprozess als solchen handelt, ist ihre Anwendung sowohl bei myopen wie hyperopen Kindern angezeigt.

Bei hochmyopen Eltern kann man den Kindern noch bis zum dritten Lebensjahr medikamentös mit potenzierter Belladonna helfen (Augentropfen D12 und innerlich D20), für die Augenumgebung Quarzsalbe; innerlich dienen auch Skorodit bzw. Vivianit D6 der besseren Inkarnation. Im späteren Alter kann die Belladonna die Myopie nicht mehr herabsetzen, aber sie wirkt dem Entstehen von Degenerationen im Auge entgegen. Diese sind eine bekannte Folge von hoher Myopie, z. B. Netzhautdegenerationen, Linsentrübungen, Glaskörpertrübungen u. a.

Aus den Schilderungen kann ersehen werden, dass hier die *Heileurythmie* eine große Bedeutung hat (siehe Bd. II, S. 355 ff.). Mit ihrer Hilfe ist es möglich, die gestörten Verhältnisse zu harmonisieren und die höheren Wesensglieder zum stärkeren Eingreifen in den Stoffwechsel anzuregen. – Hier wird es sich darum handeln, den Patienten mehr mit den Gliedmaßen zu verbinden, im Auge aber den Astralleib zu lösen und den Ätherleib zu stärken.

Es kommen in Betracht Rhythmen, Stabübungen, Lautfolgen wie L M F U, aber auch L M F I oder L R D I, je nach der Konstitution. Das L nennt R. Steiner «die die Materie überwindende Formkraft», dadurch hat es etwas Befreiendes, Lösendes, die Ätherkräfte Anregendes und in Bewegung Bringendes. Das M dringt mit Verstehen in die Umwelt ein. Das F wirkt auf die weisheitsvoll geführte Ausatmung und regt gleichzeitig die Nierentätigkeit an. Das I stärkt die Ich-Organisation, gibt Gleichgewicht und ist auch insofern wichtig, als es den Rücken stärkt. Denn kurzsichtige Kinder haben häufig Kyphosen. Wichtig ist der Vokal U, weil er auf die Ausatmung im oberen Menschen wirkt, ebenso wie auf die Beine. Kurzsichtige haben oft Senkfüße als Ausdruck ungenügenden Eingreifens und Durchformens der Gliedmaßen. Die Konsonanten wird man mit den Fingern und Zehen machen, die Vokale groß mit Armen und Füßen.

Man kann auch die *Farbentherapie* heranziehen. Das Anschauen von Blau im Wechsel mit Rot wirkt günstig. Dabei muss auf Blau das Hauptgewicht gelegt werden. Das Blau hat eine lösende und aufbauende Wirkung im Auge, es weitet den Sehstrahl. «Würde man in eine blaue Fläche untertauchen, so würde man durch die Welt gehen, indem man das Bedürfnis empfindet, mit dem Blau immer weiter und weiter vorzuschreiten, den Egoismus in sich zu überwinden, gleichsam makrokosmisch zu werden, Hingabe zu entwickeln.»[36] Das Rot aktiviert und verstärkt die Wirkung des nachfolgenden Blau, daher das Rot nur kurz. Bei Amblyopie und Netzhautdegeneration hat sich der Wechsel von Rosa und Grün als günstig gezeigt.

Aus dem Gesagten kann ein therapeutischer Hinweis von R. Steiner verständlich werden: Es solle ein Senfpflaster auf die Fußsohlen angewandt werden; zugleich aber solle der Patient zweimal täglich ohne Brille auf einen himmelblauen Kasten schauen und sich vorstellen, die Blauheit des Himmels dringe durch das Auge ein bis zu den Füßen. Das Senfpflaster bewirkt ja immer ein Herabziehen, eine Anregung des Stoffwechsels, eine stärkere Verbindung des Astralleibes mit den Füßen. Im gleichen Sinne kann man medikamentös wirken durch Phosphor, Skorodit, Levico oder Urtica dioica. Zusätzlich kann man auch Cuprum met. praep.

0,4 % Ungt. auf die Füße geben, da Myope fast immer Senkfüße haben.

Hyperopie

Auf das Zustandekommen der *Hyperopie* wurde oben schon eingegangen. Häufig ist die Augenbildung schon früher gestört als beim Myopen. Ebenso wie bei diesem liegt eine ungenügende Korrelation, also eine Störung im Eingreifen des Ich, vor. Auf die häufige Kombination mit einem Strabismus convergens, der unten behandelt wird, wurde schon hingewiesen.

Gemeinsam mit dem Myopen hat der Hyperope eine Störung im Eingreifen des Ich. Ansonsten aber liegen gegenteilige Verhältnisse vor: Während das Auge des Myopen eine zu starke Brechkraft hat, ist diese beim Hyperopen zu schwach. Das hängt damit zusammen, dass der Myope mit seinen höheren Wesensgliedern in der geschilderten Weise zu stark an das Physische des Auges gebunden ist, der Hyperope dagegen sich davon zu stark löst.

Der Ätherleib kommt zu wenig an das Physische des Glaskörpers heran, so dass dieser sich weitgehend selbst überlassen bleibt und verphysiziert, was als Krankheit beim Glaukom geschildert wurde (siehe oben).

Im Gegensatz zum Kurzsichtigen ist der konstitutionell Weitsichtige eher der Außenwelt zugewandt, lebt mehr tätig in den Gliedmaßen, wodurch ein gewisser Bewegungsdrang entsteht. Das gesunde Gleichgewicht zwischen Nerven-Sinnes-System und Gliedmaßen-System ist zugunsten des Letzteren verschoben. Das besagt jedoch nicht, dass es richtig beherrscht wird. Wie beim Myopen die gesteigerte Wachstumstendenz nicht ganz gesund ist, ebenso sind beim Hyperopen die Stoffwechselprozesse bzw. Gliedmaßentätigkeit nicht genügend geformt. Zur richtigen Organ- und Gestaltbildung gehört eben das harmonische Gleichgewicht zwischen der Formtendenz, die vom Nervensystem ausgeht, und dem Stoffpol, der im unteren Organismus urständet.

Aufschlussreich ist in diesem Zusammenhang der Befund, dass Neugeborene zunächst hyperop sind, bevor das Auge sich normalisiert und voll entwickelt hat. Da das Nahesehen beim hyperopen Kind erschwert ist, kommt es oft zu Verkrampfungen der Augenmuskeln, zu Schielen in Form des Strabismus convergens. Im späteren Alter ist beim stark Hyperopen eine Disposition für Glaukom vorhanden, was auch für ein ungenügendes Beherrschen des Stoffwechsels spricht. Da der Ätherleib hier zu wenig an das Physische des Glaskörpers herankommt, bleibt dieser weitgehend sich selbst überlassen und verphysiziert, was als Krankheit beim Glaukom geschildert wurde. Therapeutisch kommt in Betracht Equisetum arvense / Tabacum Ungt. für die Augenumgebung. Equisetum hat einen starken Kieselprozess in sich, dessen formende Wirkung gerade im Stoffwechsel man sich nutzbar macht. Tabacum wirkt ausgleichend auf Deformitäten. Ferner sind Argentum D6 und Conchae D6 angezeigt, auch Levico und als Augentropfen Argentum-Corpus vitreum.

In der *Heileurythmie* muss man im Gegensatz zur Myopie, bei der Blaselaute verwendet werden, bei der Hyperopie mehr Stoßlaute anwenden, welche plastisch wirken, wie z.B. B und N. Von Vokalen kommen A und E in Betracht. Das M kann mehr von außen nach innen geführt werden. Daktylen und Trochäen sind gegenüber dem Jambus zu bevorzugen.

Medikamentös kann man durch Argentum den Ätherleib beleben. Besonders sind die Augentropfen Argentum-Corpus vitr. hierbei günstig. Auch Levico ist durch den Gehalt an Cuprum und Arsen angezeigt.

Zu den Refraktionsstörungen gehört außer der Myopie und Hyperopie noch der *Astigmatismus*. Hier verliert die Cornea ihre sphärische kosmische Gestalt; sie nähert sich irdischen Formen, es liegt eine Deformierung durch den Astralleib vor. Eine Besserung ist nur möglich in frühen Kindheitsjahren, solange die Cornea noch bildungsfähig ist. Es kommen in Betracht: Conchae D6 Trit. und vor allem Tabacum: als Salbe D6, innerlich D10 Dil. Conchae wirkt auf die Ausatmung und formt das Sphärische, Tabacum gleicht Deformitäten aus. Eine Hilfe ist die Heileurythmie. Hier sind die Laute L S I B D angebracht. Bei einem Astigmatismus, der durch Schwangerschaft entsteht, hat man leichter einen therapeutischen Erfolg.

Das Schielen

Das Schielen ist eng mit den Refraktionsstörungen verknüpft. In der Regel schielt der Hyperope nach innen, der Myope nach außen. In beiden Fällen ist das Ich nicht mehr imstande, die Bilder der zwei Augen zu einem zu integrieren, die Richtkraft und Führung der Augen zu beherrschen.

Der Strabismus *convergens* verstärkt sich beim Nahesehen, da ein hyperoper sich dazu stärker anstrengen muss als ein normaler Sehender. Denn er muss beim Akkommodieren zusätzlich seine Hyperopie überwinden, wobei es leicht zu einem Krampf der Augenmuskeln kommen kann.

Der Strabismus convergens entsteht in den ersten Lebensjahren, kann aber auch angeboren sein. Vor allem können Schocks in den ersten Lebensjahren, also in der hauptsächlichsten Bildungszeit der Organe, zum Strabismus convergens führen. Es kann sich dabei um seelische Traumen, Unfälle, eine schwere Krankheit, Dyspepsie u. a. handeln. Häufig hängt damit auch die seelische Labilität zusammen.

Wenn bei einem Kind bis zur Pubertät das schielende Auge amblyop ist, muss man das amblyope Auge üben. Das geschieht am besten in den ophthalmologischen Praxen angeschlossenen Sehschulen. Durch geeignete Übungen wird die Sehschärfe des amblyopen Auges wesentlich gebessert, und auch das extramaculäre Sehen kann sich dabei zurückbilden. Um das zurückbleibende Auge anzuregen, kommen Augenkompressen mit Resina Laricis comp. Emulsio in Betracht, ferner Injektionen von Arnica Planta tota D20 mit Lamina / Retina comp. gemischt subkutan zweimal wöchentlich.

Beim Strabismus convergens sind krampflösende und Ich-stärkende Medikamente angezeigt, also Argentum D6, Magnesium phosphoricum D6, Conchae D6–D15. Levico D3 ist bei Strabismus convergens und divergens angebracht. Grundsätzlich ist auch die Anwendung eines Organpräparates wie Cerebellum angezeigt, da es zweckmäßig ist, das Zentrum für solche Koordinationen anzusprechen. Bei Doppelsehen haben sich Injektionen mit Lamina/Retina und Cere-bellum D6 bewährt.

Die Frage der Operation oder des Zeitpunktes der Operation ist oft nicht leicht zu lösen. Am besten wird man sie wohl zwischen dem sechsten und zwölften Lebensjahr vornehmen lassen. Besonderen Wert sollte man auf die Nachbehandlung mit Heileurythmie und Medikamenten legen.

Sehr wichtig ist die Heileurythmie beim Strabismus convergens. Im Mittelpunkt steht die sogenannte Schiel-I-Übung. Das I wird mit viertem Finger und Fuß gemacht in der Form, dass der Finger zuerst in Augenhöhe nach vorne geführt wird, dann immer mehr nach der Seite, dann wieder von innen nach außen; dieses zuerst mit jeder Seite einzeln, dann beide Seiten zusammen. Dasselbe wird mit den Außenzehen gemacht. Die Schiel-I-Übung kann man ergänzen durch die Laute L M H A G, B hinter dem Kopf. Auch Laute mit Stäben, Ballen und Spreizen und Rhythmen sowie A-Verehrung.

Der Strabismus *divergens* tritt meist bei der Myopie auf oder im späteren Leben bei einem Auge, das durch Krankheit blind geworden ist. Ähnlich wie bei der Myopie kann man hier Phosphorus D5, Skorodit, Formica geben, aber auch Equisetum comp. Oleum für die Augenumgebung. Heileurythmisch kommt das geschilderte Schiel-I mit dem Zeigefinger oder Mittelfinger in Betracht. Für den Strabismus divergens wird das I mit dem Zeigefinger von außen nach innen geführt.

Wenn bei Kindern eine orthoptische Behandlung nötig ist, wird es gut sein, die Heileurythmie ergänzend dazuzunehmen.

Bei Augenmuskellähmungen bzw. -schwäche ist es günstig, zu der geschilderten Therapie den betreffenden Nerven als Organpräparat hinzuzunehmen, z.B. Arnica Planta tota D20 mit N. oculomot. bzw. abducens D3 oder D4 (Wala).

In das Gebiet des Schielens gehört auch die *Heterophorie,* das latente Schielen. Die Esophorie (latentes Schielen nach innen, besonders bei Hyperopen) verursacht oft sehr starke Kopfschmerzen, bei denen eine Prismenbrille oft Erleichterung bringt. Oft spielen hierbei Organerkrankungen im Stoffwechselgebiet eine Rolle. Wenn man Senffußbäder gibt, Argaricus muscarius D10 innerlich und Tabacum D10 subc. bzw. Levico D3 in den Oberschenkel, kann man oft eine Besserung erreichen. Ich beobachtete einmal, dass eine Heterophorie erst verschwand, nachdem eine Retroflexio uteri beseitigt war.

Diese Ausführungen über die Augentherapie sind ein Anfang; vieles muss noch erweitert und ausgearbeitet werden. Für eine Weiterentwicklung wird es darauf ankommen, das Auge nicht nur als physikalischen Apparat, sondern in seiner geistigen Funktion und Bedeutung für den gesamten Menschen zu erkennen. Rudolf Steiner hatte 1924 die Absicht, bald einen Kurs über Sinnesphysiologie zu halten. Durch die Krankheit und den Tod Rudolf Steiners ist es nicht mehr dazu gekommen. Aber in seinem Werk sind die Grundlagen und Keime zu einer umfassenden Sinnesphysiologie geschaffen, die auf das Wesen des Menschen hin orientiert ist. Erst auf sie kann sich eine rationelle Augentherapie aufbauen.

Elfriede Lötterle

ILSE KNAUER
7. Januar 1893 – 3. August 1981

Es sei etwas Besonderes, an einem 7. Januar geboren worden zu werden – nach dem Erleben der zwölf heiligen Nächte vor der Geburt –, so habe Dr. Steiner ihr gesagt. Wer Dr. Knauer kennenlernen durfte, erlebte eine ungewöhnliche Persönlichkeit. Die hochgewölbte Denkerstirn, die feine Gelehrtennase, die hellen Augen, die immer auf das Wesenhafte ihres Gegenübers gerichtet schienen, machten einen bedeutenden Eindruck. Geistinnigkeit durchstrahlte sie bis in die zarte Physis hinein.

Ilse Knauer kam in Kiew zur Welt als Erstgeborene von sechs Geschwistern, zwei Schwestern und drei Brüdern. Der Vater ist Universitätsprofessor mit den Lehrfächern Sanskrit und vergleichende Sprachwissenschaften. Seine Vorfahren waren 1826 aus Württemberg ausgewandert. Die Mutter ist Baltendeutsche aus Riga. So wächst Ilse Knauer wohlbehütet in einem hochgebildeten Elternhaus heran. Gern besucht sie als kleines Mädchen die herrlichen Kirchen in Kiew, die großen Eindruck auf ihr Gemüt machen. 1907, sie ist 14 Jahre alt, bringt der Vater die Familie nach Jena, der deutschen Schulen wegen. 1913 besteht sie das Abitur und beginnt ihr Studium mit der Botanik, darunter Chemie und Zoologie. Die Art, wie diese Studienfächer, vor allem die Botanik, an der Universität gelehrt werden, enttäuscht sie tief. Sie schreibt darüber: «In Zweifeln ging ich einmal an den Zeiss-Werken vorbei nach dem Ernst Haeckel-Platz. Da erlebte ich plötzlich einen Lichtstrahl, wie ein Blitz, und es war, wie wenn eine Stimme von oben aus diesem Strahl mir sagte: ‹Du musst Medizin studieren.› Ich war erst ganz erschüttert, aber der Entschluss war da: Du musst der Stimme folgen.»

1914 kehrte der Vater nach dem Urlaub in Jena trotz Kriegsausbruchs aus Pflichtbewusstsein an seine Universität in Russland zurück, wird verhaftet und nach Sibirien gebracht, wo er 1918 stirbt. Die Mutter bleibt mit ihren sechs Kindern in Jena. Die Professoren sind der vaterlosen Kollegenfamilie nach Kräften behilflich, und Ilse Knauer übernimmt noch während ihres Medizinstudiums eine bezahlte Assistentenstelle (die Männer sind im Krieg) in der Frauenklinik, dann in der Augenklinik bei Prof. Stock. 1918 Staatsexamen, 1919 Approbation als Ärztin. Dann kommen die Männer vom Krieg zurück, und sie kann nur als unbezahlte Assistentin ihre Ausbildung in der Hals-Nasen-Ohren- und der Augen-Klinik fortsetzen. Durch Fürsprache von Prof. Stock bekommt sie eine bezahlte Assistentenstelle bei Dr. Piesbergen in Stuttgart (1920–21). Hier lernt sie die Anthroposophie kennen und sieht eine Eurythmieaufführung. Da springt bei ihr das Tor auf: objektive Bewegungen, die Geistiges ausdrücken! Das begeistert sie. Sie wird Mitglied und nimmt Eurythmieunterricht.

1922 macht sie sich selbständig und lässt sich als Fachärztin für Augen- und Hals-Nasen-Ohren-Krankheiten (damals noch ein gemeinsames Fach) in Saalfeld, nahe Jena, nieder. Sie selbst lebt in größter Bescheidenheit und unterstützt ihre Mutter und die Familie. Durch Helene von Grunelius erhält sie eine Einladung zum ersten Jungmediziner-Kurs im Januar 1924 in Dornach. Albrecht Strohschein macht sie auf die davor stattfindende Weihnachtstagung aufmerksam. Obwohl gewohnt, Weihnachten im Kreis der Familie zu feiern, entschließt sie sich, nach Dornach zu fahren, und erlebt so die Weihnachtstagung 1923/24 mit und ist tief beeindruckt.

Durch den ersten und dann an Ostern 1924 den zweiten Jungmediziner-Kurs kommt sie in nähere Berührung mit Rudolf Steiner und Ita Wegman. Im Sommer 1924 nimmt sie teil am Heilpädagogischen Kurs, im September am Pastoralmedizinischen Kurs in Dornach. Am Ende des Pastoralmedizinischen Kurses beruft Rudolf Steiner sieben Ärzte, den esoterischen Kern der Medizinischen Sektion zu bilden. Zu diesen sieben gehört Ilse Knauer.

Im Mai 1925 ruft sie Ita Wegman nach Arlesheim in die Klinik für die erkrankte Hilma Walter. Es ist ein schwerer Entschluss, alles Bisherige, wozu inzwischen auch die ärztliche Mitarbeit auf dem Lauenstein gehörte, die ihr Freude machte, aufzugeben. Aber sie folgt dem Ruf, nachdem Ita Wegman angeboten hat, die Mutter in Arlesheim mit aufzunehmen.

In der Klinik erarbeitet sie, neben der Arbeit mit den Hauspatienten, die ersten Grundlagen einer Heileurythmie für Augenkrankheiten. Dieses neue Therapiefeld erschlossen zu haben, ist ihr bleibendes Verdienst. In der Zeitschrift «Natura» erscheinen einige Aufsätze über Augenkrankheiten, die heute noch grundlegend sind.

Die weiteren Stationen: 1934–36 in eigener Praxis in Berlin. Gerade hat sie Umzug und Neueinrichtung in einer größeren Wohnung bewältigt, da kommt der Ruf, in Unterlengenhardt im Schwarzwald das Sanatorium Burghalde als leitende Ärztin zu übernehmen in der Nachfolge von Dr. Kolisko. Wieder eine schwere Entscheidung. Sie verlässt Berlin und übernimmt die Burghalde. Zwei Jahre hindurch blüht dort die Arbeit. Dann macht sie sich wieder selbständig und zieht im Dezember 1938 in das Haus am Rehhagweg in Freiburg-Günterstal, in einem herrlichen Garten mit botanischen Kostbarkeiten gelegen. Patienten, die zur Kur kommen (meist für 4 Wochen mit täglicher Heileurythmiestunde), können in der Nähe im Haus Riedberg aufgenommen werden. Hier ist der Ort ihres Wirkens bis 1971, also durch 33 Jahre hindurch. Dorthin pilgern dann die Patienten von überall her aus deutschen und anderen Landen.

Im sogenannten Ruhestand, der für sie mit neuen Aktivitäten erfüllt ist – vor allem ihren Kursen in der Augen-Heileurythmie –, zieht sie wieder nach Dornach. Bis Dezember 1980 ist sie noch unermüdlich ärztlich tätig im Rahmen der Ita Wegman Klinik. Dann kann das Herz nicht mehr. Noch auf ihrem Krankenlager arbeitet sie zuletzt an ihrer Schrift über Heileurythmie für Augenkrankheiten.

Am 3. August 1981 verlässt sie die Erde.

Der zusammenfassende Blick auf dieses Erdenleben von Dr. Ilse Knauer wird gewahr: ein vielseitiges Wirken, an vielen Orten, in vielen Schicksalszusammenhängen, von außen besehen. Von innen gesehen immer nur das eine: Dem neuen Impuls einer geistgemäßen Medizin, der durch Rudolf Steiner, von Mitteleuropa ausgehend, in die Welt gekommen ist, zu dienen.

Margret Thiersch

DANIELA ARMSTRONG
4. Mai 1910 – 24. September 2000

In Amsterdam in einer Musikerfamilie geboren hat Daniela Armstrong 90 Jahre des 20. Jahrhunderts miterlebt, mit beiden Weltkriegen und den das Menschenleben gewaltig verändernden Ereignissen. Bis zuletzt nahm sie an allem mit wachem Interesse Anteil, immer fragend, «was haben wir zu tun?» Ihr Lebensweg ließ sie von früh an in intensiver Weise Krankheit und Tod begegnen. In ihrer Lebensmitte konnte sie die Heilkunst der Eurythmie ergreifen, in der sie sich besonders in das Gebiet der Augenkrankheiten vertiefte und sich darin große Fähigkeiten erwarb.

Das Kind war umgeben vom stundenlangen Klavierüben des Vaters; er war Pianist. Die Mutter lebte im Gesang, der Großvater war Komponist. Ein reiches Musikerleben erfüllte ihre Kindheit. Früh starb der Vater, Daniela war noch nicht sechs Jahre alt. Da sorgte sich die Mutter sehr um das Selbständigwerden des Kindes, das dies noch kaum verstehen konnte. Mit elf Jahren lernte sie das Geheimnis des Atmens von der sangeskundigen Mutter. Bald starb auch diese. An ihrem Totenbett empfand das Kind die dringende Frage: Wie betet man? Sie war ohne religiöse Erziehung aufgewachsen.

Bei dem Bruder der Mutter, einem Arzt, wuchs Daniela dann auf. In ihr schönes Zimmer zuoberst im Haus war die Buddha-Statue der Eltern mit hingezogen, von der der Heranwachsenden in ihren cholerischen Stürmen Ruhe zuströmte. Sie machte eine Kunstgewerbe-Ausbildung. Eine Krankheit ließ sie ihren 21. Geburtstag im Spital ihres Onkels zubringen. Die Frage «wer waren die Rosenkreuzer?» bewegte sie. Mit 22 Jahren begegnete sie durch Frau und Herrn Kolisko und Willem Zeylmans der Anthroposophie. Zutiefst fühlte sie: Der Christus lebt wirklich! Mit 31 Jahren machte sie mitten im Kriege in Dornach ihre Eurythmieausbildung bei Frau De Jaager, wurde Mitglied in der Bühnengruppe von Marie Savitch und arbeitete in der Bühnengarderobe. Dort färbend hat sie Erfahrungen gesammelt für ihre spätere Arbeit mit farbigen Seiden in der Augen-Heileurythmie. Bei der Arbeit in der Bühnengarderobe begegnete sie Desmond Armstrong, Bildhauer und Schüler von O. Dubach. Sie heirateten 1947. Durch Desmond lernte sie die Kunstimpulse Rudolf Steiners auf dem bildnerischen Gebiet kennen und schätzen. 1954 starb nach schwerer Krankheit Desmond Armstrong. Die sieben erfüllten Jahre dieser Ehe klangen weiter in Danielas folgenden Lebensjahren. Durch das Miterleben des Todes ihres Mannes reifte in Daniela der Entschluss, Heileurythmie zu lernen. Sie stand in ihrer Lebensmitte. So nahm sie an den jeweils vierwöchigen Kursen bei Trude Thetter teil (1957, 1958, 1959). In diesem Zusammenhang fand auch jeweils ein Augen-Heileurythmiekurs durch Dr. Knauer statt. Daniela erlebte mit besonderem Interesse die feine Art, wie Ilse Knauer über das Auge sprach und die Augen-Heileurythmie zeigte. Durch die eigenen Erfahrungen mit ihrer Kurzsichtigkeit erschloss sich ihr ein tiefes Verständnis für diese. 1958 fragte sie Dr. Knauer, ob sie bei ihr ein Praktikum machen dürfe. 1959 bat Dr. Knauer sie um ihre Mitarbeit in ihrer Praxis in Günterstal bei Freiburg. Der Heileurythmieraum war in der umgewandelten Garage im Garten. Oft kam Dr. Knauer dort hin, um beim Üben mit Patienten zuzuschauen, immer offen, durch das Wahrgenommene angeregt, weiter zu forschen.

Daniela Armstrong begann aus Dr. Knauers Verordnungen das Grundsätzliche aufzuschreiben und bat Ilse Knauer um Korrektur. So entstand der Keim für das vorliegende Buch.

1961 bat Ilse Knauer Daniela Armstrong, für ihre Kurse in Dornach die Augen-Heileurythmie zu unterrichten, um sich selber mehr auf die Vorträge konzentrieren zu können. Sie war aber immer mit lebhaftem Interesse dabei und zeigte mit Begeisterung, worum es bei den Übungen geht. Diese fruchtbare Zusammenarbeit des Heileurythmisten mit dem Arzt, gerade auch bei schwerkranken Patienten, ließ Daniela Armstrong hoffen, dass auch in Zukunft durch die Zusammenarbeit mit dem Arzte die Augen-Heileurythmie sich weiter entwickeln werde, um in der zunehmend technisierten Arbeitswelt dem Menschen und seinem ganz vom Ich durchdrungenen Sinnesorgan Auge zu helfen.

Daniela Armstrong wirkte immer sehr aufrecht. Ihr Schritt war kräftig und bestimmt. Dem rötlichen Schimmer im Haar entsprach ihr Temperament. Schon von weitem grüßte sie mit klangvoller heiterer Stimme. Blickte man auf ihre feinen Hände, so sprach das Licht in ihnen von jahrzehntelangem Üben. 31 Jahre lang hat sie die Augen-Heileurythmie mit aller Hingabe verantwortungsvoll und mit großem Können mit Patienten, Heileurythmisten und Ärzten geübt.

Anmerkungen zu den Veröffentlichungen von Frau Dr. med. Ilse Knauer

1 Heil- und Erziehungsanstalt für seelenpflegebedürftige Kinder; dieses Institut wurde gerade damals – es war im Juni 1924 – gegründet.
2 Inwiefern sich die Angabe Dr. Steiners über die engen Beziehungen zwischen Auge und Nierensystem durch klinische Fälle bestätigt gefunden hat, muss an anderer Stelle berichtet werden.
3 Die Zeiten wandeln sich.
4 Vgl. «Natura», 3. Jahrgang, Heft 11/12 1929, S. 341.
5 2. Jahrgang der «Natura», Heft 8/9, S. 275.
6 2. Jahrgang der «Natura», Heft 8/9, S. 270.
7 Vgl. Medizinische Vorträge Oktober 1922, S. 65.
8 Vgl. auch: Dr. Steiner und Dr. Wegman, «Grundlegendes für eine Erweiterung der Heilkunst», wo über die Beteiligung der Ichorganisation bei der Albuminurie gesprochen wird.
9 Vgl. Medizinische Vorträge Oktober 1922, S. 58 ff.
10 Vgl. Dr. Steiner und Dr. Wegman, «Grundlegendes für eine Erweiterung der Heilkunst», S. 49/50.
11 Vgl. die Ausführungen Dr. Steiners im Med. Kurs 1921, S. 86/87.
12 R. Steiner, Geisteswissenschaft und Medizin, GA 312, 5. Vortrag.
13 R. Steiner, Über Gesundheit und Krankheit, GA 348, Vortrag vom 13. Dezember 1922.
14 Siehe dazu Hollwich, Klin. Monatsblätter zur Augenheilkunde 142 (1943) und 149 (1966) und: The Influence of Ocular Light Perception on Metabolism in Man and Animal. New York, Heidelberg, Berlin 1979.
15 Vgl. R. Steiner, Erster naturwissenschaftlicher Kurs, GA 320, Vortrag vom. 31. Dezember 1919.
16 R. Steiner, Sprachgestaltung und Dramatische Kunst, 1924, GA 282.
17 Siehe dazu P. A. Jaensch, Zur Geschichte der Glaukomtherapie, Beihefte der Klinischen Monatsblätter für Augenheilkunde, 1952, Heft 21. Neuere experimentelle Befunde finden sich bei E. Lütjen-Drecoll (Edit.): Basic Aspects of Glaucoma Research, Stuttgart/New York 1982. – Leydhecker, W.: Glaukom-Handbuch, 2. Aufl. 1973.
18 Goldmann im Lehrbuch von Amsler-Brückner, 1954.
19 R. Steiner, Zur Therapie und Hygiene, GA 314.
20 Meyer und Opitz in: Klin. Monatsbl. Aug. Hlkd. 156, 1970, S. 730.
21 Dieser Abschnitt bis S. 329 unter Mitarbeit von O. Wolff.
22 Siehe R. Steiner, Vortrag vom 3. Oktober 1914, GA 156.

23 Siehe hierzu H. Brunke, Zur Problematik der Kurzsichtigkeit, Erw. Heilkunde, 27, 1974, S. 173. Diesem Aufsatz sind viele der folgenden Hinweise entnommen. Ferner Grube ibd. 28, 1975, S. 152; Brunke ibd. S. 175; Knauer ibd. 29, 1976, S. 14.

24 Diese und die folgenden Literaturangaben sind dem Handbuch «Der Augenarzt», herausgegeben von Karl Velhagen, Stuttgart 1959, entnommen.

25 H. Cohn, Die Hygiene des Auges in den Schulen, Wien 1883.

26 A. Steiger, Die Entstehung der sphärischen Refraktionen des menschlichen Auges, Berlin 1913.

27 D. Scholz in: Das öffentliche Gesundheitswesen, 32, 1970, S. 530.

28 Douglas, Ross, Simpson, J. Royal statist. Soc. A 130, 1967, S. 479.

29 Ebda.

30 R. Steiner, Geisteswissenschaft und Medizin, GA 312, 14. Vortrag.

31 R. Steiner, Geisteswissenschaft und Medizin, GA 312, 5. Vortrag.

32 Siehe dazu R. Steiner, Zur Therapie und Hygiene, GA 314, Vortrag vom 1. Januar 1924.

33 R. Steiner, Geisteswissenschaft und Medizin, GA 312, 14. Vortrag.

34 Siehe dazu R. Steiner, Zur Therapie und Hygiene, GA 314, Vortrag vom 1. Januar 1924.

35 R. Steiner, Geisteswissenschaft und Medizin, GA 312, 19. Vortrag.

36 R. Steiner, Kunst im Lichte der Mysterienwahrheit, GA 275, Vortrag vom 1. Januar 1915.